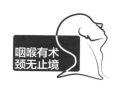
咽喉有术
颈无止境

头颈外科
疑难病例精解

ANALYSIS OF DIFFICULT AND
COMPLICATED
CASES IN
HEAD AND NECK
SURGERY

U0245857

主　　编　陶　磊　雷文斌　李　超

副 主 编　于爱民　徐成志　吴春萍

编　　委（以姓氏汉语拼音为序）

蔡永聪	柴丽萍	陈垲钿	邓　洁	耿晓霞	郭　洋	衡　宇	胡章威
黄　强	黄昭奇	纪洋洋	赖银妍	雷文斌	李　超	李　航	刘会勤
刘其洪	马霖杰	马仁强	宁玉东	任红苗	沈宇杰	盛健峰	孙桉融
孙海勇	孙荣昊	陶　磊	汪　旭	王　艳	王章锋	魏凡钦	文译辉
吴春萍	徐成志	薛继尧	叶惠平	于爱民	袁晓晖	曾定芬	张敏娟
赵萌祺	钟　华	周雨秋	周玉娟	朱晓可			

主编助理　纪洋洋　王　丹　马霖杰

人民卫生出版社
·北京·

图书在版编目（CIP）数据

头颈外科疑难病例精解 / 陶磊，雷文斌，李超主编．
北京 ：人民卫生出版社，2024. 8. -- ISBN 978-7-117
-36748-6

Ⅰ. R762；R65

中国国家版本馆 CIP 数据核字第 20245CZ762 号

人卫智网	www.ipmph.com	医学教育、学术、考试、健康，购书智慧智能综合服务平台
人卫官网	www.pmph.com	人卫官方资讯发布平台

头颈外科疑难病例精解
Toujing Waike Yinan Bingli Jingjie

主　　编：陶　磊　雷文斌　李　超
出版发行：人民卫生出版社（中继线 010-59780011）
地　　址：北京市朝阳区潘家园南里 19 号
邮　　编：100021
E - mail：pmph @ pmph.com
购书热线：010-59787592　010-59787584　010-65264830
印　　刷：北京盛通印刷股份有限公司
经　　销：新华书店
开　　本：889 × 1194　1/16　　印张：17
字　　数：455 千字
版　　次：2024 年 8 月第 1 版
印　　次：2024 年 9 月第 1 次印刷
标准书号：ISBN 978-7-117-36748-6
定　　价：239.00 元

打击盗版举报电话：**010-59787491**　**E-mail: WQ @ pmph.com**
质量问题联系电话：010-59787234　**E-mail: zhiliang @ pmph.com**
数字融合服务电话：4001118166　　**E-mail: zengzhi @ pmph.com**

Analysis of Difficult and

Complicated

Cases in

Head and Neck

Surgery

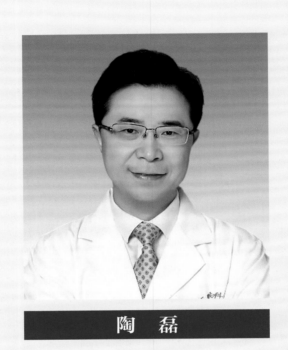

主编简介

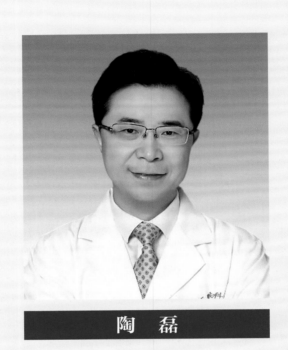

陶 磊

教授,主任医师,博士研究生导师,复旦大学附属眼耳鼻喉科医院耳鼻喉科副主任,头颈外科主任,耳鼻喉科住院医师、专科医师规范化培训基地教学主任。

学术兼职

中华医学会耳鼻咽喉头颈外科学分会头颈学组第十二届委员,中国临床肿瘤学会(CSCO)头颈肿瘤专业委员会常务委员,中国初级卫生保健基金会头颈肿瘤公益基金专业委员会主任委员,中国人体健康科技促进会头颈部肿瘤专业委员会副主任委员,中国抗癌协会康复分会学术指导委员会副主任委员,中国医疗保健国际交流促进会耳鼻咽喉头颈外科分会青年委员会秘书长,中国医药教育协会头颈肿瘤专业委员会常务委员,中国残疾人康复协会无喉康复专业委员会副主任委员,上海市抗癌协会头颈肿瘤专业委员会副主任委员等。

课题与奖项

主持并完成十余项国家自然科学基金委员会、国家卫生健康委员会、上海市科学技术委员会等课题。先后获得"复旦大学十大医务青年""上海市科技启明星"称号,入选首届复旦大学"明日之星"名医培育工程。入选上海市医学会首届"耳鼻咽喉头颈外科优秀青年医师"、上海市卫生系统"优秀青年人才培养计划"。

专业特长

临床主要从事头颈部良、恶性肿瘤的诊断和手术治疗,擅长口咽、喉咽、唾液腺、甲状腺等头颈部良恶性肿瘤的诊断,开放和机器人手术。致力于头颈部肿瘤免疫相关基础研究。发表与喉癌发病机制和治疗相关专业论文100余篇,其中被SCI收录50余篇。

主编简介

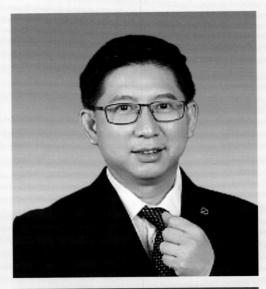

雷文斌

教授,医学博士,主任医师,三级教授,博士研究生导师,博士后合作导师。

中山大学附属第一医院耳鼻咽喉科医院院长耳鼻咽喉科主任,咽喉科主任,教研室主任。担任香港中文大学耳鼻咽喉头颈外科兼职教授,澳门镜湖医院特聘顾问医生。

社会兼职

中华医学会耳鼻咽喉头颈外科学分会第十三届咽喉组副组长,中华医学会耳鼻咽喉头颈外科学分会第十一届青年专业委员会副主任委员,中国医师协会耳鼻咽喉头颈外科分会第四届睡眠学组组长,中国抗癌协会康复分会头颈肿瘤专业委员会副主任委员,中国残疾人康复协会无喉者专业委员会副主任委员,广东省医学会耳鼻咽喉科分会候任主任委员,广东省抗癌协会头颈肿瘤分会候任主任委员,广东省健康管理协会耳鼻咽喉头颈外科分会主任委员,广东省医师协会耳鼻咽喉头颈外科分会副主任委员。

课题与获奖

第七批广东特支计划"科技创新人才领军人才"获得者,广东省第一批"名医绝技"获得者。获中山大学研究生教育教学成果一等奖,广东省柯麟教育基金会临床教学杰出贡献奖等。

主持国家重点研发计划项目子课题 2 项、国自然 4 项,省 / 市重点项目 7 项及国家课程等 20 余项,在研经费 1 500 余万。主编《咽喉微创手术策略与技巧》等 6 本专著和教材《耳鼻咽喉头颈外科学》(科学出版社)。申请国际发明专利 3 项,中国专利 6 项、授权 2 项,计算机软件著作权 4 项。

专业特长

专攻咽喉头颈肿瘤的发病机制探索、精准防控、危重救治,及其诊疗技术规范的同质推广,致力于数字健康、虚拟模拟、大数据 AI 产学研跨界融合创新,专注头颈肿瘤、睡眠呼吸障碍疾病等数字化专病研究平台的研发创建及智慧管理。擅长咽喉微创精细化手术,研发创建了耳鼻咽喉微创虚拟模拟培训体系,创建其培训课程、教材、专著等。发表中英文论著60 多篇,其中以第一 / 通信作者在 Head Neck、Laryngoscope 等业内国际高水平杂志发表 SCI 论著近 50 篇。

主编简介

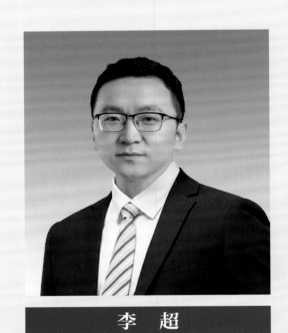

李 超

二级教授,留美博士,博士后,博士研究生导师,一级专家。

四川省肿瘤医院院党委委员、副院长,电子科技大学医学院副院长,国家临床重点专科学科带头人,国际牙医师学院（ICD）院士。

社会兼职

中国医药教育协会头颈肿瘤专业委员会主任委员,中国抗癌协会肿瘤整形专业委员会副主任委员,中国医师协会耳鼻咽喉头颈外科医师分会头颈外科学组组长,四川省医学会甲状腺疾病专业委员会主任委员,四川省医师协会副会长。

课题与获奖

发表头颈部肿瘤防治专业论文 240 余篇,SCI 收录 60 余篇。起草、参编甲状腺和头颈肿瘤相关全国指南 8 部,规范 2 部,专家共识 26 部。主编及参编（译）专业书籍 10 部（其中国家级规划教材 4 部）、专刊 3 期。授权中国专利 25 项（其中发明专利 6 项,转化 2 项）。主办国家级、省级继教班共 35 次,培养了硕士、博士研究生及博士后 30 余名。2019 年带领学科获评国家临床重点专科建设项目、四川省临床重点专科（普外科 - 甲状腺）及医学甲级重点学科（头颈部肿瘤）。2023 年重点学科亚专科口腔医学在中国医学科技量值（STEM）排行位居全国肿瘤专科医院第一名。组建四川省科技厅首个"头颈肿瘤防治四川省青年科技创新团队"。其临床研究成果荣获省、市级科技进步奖 16 项（其中省级特等奖、一等奖、二等奖各 1 项）。

专业特长

独立高质量地完成从颅底到上纵隔各类肿瘤的根治性切除及一期修复重建。在头颈肿瘤术后复杂缺损修复重建、内镜（机器人）辅助头颈肿瘤美容微创精准外科等方面,既有原创性技术报道,又有治疗体系建设。国际上率先报道经腋入路内镜辅助下颌下腺及肿瘤切除术、多次手术放化疗下颌肉瘤利用双游离组织瓣功能性修复复杂下颌复合型缺损。创建经腋入路颈胸肿瘤切除及头皮及沟通性肿瘤切除及一期个体化修复重建"川肿策略"。国际上总结发表"腋窝内镜单侧甲癌根治六步法"并被行业共识引用及同行参考应用。国内首次报道（单孔）机器人辅助腮腺深浅叶肿瘤切除、面神经解剖术及颈部无痕下颌下腺肿瘤切除术等新技术,相关创新研究成果在国内、国际期刊发表,并受邀 8 次出席国际大会做口头报道交流。

序　言

自 20 世纪 50 年代起,我国开始在肿瘤专科医院创建头颈外科。历经 30 年发展,于 1985 年成立了中国抗癌协会领导下的头颈外科专业委员会,彼时头颈外科医师工作主要是承接头颈部肿瘤的手术治疗。20 世纪 90 年代以来,我国部分大中型医院的耳鼻咽喉科开始陆续更名为耳鼻咽喉头颈外科,逐步建立作为三级学科的头颈外科。

广义的头颈外科不仅仅涵盖了上自颅底、下至上纵隔的肿瘤性疾病,还应包含先天性疾病、炎症性疾病以及创伤性疾病等。头颈部疾病类型多样、解剖复杂,与呼吸、言语、咀嚼、吞咽等功能密切相关。目前头颈外科疾病主要由耳鼻咽喉头颈外科、口腔颌面外科、头颈肿瘤外科、普通外科诊治。由于这些科专业特色各异,大多数医疗机构往往以少数病种见长,难以覆盖全面。特别是对于头颈外科疑难病例容易误诊、漏诊,对有些风险较高的手术经验不足,导致患者难以及时得到更佳的治疗方案。

令人欣喜的是,随着头颈外科专业的不断发展,在老一辈头颈外科医师辛勤耕耘下,国内已有一些头颈外科见长的中心在国内外崭露头角,也涌现出了一批紧跟时代前沿的中青年领军人才。本书的几位主编都是近年来国内头颈外科领域富有活力的青年领军人才,所在中心的头颈外科均在国内具有一定影响力,每年都会接诊大量不同类型的头颈外科患者。其中一些疑难或者罕见病例颇具代表性,对临床医师的思路启发、诊治规范很有帮助。

收到本书初稿后,我仔细阅读发现它确与现有专业教材存在很大不同,编者们很用心地将有讨论价值的精选病例整理成了一道道思考题、一个个故事,仿佛一位位疑难患者就在面前就诊,通过简洁、关键的病史和影像资料,触发医者深思。深思过后再揭开谜底,结合国内外文献,回顾疾病及整个诊疗过程、讨论分享诊治难点,起到举一反三的作用,为相关专业的同道诊治类似疾病提供依据,最终使医患共同受益。我作为一名已在头颈外科领域学习工作近 40 年的医师,读起来仍觉收获颇丰;相信对于一位想致力于头颈外科,或者有可能接诊头颈外科疾病的医师,尤其是对于年轻的住院医师、住院医师规范化培训医师以及在基层单位工作的医师来说,阅读本书应会获益良多。

最后,感谢每一位编者为这本著作的精心编撰付出的努力,我也很高兴能有机会推荐这本书给国内的同道,共同提高头颈外科疑难疾病的诊疗水平! 是为序。

复旦大学附属眼耳鼻喉科医院头颈外科

2024 年 10 月 10 日

前　言

　　头颈外科涉及头颈部肿瘤、炎症、创伤、畸形等一系列疾病，目前在国内主要由耳鼻咽喉科、头颈肿瘤外科、口腔颌面外科进行诊治。对于常见、多发的甲状腺肿瘤等需要外科介入的疾病，普通外科也是主要参与诊疗的科室之一。但头颈部病种繁多、解剖复杂，毗邻颅底、纵隔、颈椎以及诸多重要血管、神经，有时还是全身疾病在头颈部的局部表现，在遇到一些疑难疾患或者治疗风险较大时，往往在诊断和制订治疗策略方面给临床医师带来困扰。

　　患者是医师最好的老师，诊疗病患的临床实践是医学不断发展进步的基础。当遇到一例复杂、棘手的病例时，无论成功或失败，我们都能从中汲取经验或教训，帮助我们下一次做得更好，让病患获得更好疗效的概率再增加一些。遗憾的是，由于头颈外科疑难病患多为散发且病例数少，绝大多数医院，尤其是基层医院的年轻医师对这些疾病缺乏足够经验，导致误诊及漏诊的风险大大增加，使患者难以得到及时有效的治疗。

　　目前头颈外科相关的疑难病例多为个案报道、病例分析，抑或是以学术会议交流的形式呈现，国内还缺乏聚焦头颈外科疑难病例讨论分析的专业书籍。因此，能有一本汇集这类疑难病例的专业书，让对头颈部疾病感兴趣的同道，特别是我们的住院医师以及参与住院医师规范化培训的医师可以借此对其进行系统深入学习，利于启发诊断和鉴别诊断思路，这也是我们编写本书的初衷。

　　在本书的编写过程中，为了更多地激发读者思考，本书的设计不同于既往教材式读物。经我们反复讨论，决定大胆尝试直接把关键图片及图例前移到文首，然后再倒叙基本信息和主诉、查体，并配有相应的思考题。一方面，开篇即见临床图片，充分调动读者的兴趣；另一方面，正如同接诊一位患者，想方设法拿到有限的关键信息后，先思索答案，再揭晓谜底。希望通过这种学习模式，可以帮助读者对这些病例有更深刻的认识，最终为患者谋取更多的利益。

　　最后，感谢每一位编者在繁忙的临床、教学、科研任务之余，对于这本著作付出的热爱和奉献！鉴于医学的持续进步发展，医学知识和技术也在不断更新，本书虽然几易其稿，难免仍有不足之处，敬请各位读者朋友批评指正，携手共进！

陶　磊　雷文斌　李　超

2024 年 7 月 10 日

目 录

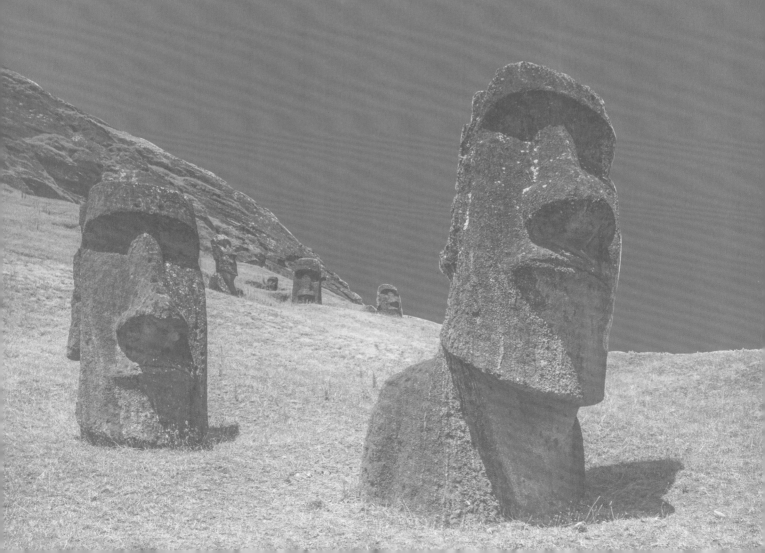

第一篇

鼻腔及鼻咽部
Nasal Cavity and Nasopharynx

鼻、咽、喉广泛假膜样坏死如何诊治？

【看图辨真相】

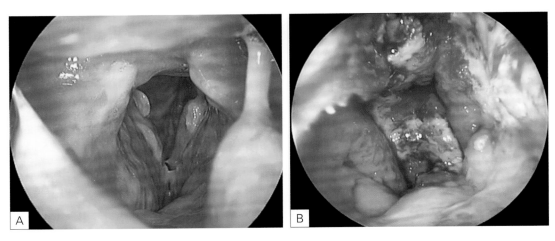

图 1-1-1　电子鼻咽喉镜表现

A. 双侧杓状软骨被覆黏膜肿胀肥厚，附假膜样物，结构不清，双侧声带、室带肿胀；B. 鼻咽部大量假膜样物。

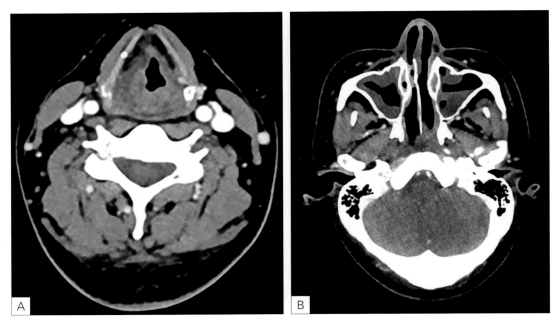

图 1-1-2　鼻咽-颈部增强 CT 表现

A. 声门上区弥漫性软组织增厚，右侧显著，涉及声门区、喉旁间隙，轻度强化；B. 鼻咽部软组织增厚。

【基本信息】　患者男性，32 岁。

【主诉】　咽痛伴声嘶 1 年余，平静时气促 1 个月余。

【既往史】　反复发热咽痛，3 次咽喉出血外院治疗史。无发热、无盗汗、近期无明显体重减轻。

【查体】　会厌喉面左侧下段红肿略隆起，双侧杓状软骨被覆黏膜及右侧杓会厌襞肿胀肥厚，结构不清,附假膜样物。双侧室带肿胀,双侧声带水肿肥厚,外展受限。右侧梨状窝尚光滑,左侧梨状窝暴露欠佳,喉咽后壁略肿胀,口咽后壁瘢痕,右侧口咽后壁淡黄色突起。

【实验室检查】 血红蛋白 78g/L↓,红细胞计数 $2.82×10^{12}/L$↓,淋巴细胞计数 $0.53×10^9/L$↓,乳酸脱氢酶 358U/L↑。

思考

1. 该疾病的性质考虑为炎性还是肿瘤性?
2. 初步治疗方案是什么? 还需要哪些辅助检查?

病 例 解 析

【诊断难点】 本病结合病史及鼻咽喉镜下大量坏死假膜样物的特点,增强 CT 增厚组织轻度强化,考虑恶性肿瘤或者特异性感染可能性大。活检明确诊断可能性较大,可作为首选方案,有条件可以同时检查自身免疫抗体等指标,由于坏死组织多,活检确诊常有困难,有时需反复多次活检才能确定。

【治疗难点】 本例合并Ⅱ度喉阻塞,为充分切除喉腔内肿块,且避免术后喉阻塞加重,可先针对喉阻塞行气管切开,同时行喉部、鼻部新生物活检术。由于该病变中心大部分为坏死组织,活检取材应在坏死组织与病变交界处,必要时反复多次并多点取材,组织块要足够大,并采用咬切方式,避免挤压导致细胞变形,以提高活检的正确率。切不可跳过活检直接行喉部分切除术,误诊漏诊,影响患者生活质量。

【治疗经过】

1. 术前准备 术前行电子鼻咽喉镜、头颈部增强 CT 检查明确肿物位置及范围,评估喉阻塞程度,制订手术方案。

2. 手术过程 本例患者就诊时Ⅱ度喉阻塞,行气管切开术解除喉阻塞状态,同期在支撑喉镜及鼻内镜下分别行喉部及鼻咽部活检术,根据病理学检查结果进一步治疗。

3. 术后处理 带管出院,病理诊断明确后于外院行化学治疗 + 放射治疗。

【术后诊断】 鼻型结外 NK/T 细胞淋巴瘤(extranodal NK/T-cell lymphoma,nasal type,ENKTL-N)。原位杂交 EBER(+);免疫组织化学染色 CD43(+),CD3(+),CD56(+),CD20(-)。

【随访及转归】 目前已随访 13 个月,病理诊断明确后于外院进一步完善全身检查,排除远处转移,予以分期ⅡEA 期,行 3 程新辅助化疗(吉西他滨 + 培门冬酶),后序贯放射治疗,持续随访中。

讨 论

鼻型结外 NK/T 细胞淋巴瘤(ENKTL-N)是非霍奇金淋巴瘤中的一种罕见类型,约占所有淋巴瘤的 11%[1,2]。流行病学调查显示 ENKTL-N 好发于亚洲及拉丁美洲人群,也是我国西南地区第二常见的非霍奇金淋巴瘤类型[3,4]。ENKTL-N 大多数起源于自然杀伤(natural killer,NK)细胞,少数起源于 NK 样细胞毒性 T 细胞,组织学上以血管破坏及片状坏死为特征[5]。其初发部位大多数在鼻腔、鼻咽部、鼻窦、软硬腭等上呼吸消化道,表现为破坏性损伤,且多数病例为EB病毒阳性。鼻咽部及软硬腭黏膜下淋巴组织丰富,组成咽淋巴环,而喉部由于缺少淋巴组织,因此极少有ENKTL-N累及喉部。目前报道的累及喉部的ENKTL-N单中心最大病例数为31例[6]。喉ENKTL-N好发于男性,中位发病年龄为50岁,好发于男性群体,男女比例为(2~4):1。60岁以上患者不多见(18%~35%)。由于声门上结构含滤泡状淋巴组织,故喉ENKTL-N多累及声门上结构,亦可向下扩展累及声门区,侵犯声门下者较少见[7,8]。

【病因】 ENKTL-N的发病机制尚未明确。目前认为遗传背景、EB病毒感染在其发病中起重要作用。亚洲人ENKTL-N的患病率是欧洲人的10倍,可能与不同种族细胞表面人类白细胞抗原类型不同,将EB病毒表位提呈至T细胞的能力不同所致[9,10]。ENKTL-N肿瘤组织中能够检测到EB病毒DNA及EB病毒编码的促癌蛋白[如EB病毒潜伏膜蛋白1(LMP1)]。血清EB病毒DNA拷贝数可反应肿瘤负荷,用于疾病进展监测、疗效评价及预后的判断[11,12]。后者既可以激活NF-κB途径,导致肿瘤发生;又可以调节多种细胞因子水平,参与肿瘤的生长、转移。基因突变也被认为在其发病中起一定作用,染色体片段6q21-25缺失在ENKTL-N患者中常见[13,14]。此外环境因素(如接触有机化学溶剂及杀虫剂)也有可能诱发ENKTL-N[15]。

【临床表现】 ENKTL-N患者的喉部症状以声嘶及喉痛为主要临床表现,常伴有咳嗽、咽喉异物感,病变可致喉部软组织肿胀增厚,累及声门可使声带运动受限,进一步导致喉喘鸣、呼吸困难及喉阻塞的发生。累及软硬腭可导致吞咽困难。鼻腔受累的患者通常表现为破坏性的鼻腔肿块,可伴有鼻塞和血性鼻漏。当侵犯面部皮肤或眼眶时也可表现为面颊或眼眶的肿胀。患者还常伴有噬血细胞综合征,表现为发热、血细胞减少(外周血二系或三系细胞减少)、肝脾大、高甘油三酯血症和/或低纤维蛋白原血症等,出现噬血细胞综合征的患者病情发展迅速。此外,约三分之一的患者同时有B症状即全身症状,包括不明原因发热、体重减轻、盗汗[6]。还可以侵犯全身组织和器官出现相应症状,包括乳酸脱氢酶增高、血尿等肝肾功能异常。

【术前评估】 目前主要依靠鼻咽喉镜检查、头颈部增强CT/MRI检查、PET/CT检查及实验室检查辅助诊断ENKTL-N。

1. **鼻咽喉镜检查** ENKTL-N多以鼻咽部、鼻腔为原发部位,本例中患者镜下可见鼻腔大量痂皮及假膜样物,黏膜肿胀、触之易出血。鼻咽部亦可见大量假膜样物,局部黏膜粗糙隆起。累及喉部的ENKTL-N在镜下可见声门上区域黏膜弥漫性增厚,可见坏死性肿瘤组织,通常呈溃疡状、菜花状或者息肉样。喉部破坏严重者难以分辨正常结构,累及声门者可见声带运动受限,累及声门下者可出现气道狭窄。部分患者病变表面出现假膜样坏死。

2. **头颈部增强CT检查** 累及喉部的ENKTL-N在增强CT上可表现为喉部弥漫性软组织增厚,难以分辨正常结构,声门狭窄。鼻部表现为鼻咽部软组织增厚、鼻窦骨质破坏及鼻中隔等中线结构的破坏。ENKTL-N在增强CT上轻度强化。

3. **PET/CT检查** ENKTL-N也可累及结外远处部位,如皮肤、胃肠道、肾上腺、睾丸等,PET/CT检查有助于发现远处病灶,对疾病进行准确分期。对于没有条件进行PET/CT检查患者,建议予以颈部、胸部、腹部、盆腔增强CT检查。

4. **实验室检查** ENKTL-N组织样本EBER(EB病毒编码的小RNA)原位杂交阳性,NK细胞相关抗原CD56、T细胞相关抗原CD3等阳性,血清可检测出EB病毒DNA片段,血乳酸脱氢酶水平可升高并与EB病毒DNA拷贝数呈正相关,C反应蛋白水平升高。

【鉴别诊断】 累及喉部的ENKTL-N需与自身免疫性疾病(如肉芽肿性多血管炎、喉结核及喉鳞状细胞癌)相鉴别。

1. 肉芽肿性多血管炎 其以坏死性炎症为特征,可同时累及鼻部及上呼吸道,也可伴有不明原因发热等全身症状,实验室检查显示抗中性粒细胞抗体阳性,病理学检查无异型肿瘤细胞,激素治疗有效,可以鉴别。

2. 喉结核 其症状与ENKTL-N类似,表现为声嘶、喉痛,喉镜下见喉黏膜肿胀、苍白,可见虫蚀状溃疡。然而原发性喉结核少见,多继发于肺结核。参考胸部X线或CT检查结果结合细菌涂片查找抗酸杆菌可明确诊断。喉鳞状细胞癌也可表现为声嘶、喉痛、喉阻塞,而ENKTL-N由于坏死性炎症较重,活检取材不当时可遗漏ENKTL-N肿瘤细胞。此外,经验不足时,肿瘤细胞易被误认为炎症反应性浸润淋巴细胞,且由于炎症刺激喉黏膜发生假上皮瘤样增生,甚至形成角化珠,局部病损呈结节或溃疡状,组织学上与高分化鳞状细胞癌相似,可误诊为癌,此时鉴别诊断依赖充分的活检及经验丰富的病理医师仔细的病理学检查[6,16]。

【治疗策略】 怀疑ENKTL-N时应先取活检,活检取材应充分,组织钳取不应过小。伴发喉阻塞者应行气管切开的同时取活检。一旦确诊,放射治疗联合化学治疗是ENKTL-N的首选治疗方式,而非手术切除病灶,对于Ⅰ期、Ⅱ期患者,经过不断探索,近年来治疗效果明显提升。目前研究指出,对于Ⅰ期无危险因素的患者,单纯放射治疗即可达到好的治疗效果,化学治疗的联合应用并未获得额外生存获益。而对于Ⅰ期有高危因素及Ⅱ期患者,夹心放化疗是国内研究较多的治疗方式,患者对放射治疗的耐受性良好,然而患者对放射治疗结束后实施的化学治疗耐受性相对较差,极易出现严重的骨髓抑制及感染事件增加。序贯治疗是目前研究的相对优势治疗方式,分为序贯放化疗和序贯化放射治疗。其中序贯放化疗简单、易重复,然而对于早期高危患者,容易出现放射治疗后远处进展;序贯化放射治疗较同期放化疗导致的治疗相关性毒性降低,患者耐受性良好,然而,部分对化学治疗不敏感的患者可出现化学治疗中远处进展,错失局部放射治疗的机会。建议依据患者具体情况选择个性化治疗方案。除了根据临床分期,ENKTL-N还需根据预后指数进行分层治疗。既往研究中,主要采用国际预后指数(international prognostic index,IPI)评分[年龄、一般状态、乳酸脱氢酶(lactate dehydrogenase,LDH)、分期、结外器官受侵],外周T细胞淋巴瘤预后指数(prognostic index for natural killer cell lymphoma,PINK)评分(年龄、分期、远处淋巴结浸润、原发部位)对于早期患者进行危险因素分层,指导治疗。此外,也有采用韩国预后指数(Korean prognostic index,KPI)评分(B症状、LDH、区域淋巴结、分期)、含EBV-DNA的NK/T细胞淋巴瘤预后指数(prognostic index for natural killer cell eymphoma with Epstein-Barr virus DNA,PINK-E)评分(年龄、分期、远处淋巴结浸润、原发部位、EBV-DNA阳性)和营养风险指数(nutritional risk index,NRI)评分(年龄、分期、ECOG体力状态评分、LDH、PTI)。除了放化疗,对于ENKTL-N的前瞻性临床试验也陆续开展,包括PD-1/PD-L1、CD30及CD38靶向药物等。

【随访】 ENKTL-N早期患者对放化疗较敏感,其5年生存率可达70%左右[17]。但其整体恶性程度高,侵袭性强,极易复发及发生远处转移,需按照恶性肿瘤原则积极随访,建议第一年1~3个月随访一次,第二年2~4个月随访一次,之后4~6个月随访一次直至5年。

(薛继尧 陶 磊)

参 考 文 献

[1] SWERDLOW S H,CAMPO E,HARRIS N L,et al. WHO Classification of tumors of hematopoietic and lymphoid tissues. Revised 4th ed. Lyon:IARC,2017.

［2］ SCHMITT C,SAKO N,BAGOT M,et al. Extranodal NK/T-cell lymphoma:Toward the identification of clinical molecular targets. J Biomed Biotechnol,2011,790871.

［3］ YANG Q P,ZHANG W Y,YU J B,et al. Subtype distribution of lymphomas in Southwest China:Analysis of 6382 cases using WHO classification in a single institution. Diagn Pathol,2011,6:77-83.

［4］ SUN J,YANG Q,LU Z,et al. Distribution of lymphoid neoplasms in China:analysis of 4638 cases according to the World Health Organization classification. Am J Clin Pathol,2012,138(3):429-434.

［5］ PONGPRUTTIPAN T,SUKPANICHNANT S,ASSANASEN T,et al. Extranodal NK/T-cell lymphoma, nasal type,includes cases of natural killer cell and αβ,γδ,and αβ/γδ T-cell origin:A comprehensive clinicopathologic and phenotypic study. Am J Surg Pathol,2012,36(4):481-499.

［6］ XIANG C X,CHEN Z H,ZHAO S,et al. Laryngeal extranodal nasal-type natural killer/T-cell lymphoma:A clinicopathologic study of 31 cases in China. Am J Surg Pathol,2019,43(7):995-1004.

［7］ ZHU S Y,YUAN Y,LIU K,et al. Primary NK/T-cell lymphoma of the larynx. Ear Nose Throat J,2012,91(5): 206-207.

［8］ MARKOU K,GOUDAKOS J,CONSTANTINIDIS J. et al. Primary laryngeal lymphoma:Report of 3 cases and review of the literature. Head Neck,2010,32:541-549.

［9］ AOZASA K,ZAKI M A. Epidemiology and pathogenesis of nasal NK/T-cell lymphoma:A mini-review. Sci World J,2011,11:422-428.

［10］ GOLDSMITH D B,WEST T M,MORTON R. HLA associations with nasopharyngeal carcinoma in Southern Chinese:A meta-analysis. Clin Otolaryngol Allied Sci,2002,27(1):61-67.

［11］ HARABUCHI Y,TAKAHARA M,KISHIBE K,et al. Nasal natural killer(NK)/T-cell lymphoma:clinical, histological,virological,and genetic features. Int J Clin Oncol,2009,14(3):181-190.

［12］ ISHII H,OGINO T,BERGER C,et al. Clinical usefulness of serum EBV DNA levels of BamHI W and LMP1 for nasal NK/T-cell lymphoma. J Med Virol,2007,79(5):562-572.

［13］ TIEN H F,SU I J,TANG J L,et al. Clonal chromosomal abnormalities as direct evidence for clonality in nasal T/natural killer cell lymphomas. Br J Haematol,1997,97(3):621-625.

［14］ WONG K F,CHAN J K,KWONG Y L. Identification of del(6)(q21q25)as a recurring chromosomal abnormality in putative NK cell lymphoma/leukaemia. Br J Haematol,1997,98(4):922-926.

［15］ XU J X,HOSHIDA Y,YANG W I,et al. Lifestyle and environmental factors in the development of nasal NK/ T-cell lymphoma:a case-control study in East Asia. Int J Cancer,2007,120(2):406-410.

［16］ CRUZ J,VARGAS D,GOECKE A,et al. An unusual extranodal natural killer/T-cell lymphoma presenting as chronic laryngitis:A case report. Medicine(Baltimore),2021,100(25):e26314.

［17］ HARABUCHI Y,TAKAHARA M,KISHIBE K,et al. Extranodal natural killer/T-Cell lymphoma,nasal type: Basic science and clinical progress. Front Pediatr,2019,7:141.

鼻腔内外多发肿物伴皮肤溃疡如何诊治?

【看图辨真相】

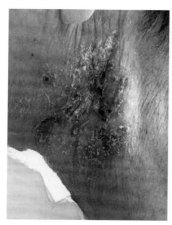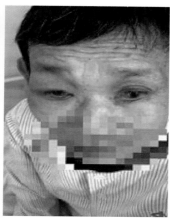

图 1-2-1　患者皮肤多发溃疡

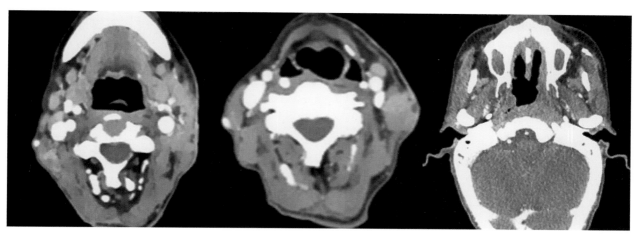

图 1-2-2　颈部及鼻咽部 CT 表现
双侧颈部Ⅱ区淋巴结肿大及鼻咽部隆起。

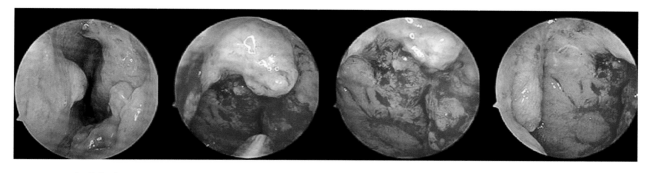

图 1-2-3　鼻内镜表现
可见鼻中隔双侧、双侧鼻底及左侧后鼻孔上缘见隆起,表面欠光滑,鼻咽顶后壁增厚,表面欠光滑。

【基本信息】 患者男性,63 岁。

【主诉】 发现鼻腔、鼻咽及颈部肿物半年余。

【查体】 双侧颈部淋巴结肿大。左侧颈部、下睑部皮肤溃烂,表面覆盖痂皮及淡黄色分泌物。

思考

1. 患者疾病考虑为良性还是恶性?
2. 鼻腔、鼻咽部黏膜和皮肤上的病损是同一种疾病来源吗?
3. 还需要做哪些检查协助诊断?

病 例 解 析

【诊断难点】 本疾病同时伴有鼻腔、鼻咽部黏膜和颌面部、颈部皮肤的增生和局部溃疡样改变,同时影像学提示有颈部淋巴结肿大,需要与恶性肿瘤以及特异性感染等疾病进行鉴别。鼻咽部、颈部既往数次活检均提示为炎症,疾病进展不快,考虑感染性疾病可能性更大,使用广谱抗生素治疗好转不明显,需逐步排除特异性感染疾病、风湿免疫性疾病、血液系统疾病及皮肤病,疾病有变化时仍需考虑再次活检。

【治疗难点】 患者在外院及本院行多次鼻咽肿物、颈部淋巴结活检,均提示为慢性炎症,血常规提示白细胞升高,但使用广谱抗生素治疗好转不明显。

【辅助检查】

1. 血常规 +C 反应蛋白 C 反应蛋白(快速) 75.22mg/L↑,白细胞 13.88×10⁹/L↑,中性粒细胞百分比 0.760↑,淋巴细胞百分比 0.174↓,中性粒细胞 10.55×10⁹/L↑;红细胞 3.85×10¹²/L,血红蛋白 89g/L↓,血小板 646×10⁹/L↑。

2. EB 病毒 DNA 测定 阴性。

3. 风湿病相关检验 风湿病组合(−),抗核抗体(−),磷脂抗体(−),系统性红斑狼疮 6 项(−)。

4. 骨髓穿刺检查 骨髓增生大致正常。

5. 外院鼻咽 MR 检查 ①鼻咽、鼻腔病变,伴颅底骨质破坏及双侧颈部Ⅱ区淋巴结肿大,性质待定,不除外恶性肿瘤伴淋巴结转移可能,请结合临床和病理学检查;②左侧眼内侧部及左侧颈部皮肤、皮下软组织异常信号影,性质待定,请结合临床和病理学检查;③全组鼻窦炎,双侧中耳乳突炎;④左侧腮腺及下颌下腺肿大。

6. 鼻窦、颈部、胸部增强 CT 检查 ①鼻咽癌伴颅底骨质破坏及双侧颈部Ⅰ区、Ⅱ区淋巴结转移;②左侧胸锁乳突肌及腮腺增大,肿胀,不除外受累;③全组鼻窦炎;④双肺多发慢性炎性结节;⑤双肺下叶节段性肺不张。

7. 电子喉镜检查 左侧杓状软骨外上侧见隆起,表面少量白膜附着,钳取部分隆起组织,送检。病理示少许破碎的(左侧杓状软骨外上侧)黏膜组织,间质多量急、慢性炎症细胞浸润并小血管增生,部分细胞核稍增大、细胞质淡染。特殊染色示抗酸及六胺银染色均阴性。

8. 胃镜检查 ①十二指肠球部溃疡(瘢痕期);②慢性胃炎。

9. 皮肤活检 真皮组织小血管及皮肤附件周围慢性炎症细胞浸润,特殊染色示 D-PAS(-),抗酸(-),六胺银(-)。

10. B超检查 甲状腺超声检查未见异常。双侧颈部Ⅱ区低回声区,考虑转移性。腹部超声结果无殊。

11. 超声心动图检查 主动脉增宽主动脉瓣关闭不全(轻微),三尖瓣关闭不全(轻度),左心室收缩及舒张功能正常。

【治疗经过】 入院后予广谱抗生素治疗好转不明显。经风湿免疫科、血液科、皮肤科多学科会诊,排除风湿免疫性疾病及血液系统疾病,皮肤科会诊考虑不能除外不典型分枝杆菌感染可能,建议完善下一代测序(next generation sequencing,NGS)检查。检查结果示鸟分枝杆菌感染。给予利福平、乙胺丁醇、克拉霉素治疗后 1 周,患者症状好转出院,维持抗结核治疗。

【随访】 出院后随诊,1 个月后患者眼睑及颈部溃疡愈合,抗结核治疗疗程累计 6 个月。

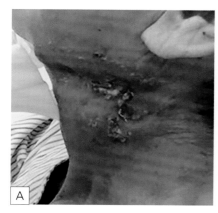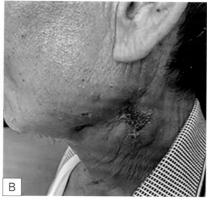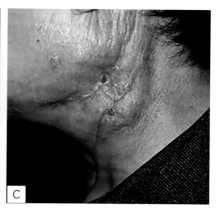

图 1-2-4　患者抗结核治疗后 1 个月内变化
A. 用药后 2 周;B. 用药后 3 周;C. 用药后 4 周。

讨　论

鸟分枝杆菌是一种非结核分枝杆菌(NTM)。NTM 是指结核杆菌及麻风分枝杆菌以外的所有分枝杆菌,也称为环境分枝杆菌。非结核分枝杆菌病是指人类感染 NTM 所引起相关组织或脏器的病变。NTM 属条件致病菌,健康人的呼吸道可有某些类型 NTM 寄殖,当口腔和呼吸道卫生状况改善后可消失。

【病因】 鸟分枝杆菌是常见的机会致病菌,广泛存在于自然界的土壤、水和动物中,主要在人类免疫缺陷病毒(HIV)感染或其他免疫功能受损患者体内致病[1]。

【感染途径】 目前的观点认为,水和土壤是鸟分枝杆菌感染重要的传播途径,偶尔也有通过家禽传播给人。也可通过医美过程感染、外伤、花洒感染。而人与人之间鸟分枝杆菌的传播,迄今未见报道。

【易感人群】 主要感染人群为:①鸟分枝杆菌感染主要发生在 60 岁以上人群,大于 60 岁的女性发生率较高,只有在 60 岁以下男性发病率略高于女性;②其免疫系统不足以防御鸟分枝杆菌的侵袭,属于鸟分枝杆菌的易感因素之一;而对于 IFN-7 和 IL-12 通路存在遗传缺陷的患者,则是播散性鸟分枝杆菌肺病的易感因素;③对 HIV 感染者,消化道传播是感染鸟分枝杆菌的主要途径;而对其他原因导致的免疫功能受损患者,可由吸入含有鸟分枝杆菌的空气或外伤而继发感染,同时暴露的强度、年龄、免疫系统、HIV 并发感染、遗传因素、预防接种情况以及社会经济因素等均是造成感染的易感因素[2,3]。

【临床表现】 近年来,非结核分枝杆菌感染有逐年增高的趋势,我国已报告的非结核分枝杆菌病以肺部受累居多,尤以鸟分枝杆菌引起的肺部感染最为常见,鸟分枝杆菌也可以引起皮肤感染,但单纯累及皮肤较为罕见,常由肺部感染播散至皮肤[4]。可侵害多种组织器官,包括肺、骨髓、淋巴结、皮肤软组织和播散性病变(淋巴结病变、皮肤软组织病变和全身播散性病变)。

对鸟分枝杆菌引起的皮肤感染,临床上可有多种类型的皮肤损害存在,容易被忽视和误诊。通常情况下,对于经久不愈的慢性溃疡、结节或肉芽肿样损害,除外真菌和结核等其他感染,应考虑到本病的可能[3]。

【辅助检查】 而实验室检查方面,分泌物涂片或组织病理抗酸染色常为阳性;组织病理学上,苏木素-伊红染色(HE 染色)常表现为混合性炎性细胞浸润,抗酸染色发现组织中存在分枝杆菌具有诊断价值。活检组织分枝杆菌培养和菌种鉴定对于明确诊断亦有重要价值[3]。

【鉴别诊断】 鸟分枝杆菌感染要与麻风和急性发热性嗜中性皮肤病这两种疾病进行鉴别。

1. 麻风 麻风分为瘤型麻风和结核型麻风两型。

(1)瘤型麻风的临床表现:主要侵犯皮肤、黏膜;沉淀在皮肤或黏膜下,形成红斑和结节,称为麻风结节(leproma),是麻风的典型病灶。面部结节融合可呈狮面状。

(2)结核型麻风的临床表现:病变都发生于皮肤和外周神经,不侵犯内脏。早期皮肤出现斑疹,周围神经由于细胞浸润变粗变硬,感觉功能障碍。有些病变可能与迟发型超敏反应有关。该型稳定,极少演变为瘤型,故亦称良性麻风。

2. 急性发热性嗜中性皮肤病 本病又称 Sweet 综合征,为少见病,主要见于女性。其特征为:①皮肤突然出现疼痛性红斑结节或斑块,主要分布于手臂、面部和颈部;②在组织学上真皮显示有特征性成熟的中性粒细胞浸润;③常有发热、全身消耗和外周血中性粒细胞增多;④皮损通常在接受糖皮质激素治疗后消失,不留任何痕迹,但常反复发作。该综合征一般为特发性少数病例,可并发于骨髓增生性疾病,如粒细胞或粒-单核细胞性白血病,个别病例还可并发于其他恶性疾病。

【治疗策略】 ①鸟分枝杆菌感染的治疗方案以大环内酯类药物(如克拉霉素和阿奇霉素)为核心,联合乙胺丁醇、利福霉素;②一般治疗后 3~6 个月内临床症状改善[3-5]。

【随访】 鸟分枝杆菌在治疗时需定期复诊,因为有出现耐药的可能,也会有复发的情况出现。

(黄昭奇 柴丽萍 王章锋)

参 考 文 献

[1] 段鸿飞,傅瑜,马屿,等. 鸟分枝杆菌复合群肺病的诊断与治疗现状. 中华内科杂志,2011,50(6):522-525.

[2] 张亚楠,段鸿飞. 鸟-胞内分枝杆菌复合群肺病的诊断和治疗进展. 中国防痨杂志,2017,39(10):1126-1129.

[3] FRANCO-PAREDES C,MARCOS L A,HENAO A F,et al. Cutaneous mycobacterial infections. Clin Microbiol Rev,2019,32(1):e00069-18.

[4] 李倩文,龙海,张桂英,等. 播散性皮肤鸟分枝杆菌感染. 临床皮肤科杂志,2018,47(12):792-794.

[5] DALEY C L,WINTHROP K L. Mycobacterium avium complex:Addressing gaps in diagnosis and management. J Infect Dis,2020,222(Suppl 4):S199-S211.

鼻咽部肿物伴咽旁间隙肿物如何诊治?

【看图辨真相】

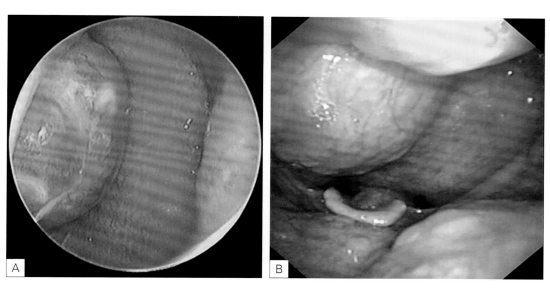

图 1-3-1　电子鼻咽喉镜表现
A. 右侧鼻咽部光滑隆起;B. 右侧口咽侧壁光滑隆起。

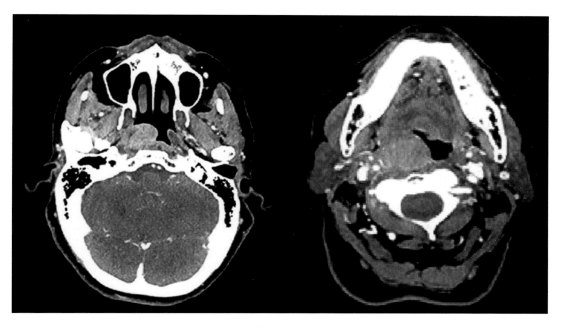

图 1-3-2　右侧鼻咽部及右侧咽旁、咽后区肿块增强 CT 表现

【基本信息】　患者女性,68 岁。

【主诉】　咽部异物感 2 个月。

【查体】 可见右侧鼻咽部隆起,右侧软腭、右侧咽侧壁隆起。头颈部未见明显包块隆起,未触及肿大淋巴结。

思考

1. 如图位置的肿块倾向良性还是恶性?
2. 肿瘤原发部位为何处? 鼻咽部来源? 咽旁间隙原发?
3. 是否需要做穿刺明确病理?

病 例 解 析

【诊断难点】 本病结合病史、查体及影像学特点,诊断考虑为鼻咽部伴右侧咽旁间隙肿物,右侧咽后淋巴结转移待排(CT 提示咽旁及咽后间隙肿物位置可能为咽后淋巴结)。本病例的诊断难点在于难以定性,肿瘤表面光滑,MRI 提示肿物边界清晰,符合良性表现,虽然疾病位置倾向咽后淋巴结,但靠近咽旁间隙者穿刺活检不易操作,鼻咽癌较少转移至口咽水平,目前内镜检查均未发现鼻咽、口咽及喉咽部可疑原发病灶,与临床上常见头颈部鳞状细胞癌表现不符。

【治疗难点】 该病治疗难点在于需要手术治疗获得根治或明确病理诊断的目的,但咽旁间隙解剖较为复杂,切除风险较大,且鼻咽部肿物近颅底及动脉内侧剥离困难,需在内镜辅助下操作,必要时分块切除。

【治疗经过】
1. **术前准备** 完善相关常规术前准备。
2. **手术过程** 全身麻醉经口内镜下咽旁间隙肿物切除术,术中口咽部肿物予完整剥离切除,肿物表面光滑(图 1-3-3);鼻咽部肿物近颅底及动脉内侧剥离困难,予内镜下等离子射频分块切除(图 1-3-4)。
3. **术后处理** 常规换药、对症处理。

【术后诊断】 (咽旁)送检破碎组织中淋巴样结构,间见片巢状癌细胞浸润,分化差,结合免疫组织化学染色(immunohistochemistry staining,IHC)及 EB 病毒 RNA(Epstein-Barr encoded RNA,EBER)检测,

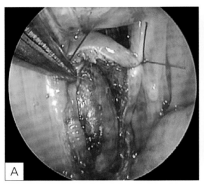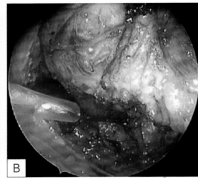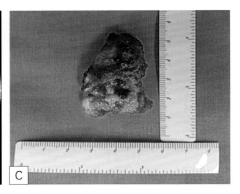

图 1-3-3 内镜下口咽旁间隙肿物切除主要手术步骤
A. 内镜下经口显露口咽旁间隙肿物;B.内镜下游离肿物外侧界;C.口咽旁间隙肿物标本。

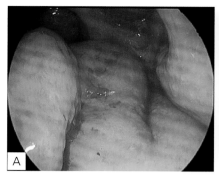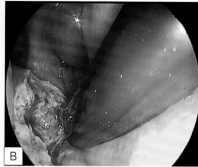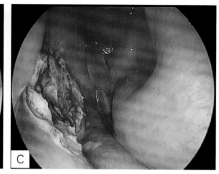

图 1-3-4 内镜下鼻咽部肿物切除主要手术步骤

A. 经口暴露鼻咽部肿物；B. 应用等离子射频分块切除鼻咽肿物；C. 鼻咽肿物切除后创面。

考虑未分化型非角化性癌。

免疫组织化学染色示 CKpan（＋），P63（＋），P40（＋），Ki67（30%~40%＋），P16（－），CD20（淋巴细胞＋），CD3（淋巴细胞＋），CK7（－），EBER（＋）。

右侧鼻咽黏膜可见慢性炎症，淋巴组织增生，小区较弥散，间见少量钙化，部分组织有挤压伴烧灼痕。免疫组织化学染色（I20-4125）示 CKpan（＋），EBER（－）。

【随访及转归】 患者明确诊断后即行放射治疗，目前已随访 16 个月，患者切口愈合良好，暂无复发，定期随访中。

讨 论

咽旁间隙是位于环咽肌、咀嚼肌群以及腮腺之间的潜在漏斗状间隙，其基底部位于颅底，顶点位于舌骨。咽旁间隙肿瘤（parapharyngeal space，PPS）解剖部位深在，结构复杂，外界为上颌骨深面、腮腺以及翼内肌，内界为咽上缩肌上部的颊咽筋膜以及扁桃体窝，后界为椎前筋膜和颈椎，主要表现为无痛性缓慢增长的肿物[1]。肿瘤较小时，无明显症状；当肿物 >3cm 时，可出现口咽侧壁隆起，患者可有咽异物感，吞咽不适等症状。咽旁间隙肿瘤较为罕见，其发病率约占头颈部肿瘤的 0.5%。其中大部分肿瘤为良性肿瘤，约占 80%，恶性肿瘤约占 20%，此外有极少部分为炎性肿块[2]。

【病因】 咽旁间隙解剖结构复杂，肿瘤种类较多，具体病因需由不同病理类型决定，目前仍缺乏明确致病因素。

【临床表现】 咽旁间隙肿瘤早期常常无特异性症状，表现为无症状的包块，一般认为肿瘤至少大于 2.5cm 时，才会表现出不同程度的邻近器官和结构受压的症状[3]。疼痛和张口受限的出现常提示病变具有恶性倾向。部分患者在耳垂下出现无痛性包块，部分患者出现上颈部相较于对侧饱满的症状[4]。咽旁间隙肿瘤压迫神经（主要是第Ⅸ对、第Ⅹ对、第Ⅺ对、第Ⅻ脑神经及交感神经），患者常可出现声带麻痹、饮水呛咳、面部麻木感以及伸舌向患侧偏斜等神经压迫相关症状。

【辅助检查】 由于咽旁间隙肿瘤位置较深，一般情况下根据病史及体检难以明确诊断，临床上需通过 CT、MRI 等影像学检查帮助明确诊断。

1. CT 检查 CT 检查能够较好地对肿瘤大小形状以及邻近组织结构进行显示，且其对组织分辨率高，多层平面扫描和增强显像更好，为诊断咽旁间隙肿瘤主要手段之一。

2. MRI 检查 MRI 对咽旁间隙周围软组织的显像具有优势，可根据肿瘤的形态、边界、被膜以及周围软组织关系,对肿瘤生长方式及良恶性做出初步诊断。

3. B超检查　B超检查可以明确肿物与大血管之间的关系,在与液性包块进行鉴别时提供帮助。

【鉴别诊断】　主要可与鼻咽及咽旁间隙肿瘤鉴别,常见的如下。

1. 鼻咽癌　本病可有回吸涕血、耳闷等表现,肿块表面多不光滑或有破溃,常伴颈部淋巴结转移。

2. 咽后转移淋巴结　边界不清,内部可有液化坏死,CT、MRI一般可强化,大多在头颈部可查及原发肿瘤病灶。

3. 神经鞘瘤　在颈动脉鞘周围顺神经走向,表面光滑,质韧。与血管伴行但往往是挤压,少有包绕血管表现,根据神经来源可出现声嘶、呛咳、伸舌偏斜等症状。

【治疗策略】　目前咽旁间隙肿物的主要治疗方式为手术切除。根据肿瘤的位置及大小等情况,采取不同的手术入路,以减少术中意外及术后并发症等[5,6]。咽旁间隙转移癌在咽旁间隙肿瘤中较为罕见,Hughes等回顾性分析了172例咽旁间隙肿瘤患者的病理数据,其中并未发现咽旁间隙转移癌[7]。Van Hees等报道的包含99例咽旁间隙肿瘤患者的临床队列中仅3例为转移性癌[8]。本病例术后病理学检查结果示鼻咽部及口咽旁肿物为未分化型非角化性癌,考虑为鼻咽癌伴咽后淋巴结转移,术后建议行进一步放化疗并定期随访。既往研究发现近3/4的鼻咽癌病例可发生咽后淋巴结转移[5,6],几乎都位于外侧组,且据报道转移淋巴结大小在0.5~5.3cm[9,10],提示对于颈内动脉内侧的咽旁间隙肿物,需考虑鼻咽癌继发咽后淋巴结转移的可能性,及时对鼻咽部可疑部位进行活检,以明确诊断及规范治疗。

对于鼻咽癌误诊为咽旁间隙肿瘤,马云霞[11]等对6例误诊为咽旁间隙肿瘤的鼻咽癌患者进行了回顾性分析,发现认真阅读CT和MRI片就可发现其与咽旁间隙肿瘤的不同:从影像学角度分析,MRI示瘤体或瘤体上极主要在鼻咽咽旁间隙,且均在咽旁间隙前隙,即位于颈内动脉的前方,瘤体内部密度皆不均匀,两侧鼻咽部亦不对称,且患侧咽隐窝消失;CT检查示部分病例患侧瘤体下极有多发性淋巴结增大,对侧颈部有转移灶,临床医师未仔细阅读CT或MRI的检查结果,仅凭影像学报告做出诊断也是相应误诊原因之一。

这例患者由于无明显鼻咽、口咽及喉咽的黏膜表面病灶,且影像学提示肿瘤表面光滑,手术者认为可以做到微创完整切除达到诊断及治疗目的故而采取手术治疗。虽然患者的治疗结局比较理想,但咽旁间隙肿瘤手术往往有较大的手术风险,且鼻咽癌即使合并淋巴结转移仍然首选放射治疗。特别在毗邻重要血管神经时,如果出现严重并发症,该例患者的治疗方案难免受到质疑而造成医疗隐患。这也提示我们如在临床遇到类似病例,我们在详细询问病史和进行体格检查的同时,需充分结合CT和MRI等影像学检查,如考虑有恶性可能且存在不确定手术风险的病例,优先行肿块及可疑原发部位的局部切取活检或穿刺涂片活检,必要时还可以联合血清EB/HPV病毒等检测,以降低误诊概率。

【随访】　对于头颈部恶性肿瘤经治疗后患者的随访方案,建议治疗后第1年内每1~3个月进行一次随访,第2年每2~4个月进行一次随访,第3~5年每4~6个月进行随访,5年后每6~12个月进行随访;对于接受过头颈部放射治疗的患者,还需每6~12个月进行促甲状腺素(thyroid stimulating hormone,TSH)检测。

(衡　宇　陶　磊)

参 考 文 献

[1]　MYERS E N. Operative otolaryngology:Head and neck surgery E-book. 2nd ed. Philadelphia:Saunders,2008.

[2]　KUET M L,KASBEKAR A V,MASTERSON L,et al. Management of tumors arising from the parapharyngeal

space：A systematic review of 1293 cases reported over 25 years. Laryngoscope，2015，125（6）：1372-1381.

［3］ 郭晓峰，陈玮伦，李晓明. 咽旁间隙肿瘤 62 例报道. 临床耳鼻咽喉科杂志，2002，16（9）：484-485.

［4］ 巴罗，梁传余，刘亚锋.62 例咽旁间隙肿瘤临床分析. 临床耳鼻咽喉头颈外科杂志，2007，21（9）：394-395.

［5］ 罗伟，梁健刚，陈靖，等. 咽旁间隙肿瘤的影像学诊断及手术径路探讨. 中外医学研究，2013，11（5）：9-11.

［6］ 丁永清，周梁，陈琦. 咽旁间隙良性肿瘤 84 例临床分析. 中国眼耳鼻喉科杂志，2014，14（5）：291-295.

［7］ HUGHES K V 3rd，OLSEN K D，MCCAFFREY T V. Parapharyngeal space neoplasms. Head Neck，1995，17（2）：124-130.

［8］ VAN HEES T，VAN WEERT S，WITTE B，et al. Tumors of the parapharyngeal space：The VU University Medical Center experience over a 20-year period. Eur Arch Otorhinolaryngol，2018，275（4）：967-972.

［9］ 李琳，林蒙，赵燕风，等. 咽旁间隙肿瘤的 CT 和 MRI 诊断价值. 癌症进展，2014，12（3）：285-290.

［10］ 庄奇新，杨世埙，尚克中，等. 累及咽旁间隙的肿物的影像学特征. 中华放射学杂志，1997（4）：7-11.

［11］ 马云霞，刘业海，吴静，等. 鼻咽癌误诊为咽旁间隙肿瘤六例. 临床误诊误治. 2010，23（2）：172-173.

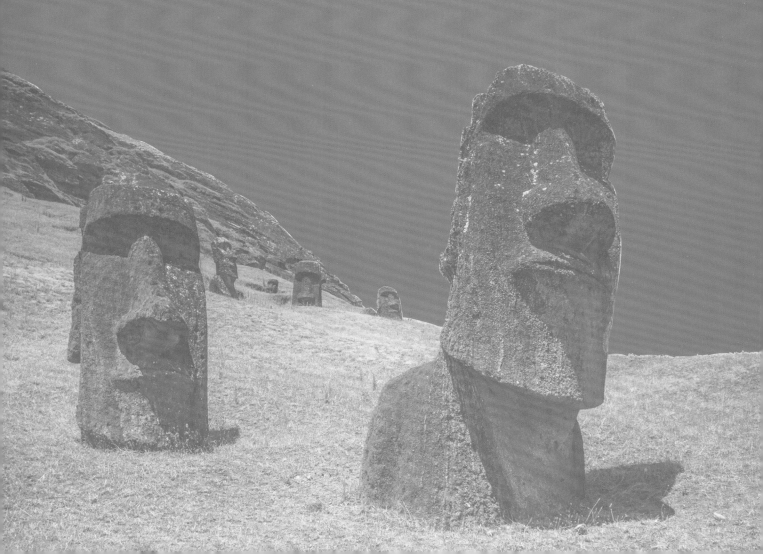

第二篇

口腔颌面部
Oral Cavity and Maxillofacial Region

口底巨大肿瘤偶伴出血怎么处理?

【看图辨真相】

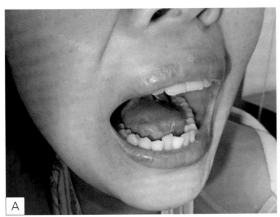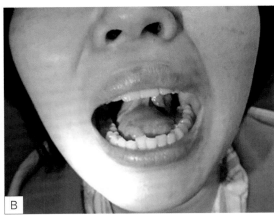

图 2-1-1　患者术前口腔肿块
A. 患者抬起舌部见舌系带处巨大肿物,几乎充填整个口底;B. 肿块向下延伸至下牙龈处,肿物表面光滑,被膜完整,伴充血水肿渗出,邻近舌下阜、舌下腺及导管等边界不清楚。

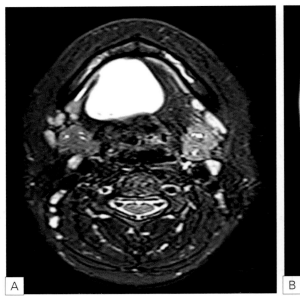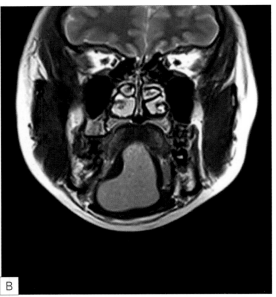

图 2-1-2　颌面部增强 MRI 表现
A. 颌面部 MRI 提示口底巨大囊性病变,大小约 6.0cm×5.0cm,边界清楚,形态规则,呈椭圆形紧贴口底;B. 增强扫描提示肿块均匀增强,邻近血管、肌肉等呈推压性改变,考虑良性病变,邻近舌下腺等萎缩性改变。

【基本信息】　患者女性,32 岁。

【主诉】　发现口底无痛性肿物偶伴出血 2 年余。

【查体】　颌面部无畸形,伸舌居中,无舌体活动障碍,抬离舌体见口底巨大肿物,大小约 4.0cm×

5.0cm,几乎累及整个口底,呈椭圆形,表面光滑,边界清楚,形态规则,质中,囊性感,伴充血红肿,触碰可见微小渗血,可自行止血,同邻近舌下阜粘连分界不清,向前粘连下牙龈。

思考

1. 该肿瘤考虑良性病变还是恶性病变? 需要行活检吗?
2. 口腔巨大性占位除常用 CT、MRI 检查外,还应考虑什么检查?
3. 若行手术治疗,此案例手术入路方式应该怎样考虑? 应该熟悉口底什么解剖结构?

病 例 解 析

【诊断难点】 本案例为口底巨大囊性肿物,CT 增强提示未见明显向外侵犯表现,邻近组织主要呈推压改变,结合患者病史考虑良性肿瘤可能性较大,偶伴出血表现,须除外因肿瘤体积较大,磨损接触性出血,现考虑巨大囊肿等病变,不建议行活检穿刺,有破坏结构诱发囊肿破裂、出血、感染等风险。但本案例病变范围较大,需鉴别先天性口底囊性病变、囊性淋巴管瘤、神经纤维瘤、表皮样囊肿等疾病。

【治疗难点】 本案例肿瘤位于口底,肿瘤侵犯范围较大,且几乎累及整个口底,但通过 CT 增强提示被膜完整,除 CT 等检查外,还可以完善曲面断层 X 线片,评估邻近牙龈受累情况。治疗上考虑手术切除为主,通过病检明确性质后再予以后续治疗。但此部位手术涉及舌下腺、舌下动脉、舌神经、舌下神经、舌下腺导管等,而且位于口底涉及术后患者张口、进食等生活质量以及美观情况,因此手术方式、修复方式成为本案例手术切除治疗需要关注的疑难问题。

【治疗经过】

1. 术前准备 完善术前彩超等相关检查,评估患者无明显手术禁忌证后,拟行手术治疗,肿瘤位于患者口底,呈巨大包裹状态,经口腔入路难以完整切除,入路方式考虑从颏下区,避开面神经下颌缘支、舌神经等重要结构,同患者及家属沟通相关风险及并发症后,予以行手术治疗。

2. 手术过程 经鼻腔气管插管全身麻醉,颏下区与皮纹平行横切口,分离皮下组织直达颈阔肌,纵行分离舌骨上肌群,向外侧牵引,显露肿块。沿囊壁由前向后、由外向内、由下向上,分离至舌骨平面上方,从口底向颏下推移,从颏下分离口底粘连部分,完整切除肿瘤。冲洗止血后,留置血浆引流管,安返病房(图 2-1-3)。

3. 术后处理 术后予以补液、抗感染、换药等对症支持治疗,后好转出院。

【术后诊断】 (口底)皮样囊肿。

病理报告示(口底)考虑皮样囊肿伴巨细胞反应性改变。

【随访及转归】 随访半年,患者无舌活动功能障碍,无口角歪斜、面瘫等表现,无肿瘤复发。

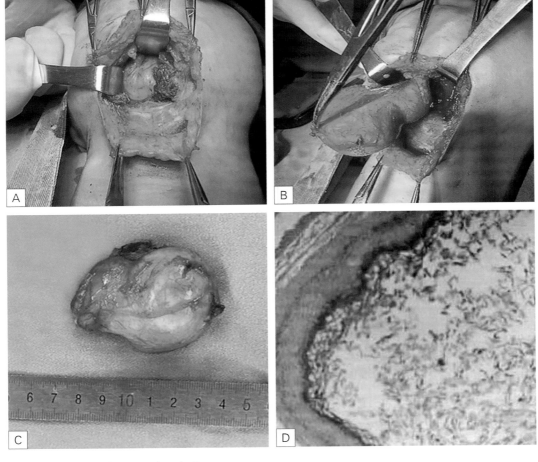

图 2-1-3　主要手术步骤及病理表现
A. 沿颏下皮纹入路,拉开舌骨上肌群充分暴露肿瘤;B. 沿肿瘤被膜逐步分离,完整切除肿瘤;C. 完整切除肿瘤,肿瘤大小约 6.0cm×5.0cm,被膜完整光滑;D. 口底皮样囊肿伴异物巨细胞反应(HE,40×)。

讨　　论

　　皮样囊肿是一种先天性疾病。头颈部也是其多发部位,其中 10% 发生于眼眶内[1],占眼部良性肿瘤的第 4 位[2],还可以发生于鼻背部或椎管内。皮样囊肿的囊壁通常较厚,类似完整或不甚完整的皮肤结构。其内衬为复层鳞状上皮的角化层,表皮其余各层和真皮层依次向外排列。真皮组织成分可见毛囊、皮脂腺、汗腺等组织。

　　【病因】　该类疾病为胚胎发育时期遗留于深部组织中的上皮细胞发展而形成,以口底和颏下区最常见[3]。即当双侧第 1 鳃弓、第 2 鳃弓的中线接合时裹入了上皮剩件或残余,或是形成舌体和口底的奇结节的残余发展所致。

　　【临床表现】　头颈部皮样囊肿多见于儿童及青年,好发于眼睑、额、鼻、眶外侧壁、耳下等部位,同时也可见于口腔部位,囊腔内可有皮脂、毛发、骨骼、肠黏膜、平滑肌、气管、甲状腺等成分。多在幼儿或青少年时期发现,5 岁以前发现率为 62.7%。一般生长缓慢,可继发感染。一般体积不大,巨大者少见。皮样囊肿在成人多见于 20~30 岁,表现为口底区无痛性缓慢增长的包块,大小从几毫米到几厘米不等,取决于其初期临床表现,可因逐渐出现阻塞现象如说话及吞咽困难而被重视,同时由于肿物巨大,在说话、活动等过程中,可因磨损致唾液经过磨损区域出现出血表现。位于颏下区可被人误认为"双下巴"而漏诊[4]。

【辅助检查】 口腔皮样囊肿的辅助检查较为常规,通常行超声、CT、MRI 检查,最终都以切除病理学检查明确诊断为金标准[5]。

1. **超声检查** 超声表现为一椭圆形肿块,其内呈低回声,内可见散在分布、强弱不等的光点,光点分布欠均匀,实时检查时可见光点有翻滚样,后方回声不改变或有增强,囊壁回声较明显,境界清晰,可见被膜反射光带。

2. **CT 检查** 皮样囊肿常因富含脂类而在 CT 上表现为极低密度影,CT 值为 $-150\sim0HU$,常伴高密度钙化,增强后变化不甚明显。

3. **MRI 检查** MRI 表现为短 T_1、等或长 T_2 信号,脂肪抑制呈低信号,扩散受限,增强扫描无强化,合并感染时可强化,而高密度皮样囊肿伴附壁结节者极为罕见。

【鉴别诊断】 本疾病需要鉴别的疾病包括:表皮样囊肿、囊性淋巴管瘤、甲状舌管囊肿等[6]。

1. **表皮样囊肿** 表皮样囊肿又名角质囊肿,是最常见的皮肤囊肿之一,好发于青年、儿童,可发生于皮肤的任何部位,但以面部和躯干上部更为常见。通常无自觉症状,囊壁破裂或继发感染时常伴红肿、疼痛。而皮样囊肿则可见毛囊、皮脂腺、汗腺等组织,为胚胎发育残留引发,通过病理学检查可明确诊断。

2. **囊性淋巴管瘤** 其又称为囊性水瘤,其主要发生在新生儿,大多位于颈部及腋窝。主要的临床症状表现为肿物增生,可以压迫颈部,影响颈部活动,可通过穿刺抽液明确诊断。

3. **甲状舌管囊肿** 其为一种先天性囊肿,源于甲状舌管的残余上皮,由于胚胎期甲状腺形成过程中的甲状舌管退化不全,管腔内被覆上皮产生分泌物积聚而形成。囊肿可发生于颈前正中舌盲孔至胸骨切迹之间的任何部位,以舌骨体上下最常见。囊肿多呈圆形,生长缓慢,多无自觉症状,以偶然发现为多,在囊肿与舌骨体之间有时可触及坚韧的条索状物,囊肿可随吞咽及伸舌等动作而上下移动,同皮样囊肿较易鉴别。

【治疗策略】 口底皮样囊肿的治疗,往往采取外科手术切除的方法[1]。囊肿位于舌下者,外科切口应从口内进行,颏下者则应选择口外切口。一般不主张在手术前做诊断性穿刺,抽取囊腔内容物或切取组织进行病理学检查,以避免引起感染,给手术带来困难。对囊肿已并发感染者,为暂时缓解症状,也可进行穿刺。手术中一定要细心剥离,连同被膜完整切除。一旦囊壁破裂,也应将囊肿彻底清除、以免复发。

本案例给我们的临床启示有以下几点。

(1)充分考量肿瘤位置、特点,依据不同术前检查方案明确与邻近结构的关系,做到心中有底。本案例当中肿瘤位于口底,通过 CT 检查发现未见明显骨质破坏,血管、舌下腺等呈推挤表现,结合术前 MRI 提示未见软组织外侵犯,且肿瘤呈囊性,超声提示被膜完整,暂时考虑良性囊肿性肿瘤改变。

(2)注意衡量穿刺活检利弊,尤其对于囊性肿物诊断。众所周知,肿瘤性病变最终确诊依靠病理学诊断,穿刺活检是病理诊断有效方式之一,但对于血管瘤、囊性病变等,应避免穿刺活检所带来的破裂、出血、感染等风险。本案例为巨大囊肿,考虑内含较多囊液,若穿刺造成破裂,则会给后续诊治带来困难。

(3)切除方式精细,结合患者病变特点选择入路方式。本案例患者为口底巨大囊肿,若直接撑开口腔切除肿瘤,虽可保证面颈部无瘢痕,但需考虑囊肿完整剥除困难,若经口腔入路则存在囊肿破裂或颌骨脱位影响。因此本案例选择经颏下入路,并精细剥离肿瘤,最终完整切除肿瘤。在一定程度上结合了美观与疗效,为患者谋求最佳诊治方案。

【随访】 皮样囊肿一般通过彻底切除后预后较好,较少出现复发情况,随访可依据良性肿瘤随访标准,术后 1 个月随访,术后 1 年内每 3~6 个月随访 1 次,大于 1 年可半年随访 1 次,随访内容包括彩超,必要时行 CT 检查。

(马霖杰　孙荣昊　李　超)

参 考 文 献

[1] 邱蔚六. 口腔颌面外科学. 5 版. 北京:人民卫生出版社,2003:238.

[2] SHERMAN R P. Orbital denloids:Clinical dresentation and management. Br J Ophthalmol,1984,68(3): 642-647.

[3] 倪卓,马小葵,郭秉宽. 1 422 例眼部肿瘤的病例分析. 中华眼科杂志,1991,27(2):71-72.

[4] 郑敏,杨木蕾. 口底皮样囊肿超声表现 1 例. 中华超声影像学杂志,2008,17(10):875.

[5] 王可颜,程敬亮,张勇. CT 上呈高密度表现的第四脑室皮样囊肿一例. 中华放射学杂志,2015,4(49):317.

[6] MAFEE M F. MRI and CT in the evaluation of acquired and congenital cholesteatomas of the temporal bone. J Otolaryngol,1993,22(4):239-248.

口腔新生物伴痰中带血怎么处理?

【看图辨真相】

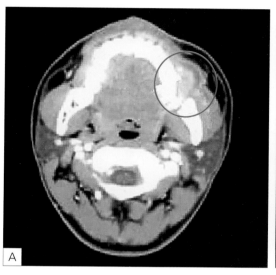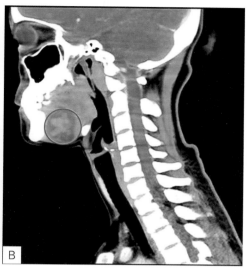

图 2-2-1　颈部增强 MRI 表现

A. 左侧磨牙旁见混杂密度肿块影(红色圈内),延续至左侧磨牙后三角区,增强后肿块明显不均匀强化;B. 肿瘤边缘见少许低密度影和点状极低密度影(红色圈内),约 2.3cm×2.9cm×3.5cm,周围脂肪间隙模糊。

【基本信息】　患者男性,18 岁。

【主诉】　口腔左侧肿块伴痰中带血 1 个月。

【查体】　口腔内左侧带蒂隆起性肿物,蒂源于磨牙后区翼颌韧带,表面粗糙不平,充血明显,紫红色,伴溃烂渗血渗液;无颈部淋巴结肿大及其他异常体征。

思考

1. 此肿块影像学表现首先应考虑良性或恶性肿瘤? 有必要行活检吗?

2. 痰中带血症状需鉴别的疾病? 排除鉴别疾病需要完善哪些检查?

3. 若行手术治疗,手术入路方式? 需要考虑的重要结构?

病 例 解 析

【诊断难点】　患者颌面部 CT 平扫增强提示肿瘤位于左磨牙区域,增强后提示混杂密度表现,结合患者临床表现有痰中带血症状,首先需排除是否合并呼吸道相关疾病,患者为青少年,需排除一些先天性疾病如先天性心脏病等。患者口腔内肿瘤有诱发痰中带血可能,机械刺激、磨牙磨损等因素持续存在,在剧烈咳嗽过程中唾液经过肿瘤有诱发痰中带血可能。

【治疗难点】 患者为青少年男性,涉及颌面部肿瘤,首先病理类型需要进一步明确,可行穿刺活检,其次对于后续整治,行手术切除肿瘤切除范围、修复方式等影响患者预后、生活质量,甚至青少年心理健康,因此治疗方案需个体化进行。

【治疗经过】

1. 术前准备 完善胸部 CT、心脏彩超等相关检查,排除心血管、呼吸系统等诱发咯血表现疾病后,考虑咯血同口腔肿瘤疾病相关,术前组织病理学活检提示炎性表现为主,建议手术完整切除后明确诊断,同患者及家属沟通病情后予以行手术治疗。

2. 手术过程 完善术前相关准备后,予以全身麻醉下行肿物局部扩大切除,完整切除肿瘤送病理学检查,术中病理学检查提示大量的梭形细胞组成,部分区域浆细胞聚集,后取带蒂颊脂垫覆盖下颌骨创面,口腔修复膜修复口腔黏膜缺损,凡士林油纱或碘仿纱条加压包扎,冲洗术区并检查无出血表现后,安返病房。

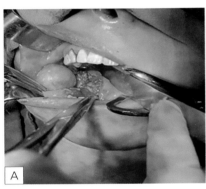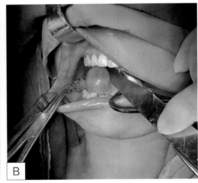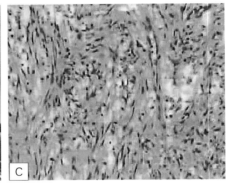

图 2-2-2 主要手术步骤及病理学表现
A. 术中予以充分暴露肿瘤后,见肿瘤位于磨牙区域;B. 肿瘤表明光滑、内呈实性改变,同邻近组织粘连;C.HE 染色肿瘤主要由大量的梭形细胞组成,部分区域浆细胞聚集(HE,100×)。

3. 术后处理 术后予以换药、抗炎、补液等治疗,1 周后切口愈合予以拆除口腔内纱条,切口愈合良好。

【术后诊断】 口腔炎性肌成纤维细胞瘤。

病理报告:肿物为橄榄球状,内呈分叶,直径 5.0cm,被膜不完整,实性,质脆,切面暗红色,质地不均匀,光镜下肿瘤主要由大量的梭形细胞组成,部分区域浆细胞聚集。免疫组化检查结果示 Vimentin(+)、SMA(+)、S-100(+)、ALK1(弱+)、Caldesmon(+)、Desmin(-)、Myogenin(-)。

【随访】 术后随访 1 年,患者无口干、面部畸形等表现。

讨 论

炎性肌成纤维细胞瘤(inflammatory myofibroblastic tumor,IMT)曾用炎性假瘤、浆细胞肉芽肿、肌成纤维细胞瘤、炎性肌纤维组织细胞增生等名称,Pettinato[1]于 1990 年首次提出了 IMT 的概念。过去认为该病不是真正的肿瘤,近年已证实是一种真性肿瘤,而非炎症性假瘤。IMT 好发于儿童和青年人,平均年龄约 10 岁,也可发生在成年人,女性略多见[2]。IMT 最初报道主要见于肺部[3],肺、肠系膜、大网膜和后腹膜是好发部位,IMT 也见于软组织、头颈部、泌尿生殖系统、骨、肝、脾、胰腺等部位,头颈部 IMT 少见,其中最常见于喉,尤其是声带[4]。

【病因】 IMT 的病因尚未明确,以往认为 IMT 可能是机体对长期存在的外源性刺激如微生物感染、组织损伤、异物所发生的一种以肌成纤维细胞增殖为主的异常反应[5]。

【临床表现】 口腔 IMT 少见,发病急,类似急性炎症表现,但无全身症状,仅在挤压肿块周围组织时出现相应的症状和体征。目前,对该病的病理学特征、临床特点、诊断与鉴别诊断、治疗方案、预后等认识不足。本病临床表现具有局部侵袭性,组织学上有大量炎细胞浸润,易被误诊为恶性肿瘤或炎性病变而采取不恰当的治疗。要注意和乳头状瘤、纤维瘤病、恶性纤维组织细胞瘤、平滑肌肉瘤、炎症性纤维肉瘤等鉴别。在口腔疾病的诊断中,要提高对本病的警惕性。临床发现口腔有界限尚清楚的息肉状、结节状、团块状或分叶状肿物时,要想到本病的可能性。病理上应高度重视免疫组织化学的应用,以避免误诊,当发现肿瘤细胞以增生的成纤维细胞、肌成纤维细胞为主,夹杂有炎细胞时,应做 ALK1、Vimentin、Desmin、SMA、S-100、CK、CD117 等染色,以明确诊断[6]。

【辅助检查】 炎性肌成纤维细胞瘤诊断当中常规有超声、CT、MRI 等检查,由于可浸润周围组织,并可发生与周围组织粘连,肿瘤可压迫并破坏局部组织,在临床和影像学上较相似恶性肿瘤,所以需通过病理免疫组织化学检查诊断为主[7]。本例常规实验室检查无异常。影像学检查常显示为不均质分叶状实性肿块影,可有钙化。

1. 超声检查 由于肿物为肌纤维伴周围炎性组织浸润,并可浸润周围组织,所以在超声表现为实性肿块或者混合组织结构回声,且界限清楚或呈浸润性。

2. CT 检查 炎性肌成纤维细胞瘤在 CT 表现上缺乏明显特异性,主要表现为密度不均匀的软组织肿块,少见坏死及钙化灶,增强扫描明显强化。

3. MRI 检查 相对于 CT 检查而言,运用 MRI 更能反映 IMT 肿瘤内部的组织情况,显示病灶与周围重要组织结构之间的关系。MRI 表现多为边界不清楚、形态不规则的软组织肿块,有侵犯邻近肌肉或伴有骨质破坏等征象。T_1WI 序列呈等信号或稍低混杂信号,T_2WI 序列为高信号或等至稍高的不均匀信号;脂肪抑制 T_2WI 呈高信号伴有散在斑点的低信号或更高信号。

4. 组织病理学活检及免疫组织化学检查 大体标本检查呈孤立包裹性或多结节分叶状坚实肿块,切面灰红色,编织状或黏液样,少数可见出血、坏死和钙化。临床上 IMT 的免疫表型通常 Vim、SMA、MSA、ALK 常为阳性表现,少数存在 Desmin、Cytokeratin 阳性,S100、CD117 常为阴性,波形蛋白(Vim)阳性反应通常很强,常弥漫于梭形细胞胞质,而平滑肌肌动蛋白(SMA)和肌特异性肌动蛋白(MSA)反应呈灶性或弥漫性阳性。

【鉴别诊断】 此疾病在口腔内较为少见,鉴别诊断主要同其相关的纤维性肿瘤相互鉴别,除此之外,常见口腔疾病如乳头状瘤、囊肿等较易鉴别[7]。

1. 纤维瘤病 常多发,好发于皮肤,由分化好的成纤维细胞构成,增生细胞之间有数量不等的胶原纤维,细胞成分少,炎细胞不明显,呈浸润性生长。

2. 肌成纤维细胞肉瘤 其又称恶性肌成纤维细胞瘤,罕见,是否可作为独立类型尚有争议。与 IMT 形态学难区别,诊断必须具备:肯定的梭形细胞肉瘤形态、免疫组织化学肌源性标记弥漫强阳性,以及电镜兼有成纤维细胞和平滑肌细胞特点。

3. 恶性纤维组织细胞瘤 细胞异型性明显,有车辐状排列特征,伴不等量黄色瘤细胞。核分裂活跃,可见病理性核分裂。组织细胞标记物阳性,肌原性标记不表达。

4. 孤立性纤维性肿瘤　以往认为是间皮源性,限于间皮表面。现认为由分布广泛无处不在的成纤维细胞样细胞组成。见于身体各部,但肢体罕见。肿瘤境界清楚,组织学与众不同的特点有:多细胞区与少细胞区交替排列、致密瘢痕样胶原的沉积和血管外皮瘤样区域的存在。

【治疗策略】　口腔 IMT 目前尚无大宗病例报道,难以根据现有资料评价各种治疗方法对预后的影响,如何选择治疗方式尚无统一意见。我们认为,口腔 IMT 首选手术治疗,以彻底切除病灶为前提,可适当扩大切除范围,以减少复发的可能;同时应尽量保留口腔功能和外形,避免行唇切开等开放手术。但是对于瘤体较大者,应选开放性手术,术后缺损行相应的修复术。瘤体较小者,可在开口器辅助下行口腔内肿块扩大切除。对于复发者,行扩大切除手术,口腔 IMT 患者数量极少,有待于积累更多的经验,以制订合理的治疗方案。本病有复发及转移的潜能,因此术后应密切随访,有全身症状或实验室检查异常的患者,应注意全身状况及相关实验室项目的复查[8]。

【随访】　绝大部分 IMT 临床过程表现良性,有 ALK 表达的一般预后较好。也有个别自发消退的病例。局部复发率约 25%,复发间隔时间数月至最长 9 年,复发一至数次,未发现复发与局部侵犯和 ALK 改变相关。因此随访应根据病理结果个体化制订随访时间,建议可疑恶性表现者可每 3 个月复查 1 次,复查应包括 MRI 检查[7]。

(马霖杰　蔡永聪　李　超)

参 考 文 献

[1]　PETTINATO G,MANIVEL J C,DE ROSA N,et al. Inflammatory myofibroblastic tumor(plasma cell granuloma)Clinicopathologic study of 20 cases with immunohistochemical and ubrastructural observations. Am J Clin Pathol,1990,94(5):538-546.

[2]　李挺. 炎性肌纤维母细胞肿瘤. 诊断病理学杂志,2004,8(11):209-210.

[3]　BAHADORI M,LIEBOW A A. Plasma cell granulomas of the lung. Cancer,1973,31(1):191-208.

[4]　ERENO C,LOPEZ J I,GRANDE J,et al. Inflammatory myofibroblastic tumour of the larynx. J Laryngol Otol, 2001,115(10):856-858.

[5]　彭灿邦,田臻,季彤. 头颈部炎性肌纤维母细胞瘤研究进展. 中国口腔颌面外科杂志,2018,1(16):84-88.

[6]　王维丽,张英怀,张杰英,等. 口腔颌面部炎性肌纤维母细胞瘤临床病理分析. 现代口腔医学杂志,2008 (2):120-122.

[7]　曹海光,刘素香. 炎性肌纤维母细胞瘤. 中国肿瘤临床,2017,34(13):776-779.

[8]　TAKEDA S,ONISHI Y,KAWAMURA T,et al. Clinical spectrum of pulmonary inflammatory myofibroblastic tumor. Interact Cardiovasc Thorac Surg,2008,7(4):629-633.

眶颞部皮肤肿物侵犯眼睑如何治疗？

【看图辨真相】

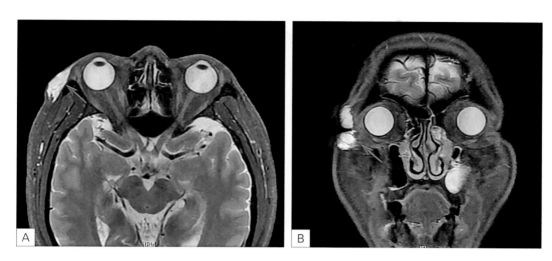

图 2-3-1　眼眶增强 MRI 表现
A. 肿瘤（红色箭头）内部密度均匀，与眼球密度相近；B. 眶颞部皮下片块状组织增厚、肿瘤（红色箭头）呈不规则形状。

【基本信息】　患者男性，50 岁。

【主诉】　发现右侧眶颞皮肤肿物 4 年。

【查体】　右侧眼眶外侧可见一约 4cm×3cm 大小不规则形状肿物，稍隆起于皮肤，质地韧，边界清楚，尚可推动。无眼球运动障碍、视力下降、视野缺损。

思考

1. 眶颞部皮肤肿块倾向良性还是恶性？
2. 肿瘤切除范围和深度怎么判断？
3. 选择什么方法修复皮肤以及眼睑缺损？

病 例 解 析

【诊断难点】　本病结合既往病史及影像学特点、既往切除病理，诊断考虑为皮肤黏液癌。肿瘤侵及眶颞部皮肤及同侧上下眼睑，形状不规则，需要仔细阅读 MRI 影像，了解肿瘤的边界，尤其是眼睑受侵程度。

【治疗难点】　该病治疗难点在于需要游离皮瓣移植修复眶颞部以及上下眼睑皮肤缺损。为了彻底切除肿瘤,皮肤缺损范围必然较大,并且形状不规则;眼面部缺损的修复要兼顾美容和眼睑的功能。如采用面部邻近组织皮瓣难以完整修复缺损;采用游离皮瓣,应该是最佳选择,但要注意术后皮瓣坏死,二期修复的可能。

【治疗经过】

1. 术前准备 超声检查定位颞浅动、静脉及桡动、静脉,并进行标记,做好血管吻合方案。

2. 手术过程 沿右侧眶颞部肿物周围 10mm 设计切除范围,切开皮肤,深及骨膜浅层,采用针状电刀完整切除肿物,术中送冷冻组织病理学检查,病理提示黏液腺癌,切缘及基底无肿瘤组织。于耳屏前上方解剖出颞浅动脉及其一根伴行静脉。沿左前臂桡动脉走形,根据创面大小设计 11cm×8cm 皮瓣,将皮支穿出点设计在皮瓣内部,定位肱桡肌深部的桡动脉及伴行静脉,保护屈伸肌腱腱膜。皮瓣游离完毕后结扎远端桡动脉,注意保护皮瓣血运。将前臂游离皮瓣移植至右侧眶颞部,桡动脉与颞浅动脉吻合,桡静脉与颞浅静脉吻合,皮瓣远端 V 形切开约 3.5cm,设计成上下眼睑,皮瓣和创面皮缘缝合(图 2-3-2)。

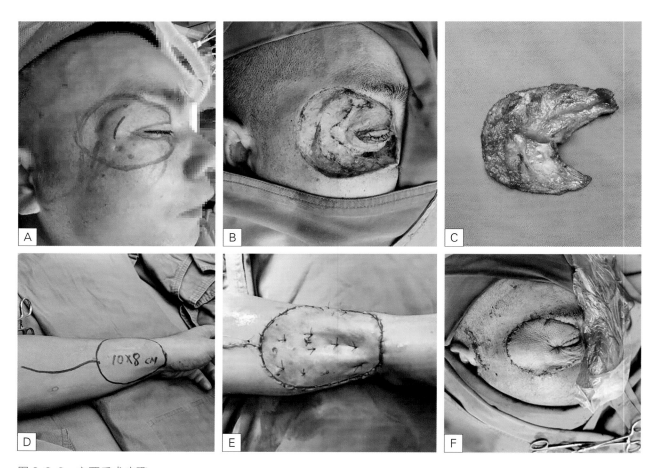

图 2-3-2 主要手术步骤
A. 标记手术切除范围;B. 沿手术标记切除皮肤肿瘤;C. 切除的瘤体;D. 根据皮肤缺损确定前臂皮瓣大小;E. 前臂供区皮肤修复;F. 修复后眼部的创面。

3. 术后处理 给予抗炎、扩血管药物,伤口常规换药、对症处理。

【术后诊断】 (右侧)皮肤黏液腺癌。

【随访】 目前已随访 10 个月余,患者移植皮瓣愈合良好,肿瘤无复发。

原发性皮肤黏液癌(primary cutaneous mucinous carcinoma,PCMC)又称为胶样囊腺癌(colloid,gelatinous and adenocystic carcinom)是一种罕见的、缓慢生长的起源于皮肤附属器的低度恶性肿瘤。具有良好的预后和较低的转移率,但是局部复发率高[1]。Lennox 教授于 1952 年首次报道了此疾病[2]。1971 年 Mendoza 教授[3]正式将其命名为 PCMC。该病临床上表现各异,通常生长缓慢,多以无痛性结节的形式出现在头颈部区域,结节柔软,可持续多年[4]。PCMC 在临床上常被误诊为皮肤纤维瘤,病程呈慢性进程,有报道从发病到确诊可长达 20 年之久。该病好发于 50~70 岁中老年男性[5]。大多数病例出现在面部,尤其是眼睑和头皮,但也有在臀部区域、腋窝、外阴和四肢的罕见表现[6]。

【病因】　目前 PCMC 病因仍不明确,PCMC 的组织起源目前存在争论,其形态学特征提示汗腺来源可能。在某些报道中提出,肿瘤细胞超微结构出现电子致密体以及空泡形成,说明该病具有顶浆分泌分化特点[7],且瘤细胞表达 GCDFP-15 和溶菌酶等顶泌汗腺的免疫标记倾向于顶泌汗腺起源[8]。

【临床表现】　临床上大部分表现为孤立、生长较缓慢的无痛性皮肤结节,常表现为肉色红斑或蓝色结节,皮肤表面通畅完整、光滑,少数病例皮肤有溃烂。肿块直径多为 0.7~8cm 不等,大多数病例病程较长,有的可达数十年,极少发生远处的转移。查体可见肿瘤边界清楚、无被膜。

【辅助检查】

1. B 超检查　B 超检查是一种便捷、廉价、无创的检查,对皮肤黏液癌的诊断并无明显优势,仅可做定位诊断。B 超检查的目的更多的是明确肿瘤周边重要血管之间的毗邻关系,为皮瓣移植起到定位标记作用。

2. MRI 检查　具有较高的软组织对比度及分辨率,MRI 可以清楚地显示肿瘤的侵袭范围,常可见皮下片状信号影,等 T_1 长 T_2 信号,弥散加权成像(diffusion weighted imaging,DWI)呈略高信号。根据病变范围可制订相应的手术方案及设计合适的转移皮瓣。

【鉴别诊断】　PCMC 需要与其他皮肤原发性附属器肿瘤及其他器官转移性黏液癌鉴别。

1. 转移性胃肠黏液癌　患者常有明显的胃肠道症状,影像学提示胃肠道有占位性病变,通过胃镜、肠镜可以发现原发病灶。肿瘤可产生硫酸黏蛋白,且免疫组织化学染色提示 CK20、villin 呈阳性,而 CK7、ER、PR、GCDFP-15 为阴性。

2. 转移性涎腺黏液癌　该病多具有明确的原发灶,影像学可以发现唾液腺占位性病变,免疫组织化学染色 CK7 和 GCDFP-15 常呈阳性,而 ER、PR 常呈阴性。

3. 皮肤神经鞘黏液瘤　该病主要见于青少年,组织病理学表现为真皮和皮下的多结节状黏液性病变,丰富的黏液背景上分布梭形和星形肿瘤细胞,似神经的环层小体,免疫组化染色示 S100 蛋白阳性,支持其为神经鞘瘤起源。

【治疗策略】　PCMC 对放化疗不敏感,目前治疗以手术切除为主,包括广泛局部切除术(手术边界推荐距离肿瘤边缘 1~2cm)或显微外科手术。但手术后易复发,目前也无明确统一的手术治疗标准。

此肿瘤的手术在放大镜下采用针状电刀切除,这样保证肿瘤能够完整切除,尤其是肿瘤深部切缘要保证阴性,又不损伤深层组织,尤其是尽可能减少上睑提肌和眼轮匝肌的损伤。切除术后眼面部的缺损修复以及眼睑功能的恢复是技术难点。此患者选择游离桡侧前臂皮瓣,是因为此皮瓣颜色和面部接近,并且组织层次比较薄,不臃肿,适合修复面部以及眼睑缺损,可以改善外观,降低患者的精神及心理压力。

手术中在皮瓣远端 V 形切开,类似新的外眦,正好和上下眼睑对位缝合。术后皮瓣血运丰富,上下眼睑尚能睁开和闭合。当然游离组织皮瓣对术者的技术要求比较高,需要清楚定位供区血管及确保与皮瓣的血管吻合,否则易造成皮瓣坏死感染。

【随访】 对于 PCMC 目前尚没有统一的治疗指南或者专家共识,其随访遵循一般恶性肿瘤的随访原则,推荐第 1 年每 1~3 个月随访 1 次,第 2 年每 2~6 个月随访 1 次,其后每年随访 1 次。

(孙海勇 于爱民)

参 考 文 献

[1] FIN A,DALI L,MURA S,et al. Primary cutaneous mucinous carcinoma of the chin:report of a case. Indian J Pathol Microbiol,2019,62(1):173-174.

[2] LENNOX B,PEARSE A G,RICHARDS H G. Mucin-secreting tumours of the skin with special reference to the so-called mixed-salivary tumour of the skin and its relation to hidradenoma. J Pathol Bacteriol,1952,64(4):865-880.

[3] MENDOZA S,HELWIG E B. Mucinous carcinoma of the skin. Arch Dermatol,1971,103(1):68-78.

[4] JAVAID H,RAZA N,EJAZ U,et al. Unusual skin mass(primary cutaneous mucinous carcinoma). BMJ Case Rep,2018,1(18):bcr2017222546.

[5] MIYASAKA M,TANAKA R,HIRABAYASHI K,et al. Primary mucinous carcinoma of the skin:a case of metastasis after 10 years of disease-free interval. Eur J Plast Surg,2009,32(4):189-193.

[6] LOEBAT K,BRINDISE R T,MICHAEL N,et al. Primary cutaneous mucinous carcinoma:A systematic review and meta-analysis of outcomes after surgery. Jama Dermatol,2014,150(4):380-384.

[7] KIM J B,CHOI J H,KIM J H,et al. Case report:A case of primary cutaneous mucinous carcinoma with neuroendocrine differentiation. Ann Dermatol,2010,22(4):472-477.

[8] KURASHIGE Y,KARIYA T,HIRANO H,et al. Primary mucinous carcinoma of the skin arising from an in situ component. Eur J Dermatol,2012,22(4):553-555.

腮腺区肿块伴骨质压迫怎么处理?

【看图辨真相】

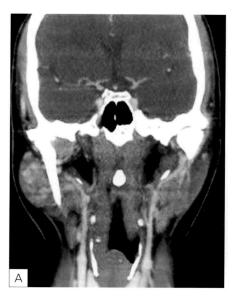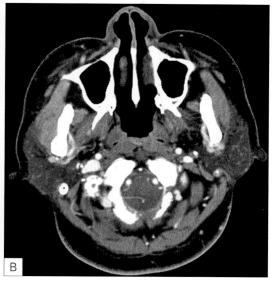

图 2-4-1 颌面部增强 CT 表现
A. 颌面部 CT 增强提示右侧下颌骨升支骨密度不均增高并外侧缘局部皮质毛糙,邻近软组织密度椭圆形结节样影;B. 肿瘤范围约 2.0cm×3.0cm,较明显强化,病灶边界尚清,性质待定。

【基本信息】 患者女性,27 岁。

【主诉】 发现右耳屏前渐大肿块 1 年,疼痛 1 周。

【查体】 颌面部无畸形,右耳屏前约直径 2.0cm 范围隆起,局部皮肤轻微发红,皮温不高,触及大小约 2.0cm×3.0cm 的肿块,质地中等,压痛明显,边界欠清,形态欠规则。

思考

1. 本案例考虑良性或恶性肿瘤? 需行穿刺活检吗?

2. 该病例影像学提示存在骨质破坏,除 CT 等基本检查外,还应完善哪些检查?

3. 若患者行手术治疗,则手术入路方式? 手术当中应注意哪些重要结构?

病 例 解 析

【诊断难点】 患者入院后增强 CT 提示右侧腮腺区肿块,增强后强化,且病灶边界较清楚,但存在邻近下颌骨升支骨密度不均匀增高并伴骨皮质毛糙改变,考虑存在骨质破坏可能。影像学表现上看缺乏良恶性肿瘤证据,但穿刺活检应谨慎,若为腮腺区多形性腺瘤则有破坏被膜致种植可能。本案例需要鉴别的良性疾病包括腮腺区沃辛瘤、多形性腺瘤、淋巴结增生、先天性淋巴管瘤,需要鉴别的恶性肿瘤包括腺样囊性癌、黏液表皮样癌等,可行 MRI 等相关检查,必要时可行下颌骨三维重建进一步鉴别诊断。

【治疗难点】 本案例为腮腺区肿瘤,通过影像学表现暂不能明确性质,但肿瘤较局限,可行手术切除病理学检查达到治疗同诊断目的,手术当中应注意面神经等保护,但若肿瘤性质为淋巴管瘤等疾病,则可选择平阳霉素注射同手术治疗相结合方式达到治疗目的,需积极结合临床实际考虑。手术切除注意面神经保护的同时,应该关注供养下颌骨升支血管,避免造成陈旧性骨坏死等并发症。

【治疗经过】

1. 术前准备 完善术前心电图、腮腺及颈部淋巴结彩超等相关检查,同患者及家属沟通病情,并签署手术知情同意书,评估患者无明显手术禁忌证后,拟行手术治疗。

2. 手术过程 全身麻醉生效后,常规消毒铺巾,于患侧耳屏前切口绕耳垂至颌后区沿耳垂向下,翻起颈阔肌皮瓣显露肿块至咬肌表面,术中提示肿瘤位于右侧咬肌深面,固定,大小约 3.0cm×4.0cm,同下颌骨关系密切,局部压迫下颌骨致凹陷,肿块内见陈旧性出血。于耳屏与鼻翼口角连线中 1/3 分离面神经颊支,钝性分离咬肌,暴露肿块,予以完整切除,送术中病理学检查提示淋巴管瘤,留置引流管 1 根,予以冲洗止血,清点器械无误后,安返病房。

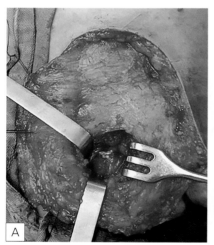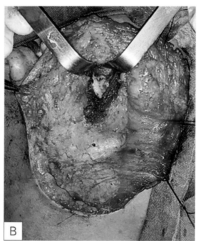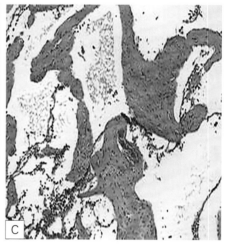

图 2-4-2 手术主要步骤及病理
A. 翻起腮腺区皮瓣,充分暴露肿瘤;B. 沿肿瘤边缘分离肿瘤,完整切除后送病理学检查;C. 病理见不规则淋巴管增生。

3. 术后处理 术后予以补液、抗炎、换药等对症支持治疗,于术后 3 天拔除引流管出院。

【术后诊断】 (右侧腮腺区)淋巴管瘤。

病理报告示(右侧腮腺区肿瘤)淋巴管增生,大小形状不一,管腔不规则,部分管腔相互交通,考虑淋巴管瘤。

【随访及转归】 随访半年,患者无口角歪斜、麻木、疼痛等表现。

讨　论

淋巴管瘤是淋巴管发育畸形所形成的一种良性肿瘤,有毛细管型、海绵型和囊型三种,毛细血管型由衬有内皮细胞的淋巴管扩张而成,海绵型由淋巴管极度扩张弯曲构成多房性囊腔,囊型又称囊性水瘤,肿瘤内部有大量的淋巴积聚其中,表现为透光试验阳性,其多发于 5 岁以下儿童[1]。

【病因】　淋巴管瘤是非真性肿瘤,主要由增生、扩张的淋巴管组成,且淋巴管结构紊乱,可与血管畸形并发。其病因可能是由于胚胎时期形成的原始淋巴囊在发育过程中未能逐渐退化或未能与中心静脉系统形成引流,继而形成的肿瘤样畸形。淋巴管瘤也可能由于手术、外伤、感染或炎症等后天因素形成[1]。

【临床表现】　淋巴管瘤主要表现仍然以颈部肿物为主,部分伴有压迫性疼痛表现,目前根据淋巴管瘤的组织病理学特点将其分为三型:①囊型,也叫囊性水瘤,病变由大的淋巴管腔构成,多见于颈部、纵隔、后腹膜等区域;②海绵状型,病变由较大的淋巴管构成,多见于上肢和腋窝;③毛细管型,该型病变由细小淋巴管构成,多见于皮肤及黏膜[2]。

【辅助检查】　淋巴管瘤的诊断除了前述的好发年龄及部位特征外,B 超检查具有重要的辅助价值,对有条件者可行 MRI 和 CT 检查,它能较超声更好地显示病变的范围及与周围结构的关系。术前穿刺或活检能明确诊断[2]。

1. **超声检查**　淋巴管瘤的超声显像特点为病灶边界较清楚,呈囊性或囊实性,低张力,囊壁薄,内伴线状或条索状分隔,分隔上见多少不等的点线状血流信号,囊腔无回声区内无血流信号显示,病灶多分布于富含疏松组织区域,常向周围蔓延生长。

2. **CT 检查**　囊性淋巴管瘤 CT 表现为密度均匀的囊性肿块,边缘清楚,囊壁薄,多囊者可见分隔,增强扫描囊壁轻度强化,囊内 CT 值与水接近。而在海绵状型淋巴管瘤 CT 表现为边界不清,密度不均匀的软组织块影,其内可见迂曲条状等密度影。软组织窗上皮下组织明显增厚,脂肪密度增高呈絮状,增强扫描密实部分见强化。

3. **MRI 检查**　囊性淋巴管瘤在 MRI 显示为均匀的长 T_1、长 T_2 信号,而海绵状型淋巴管瘤型 MRI 比 CT 更有诊断价值,T_1WI 和 T_2WI 均为混杂信号,在冠状面和矢状面可以显示条状或串珠状长 T_1、长 T_2 信号的粗细不均、迂曲、粗细不均的条状影,以蜂窝状或网格状结构影。

【鉴别诊断】　淋巴管瘤需同鳃裂囊肿、甲状舌管囊肿、淋巴瘤等相互鉴别,主要通过最终病检结果明确诊断[3]。

1. **鳃裂囊肿**　其好发于颈外侧区,与淋巴管瘤发病位置类似,但鳃裂囊肿少有出血,不沿结缔组织间隙钻孔生长,囊肿为单囊多见,而淋巴管瘤可出现多囊,有钻孔生长特征,可出现"液-液平面"征象。

2. **甲状舌管囊肿**　一般发生在颈前中线位置,而淋巴管瘤多发生于偏一侧的颈外侧区,且发病年龄较小,甲状舌管囊肿在影像学上表现为同舌骨关系密切,而淋巴管瘤则无明显相关性。

3. **淋巴瘤**　临床表现为淋巴结呈进行性、无痛性增生肿大,肝脾大,不规则发热,盗汗,出现各种皮疹伴皮肤瘙痒,晚期出现衰竭等表现,为造血系统恶性肿瘤。通常为多发性,同淋巴管瘤鉴别需结合病检明确。

【治疗策略】　腮腺淋巴管瘤的治疗,多数学者认为以手术切除为主,同时存在穿刺疗法、放射疗法、氧粒子植入、平阳霉素硬化剂注射等方法,治疗效果具有一定个体差异。但成人颈部淋巴管瘤的治

腮腺区肿块伴骨质压迫怎么处理?　■　33

疗,多数文献报道以手术切除作为首选治疗方式[4],但是淋巴管瘤具有潜在和长期缓慢增长的特征,可沿血管神经周围浸润性生长,在手术切除淋巴管瘤时,往往瘤体边界不清,并且瘤体周围会有淋巴管与之相连不易辨别,手术操作注意轻柔。同时部分有条件医院,可行亚甲蓝注射示踪,避免淋巴管破损乳糜漏或淋巴漏等发生[5]。

囊性淋巴管瘤又称囊性水瘤,75%~90%的淋巴管瘤发生于头颈部[6]。目前所面临的治疗方式除了手术治疗外,较为认可和推崇的为局部注射平阳霉素硬化剂治疗,究其原因,考虑颈部存在许多重要结构区域,注射硬化剂同样能达到手术切除效果,同时减少了不必要损伤风险及并发症。但笔者认为,在诊治头颈部肿瘤性疾病,在未达到确诊标准之前,应妥善衡量评估手术完整切除治疗的重要性。对于肿瘤较小,位于风险较低的解剖区域,如颈后三角等,可考虑早期手术切除;而位于下颌下区和腮腺区较小病变,手术可达完全切除。若位于舌骨上区病变,随着肿瘤体积增大,呈浸润性生长,扩展漫无规律,可延伸至较深的组织中,特别是在病变扩展累及腮腺区,或累及舌体、口底等,与重要组织结构粘连,则可考虑行非手术治疗,如结合采用硬化剂 OK-432 或平阳霉素瘤内注入,使淋巴管闭塞而达到使囊性瘤体缩小其至完全消失的目的[7]。

本案例患者为成年女性,最后诊断淋巴管瘤明确,符合成人淋巴管瘤诊治标准。患者腮腺区肿瘤不大,虽存在骨质压迫性改变,但位于腮腺浅叶,可通过积极切除达到减少药物注射复发等风险。综上,面对头颈部淋巴管瘤类疾病,应对患者制订个体化诊疗方案,这样才能达到最佳治疗效果。

【随访】 淋巴管瘤在积极治疗后通常预后较好,较少出现复发情况,随访无统一标准,通常在治疗好转后观察 1~2 年或依据良性肿瘤每 3~6 个月复查 1 次,根据个体情况制订复查计划。复查内容包括颈部超声等[7]。

(马霖杰 曾定芬 李 超)

参 考 文 献

[1] SHAFFER K,ROSADO-DE-CHRISTENSON M L,PATZ E F JR,et al. Thoracic lymphangioma in adults:CT and MR imaging features. AJR,1994,162(2):283.

[2] MOLITICH H I,UNGER E G,WITTE C L,et al. Percutaneousscl-erotherapy of lymphangiomas. Radiology,1995,5(2):343-347.

[3] CHISHOLM T C. Lymphangioma. Pediat Clin N Amer,1959,6:529.

[4] OZEN I O,MORALIOGLU S,KARABULUT R,et al. Surgical treatment of cervicofacial cystic hygromas in children. ORL J Otorhinolaryngol Relat Spec,2005,67(6):331-334.

[5] KENNEDY T L,WHITAKER M,PELLITTERI P,et al. Cystic hygroma/lymphangioma:a rational approach to management. Laryngoscope,2001,11(11):1929-1937.

[6] RAUTIO R,KESKI NISULA L,LARANNE J,et a1. Treatment of lymphangiom as with OK-432(Picibanil). Cardiovasc Intervent Radiol,2003,26(1):31-36.

[7] 高庆红,王昌美,温玉明,等. 平阳霉素局部注射治疗口腔颌面颈部淋巴管瘤. 华西口腔医学杂志,2002,20(3):184-187.

面部经久不愈的溃疡、肿物怎么处理？

【看图辨真相】

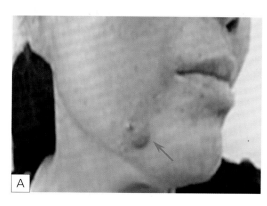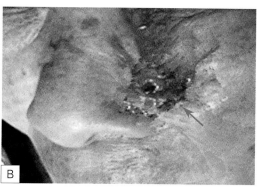

图 2-5-1 体格检查（面部）

A.（病例 1）右侧颊部肿物（红色箭头），约 1.0cm×1.0cm 大小，边界模糊，质中，伴波动感，内含脓性分泌物；B.（病例 2）左侧鼻翼旁近鼻唇沟处见范围约 2.0cm×2.0cm 大小糜烂性溃疡（红色箭头），边界欠清，表面被覆坏死性脓性渗出。

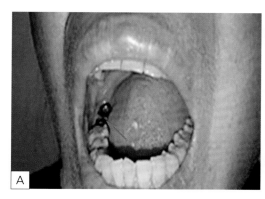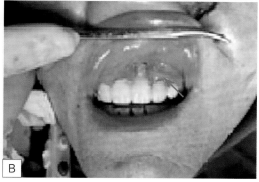

图 2-5-2 体格检查（口内）

A.（病例 1）口腔查体示右下磨牙处见坏死性软组织改变（红色箭头），紧贴右侧口颊处；B.（病例 2）口腔查体示左上牙龈肿胀、坏死区（红色箭头）。

【基本信息】（病例 1）女性，35 岁。（病例 2）女性，62 岁。

【主诉】（病例 1）反复再发性面部右侧肿物 4 个月余。（病例 2）右侧面部溃疡切除后 2 个月，再发溃疡 1 个月。

【查体】 上述肿物、溃疡均伴疼痛，阵发针刺样疼痛，放射至面部，在反复抗炎等治疗后疼痛稍缓解，其中右侧颊部肿物治疗后消失，而后再发，大小约 2.0cm×2.0cm，左侧鼻翼旁溃疡反复切除修复后再发，性质同前，大小约 1.0cm×1.5cm。

思考

1. 该两例患者均为颌面部反复再发肿物,需要考虑良性或恶性肿物?
2. 本病例需要鉴别哪些疾病? 怎样才能达到根治?

病 例 解 析

【诊断难点】 该两例病例涉及口腔与颌面部肿物、溃疡,且均为反复出现再发性表现,鉴别诊断需考量颌面部常见原发于皮肤的皮脂腺囊肿、表皮样囊肿、溃疡性皮损等,同时不可忽视其面部对应口腔内侧牙龈、牙周疾病,如牙龈炎等诱发窦道、皮损等,同时需鉴别恶性溃疡、化脓性下颌骨炎等疾病,该两病例可能需要在一边治疗口腔与颌面部疾病同时,一边诊断疾病,是该两病例面临的诊断难点。

【治疗难点】 两例病例均需明确口腔疾患同面部病变是否存在相关性,那将直接影响到治疗效果,临床上此类患者往往因面部疾病就诊于头颈颌面外科,轻度牙周炎等往往在疼痛轻微时被忽视,许多医生往往也按照自身经验积极治疗面部疾患,这种对病不对"根"往往又造成疾病再发。那么该两例病例是否行手术切除,是否积极治疗口腔疾病,若行切除怎样修复、两例病例是否需要个体化治疗等成为本治疗难点。

【治疗经过】 两例病例在经过个体化治疗讨论后,予以完善曲面断层 X 线片等相关检查,考虑病例 1 患者右侧颏区肿物,结节不大,且口内存在牙周疾病改变,予以头孢克洛、甲硝唑抗感染,局部运用氯己定漱口清洁口腔,去除牙菌斑、牙结石等相关刺激因素。而病例 2 考虑溃疡坏死较大,且难以消退,予以积极的手术治疗。

1. **术前准备** 病例 2 完善曲面断层 X 线片后,考虑存在严重牙周炎(牙龈肿胀)表现,因此请口腔科医师会诊后,建议外科先处理溃疡皮损后,再至口腔科积极处理牙源性疾患。在完善术前常规心电图等检查后,择期行手术治疗(图 2-5-3)。

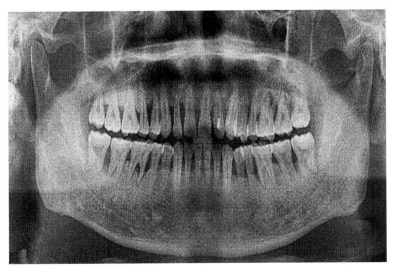

图 2-5-3 术前曲面断层 X 线片表现
全口牙槽骨吸收,多颗牙存在牙槽骨垂直吸收,左上 6 甚至达根尖,伴牙龈肿胀性改变,左侧牙龈有一瘘管,双侧牙存在一定食物嵌塞表现。

2. 手术过程 评估患者无明显手术禁忌证后,于全身麻醉下行手术治疗,首先予以切除溃疡性皮损与窦道,标本送病理学检查。组织病理学检查回报提示溃疡性肉芽肿性改变,未见确切恶性成分,后根据皮损切除范围行邻近推行瓣修复,冲洗止血缝合完全后,予以安返病房(图 2-5-4)。

3. 术后处理 术后予以换药、抗炎等对症支持治疗,术后第二天转口腔科积极行牙源性疾病治疗。

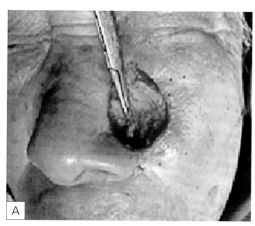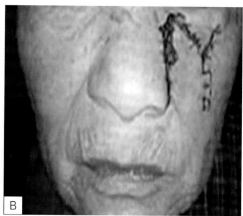

图 2-5-4 手术主要步骤
A. 切除左侧鼻翼处溃疡皮损;B. 邻近推行瓣修复缺损区域

【**术后诊断**】 病例 1:(右侧颏部)牙源性皮肤窦道。
病例 2:(左侧鼻旁)牙源性皮肤窦道伴溃疡。

【**随访及转归**】 (病例 1)积极治疗 2 周后颏区肿物逐渐消退。(病例 2)术后口腔科行口腔牙周疾病规律治疗 1 个月,随访半年后无再发面部溃疡。

讨　论

牙源性疾病诱发面部病变临床上并不少见,常好发于颏部、鼻旁以及面颊部相当于下颌第一磨牙所对应的表面皮肤,而颏部、鼻旁的面部瘘管来源主要是上下颌前牙根尖区慢性化脓性炎症脓液通过表面区域皮肤引出瘘管形成[1],下颌第一磨牙所对应的面部皮肤瘘管形成的原因常是因为下颌第三磨牙长期慢性发炎脓肿形成,脓液顺下颌骨外斜线向前下方引流,脓液在最低处相对于下颌第一磨牙处突破面部皮肤引出形成瘘管[2]。

【**病因**】 牙源性皮肤窦道皮损,主要由病源牙引发慢性根尖周炎形成脓肿,脓液从皮肤开口排出,形成瘘孔或炎症性结节的疾病,皮瘘发生位置常与病源牙相距较远,面部损伤形态也与疖、痈、肉芽肿、皮肤癌等疾病造成的皮损外观相近表现[2]。

【**临床表现**】 牙源性面部皮肤病变在临床表现上,主要体现在面部溃疡、结节、肿块等形成,并且对应口腔内牙源性改变,如牙周炎、牙龈炎等,在男女发病上无明显差异,且可发生在任何年龄段,其中颏部好发于年轻患者,而鼻旁部好发于中老年患者,本案例当中第一例颏部区肿块为年轻患者,而案例二为鼻旁溃疡为老年患者,同文献报道相符[3]。

【**辅助检查**】 对于牙源性面部皮损能起到判断作用的辅助检查较为局限,目前主要包括 X 线片、曲面断层 X 线片、锥形线束 CT(cone beam computed tomograph,CBCT)检查[4]。

1. X 线检查 X 线摄片有根尖透射影,利用探针探查瘘管,多能触到牙根与骨面,由瘘口插入牙胶尖摄 X 线片可显示瘘管趋向,此时可提示病源牙部位,从而间接诊断皮肤同牙源性疾病关系。

2. 曲面断层 X 线片检查 其为平面的 X 线影像,可以从影像上看到全口的每个牙齿、髁状突的形状,通过牙槽骨、牙周等变化,并结合面部皮损部位可对于牙源性面部皮损起到提示作用。

3. CBCT 检查 它是一种三维 CT,可以从冠状位、矢状位和正常的水平位看到上下颌骨、牙齿、上颌窦、下牙槽神经管等,对于诊断牙周疾病有较强优势,并可辅助判断后续治疗效果,对于牙源性疾患诱发面部皮损,是可积极选择的辅助检查。

【鉴别诊断】 通常牙源性皮肤疾病需要通过详细询问病史获取有效信息,如皮损出现前是否存在外伤、龋齿等诱因,可有效鉴别面部皮肤类疾病,因此本病主要需要鉴别皮肤溃疡、皮肤恶性肿瘤如鳞状细胞癌、皮肤脓肿等疾病[5]。

1. 皮肤溃疡 此病一般为感染或外伤等诱发皮肤破损,从而表现为皮肤溃烂,通常不同诱因诱发溃疡大小不等,可单发或多发,伴有疼痛、麻木表现,是牙源性疾病主要鉴别疾病,通过曲面断层 X 线片等寻找口腔内疾患往往可达到鉴别诊断作用。

2. 皮肤恶性肿瘤 皮肤恶性肿瘤通常表现较为多样,大部分呈菜花样新生物表现,边界不清楚,伴疼痛、血性渗出表现,通过活检可明确诊断,鉴别牙源性皮损较为容易。

3. 皮肤脓肿 皮肤脓肿表现为突出皮肤的囊性改变,内含脓性渗出,若破溃可伴恶臭味渗出液,彩超检查可见典型改变。而牙源性皮损伴感染同样可形成面部脓肿,通过积极治疗脓肿后仍反复复发,此时需积极寻找牙源性疾病,往往可达到鉴别诊断作用。

【治疗策略】 本疾病诊治难点在于患者在口腔疾病症状无明显加剧,而面部表现早于口腔疾患临床表现时,往往优先就诊于口腔颌面外科、皮肤科、耳鼻咽喉科等,而非诱发面部肿物疾病根本的口腔科。其他专业医师对于口腔医学中牙源性感染缺乏概念,对发病病因认识不足,只是按照自身专业特点行手术切除,而对于窦道残留没有刮治切除,口腔牙源性疾病忽视治疗,造成了肿块、溃疡等反复发作。因此在治疗面部肿物等疾患时,我们不可忽视面部内侧口腔查体以及相关检查,避免注重"表面"而忽视"根本"[4-6]。

此两例病例给我们的临床启示还在于每个牙源性面部皮肤病患者均应制订个体化治疗方案,病例一考虑颏部肿块未破溃且范围不大,牙源性疾病进展较慢,因此避免行手术治疗,而是积极治疗牙源性疾病,最终改善了面部肿物破溃。一方面可根治病因,另一方面这类患者往往较年轻,可避免手术切除后修复不足造成的瘢痕,对于患者心理也是起到保护作用。但病例二面部病变范围广泛,溃疡、窦道已较重,若不行手术切除只治疗原发牙源性病灶,则面部病变得不到改善,因此需积极结合手术切除修复同牙源性疾病治疗相结合,为患者制订相应综合诊治计划。

【随访】 牙源性面部皮损通常在找到病因以后,经过积极对症治疗预后往往较好,在治疗结束后应嘱咐患者保持口腔清洁干燥,避免牙源性疾病复发。随访应依据患者牙源性疾病情况制订随访计划,通常每 3~6 个月随访 1 次,随访内容包括曲面断层 X 线片,若治疗前存在面部脓肿等可行 MRI 检查[6]。

(叶惠平　耿晓霞　李　超)

参 考 文 献

[1] 樊明文,周学东. 牙体牙髓病学. 4 版. 北京:人民卫生出版社,2012:186-188.
[2] 张志愿,俞光岩. 口腔颌面外科学. 7 版. 北京:人民卫生出版社,2012:139-140.

［3］ 郭晓睿. 牙源性皮瘘回顾性研究. 第四军医大学,2017.

［4］ 曹亚飞,陈晓阳. 牙源性皮肤瘘管的临床特点及诊疗分析. 全科口腔医学电子杂志,2017,4(16):13-14.

［5］ 李清,张弘,林俊生,等. 牙源性皮瘘19例临床分析. 实用皮肤病学杂志,2015,8(1):30-32.

［6］ CHOWDRI N A,SHEIKH S,GAGLOO M A,et al. Clinicopathological profile and surgical results of nonhealing sinuses and fistulous tracts of the head and neck region. J Oral Maxillofac Surg,2009,67(11):2332-2336.

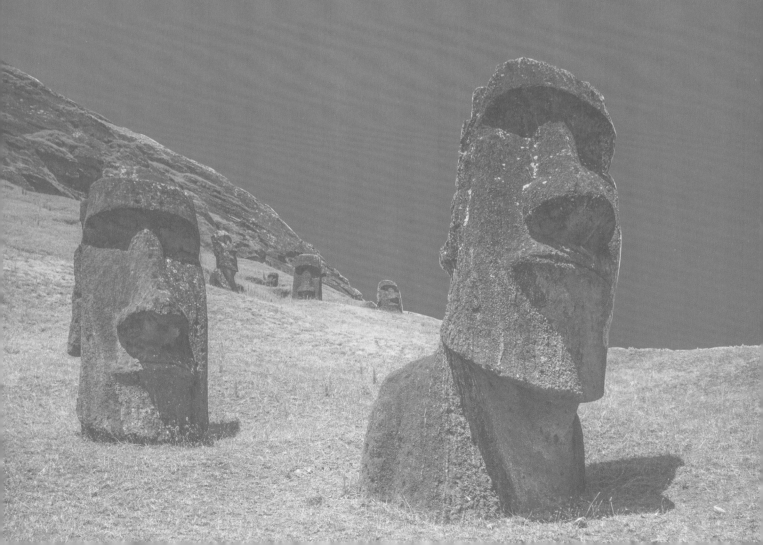

第三篇

咽旁间隙
Parapharyngeal Space

警惕！一例仅以耳闷为表现的咽旁间隙肿物

【看图辨真相】

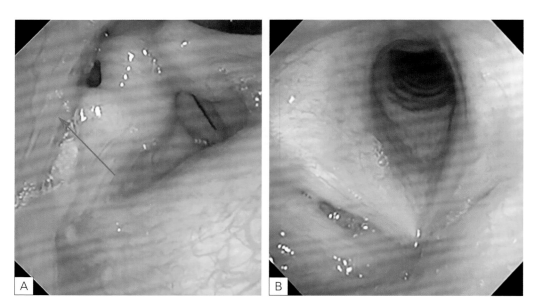

图 3-1-1　喉镜表现

A. 右侧鼻咽、口咽、梨状窝外侧壁隆起（红色箭头），表面光滑；B. 双侧声带光滑、运动好。

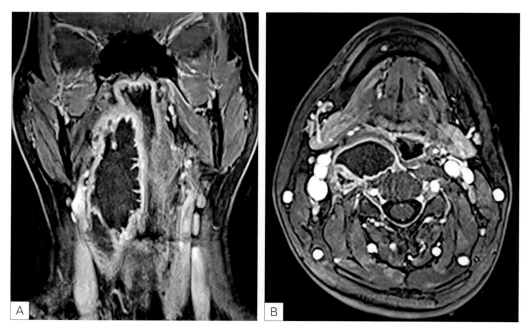

图 3-1-2　颈部增强 MRI 表现

A. 冠状位增强 MRI；B. 水平位增强 MRI。可见右侧咽后区、颈深间隙较大肿块占位，囊性为主，恶性病变？炎症脓肿待排，右侧颈部多发淋巴结转移？

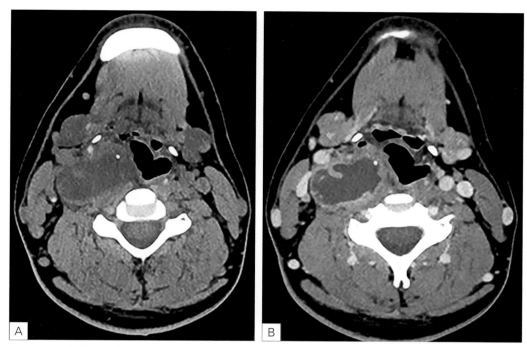

图 3-1-3　颈部 CT 表现

A. 平扫 CT；B. 增强 CT。可见右侧咽后区、颈深间隙弥漫性病变,向下达上纵隔,伴液化腔及周壁散在钙化灶,结合 MR 考虑感染性病变可能(结核?),肿瘤性病变不完全除外。右颈部多发钙化小淋巴结。

【基本信息】　患者男性,27 岁。

【主诉】　右耳闷伴查见右侧咽旁肿物 2 个月。

【查体】　右侧鼓室少量积液,右侧颈前区稍肿胀,质地软,边界不清,无压痛,无皮肤破溃、颜色改变;右侧鼻咽、口咽、梨状窝外侧壁隆起,表面光滑。否认结核史。

思考

1. 该病例肿块倾向良性还是恶性?
2. 是否需要做穿刺明确病理?

病 例 解 析

【诊断难点】　本病起病仅有耳闷,鼓室内积液很容易诊断为分泌性中耳炎,如仅予以分泌性中耳炎治疗则极易漏诊源头疾病。结合影像学检查,可以诊断右侧咽旁间隙囊性肿物,但难以判断是囊肿、脓肿还是伴有液化坏死的恶性肿瘤。咽旁间隙部位深在,周围密布重要血管神经,穿刺风险较高,且仅凭穿刺囊液很难从病理学上确诊疾病。因此,有条件可以切除肿瘤或者切取部分囊壁组织行病理学检查提高确诊率。

【治疗难点】　该病治疗难点在于肿块不能排除恶性,如进行手术需要争取完整切除。由于肿块靠近咽腔且上下范围很广,经口难以完整切除;经颈部切除显露范围大,但需要经过颈动脉鞘等重要结构,肿物与后组脑神经、喉返神经、甲状旁腺等组织结构毗邻,需要做好重要组织结构的保护与意外风险预案。由于咽旁间隙肿瘤范围很广,术后一旦血肿会危及气道,术中可酌情考虑行预防性气管切开。

【治疗经过】

1. 手术过程 行右侧咽旁间隙肿物切除+右侧颈淋巴结清扫。右侧颈行 L 形切口。首先清扫右侧Ⅱa 区、Ⅱb 区、Ⅲ区淋巴结及周围结缔组织。保护右侧胸锁乳突肌、颈内静脉和迷走神经并牵引。肿物位于右侧咽后间隙,上达右侧鼻咽部,下达右侧颈根部,囊性,切开为大量脓性和干酪样物,送药敏试验及培养。完整切除右侧咽后间隙囊样物,大小 8cm×3cm,术腔过氧化氢溶液冲洗。术腔置负压引流 2 根,皮下置负压引流 1 根。行气管切开,置 7.5 号带气囊的气管套管(图 3-1-4)。

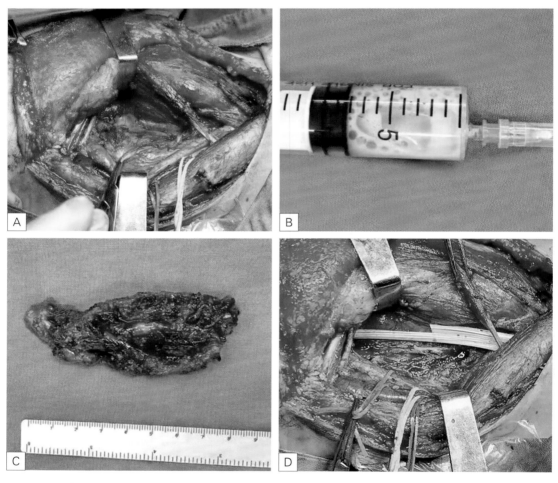

图 3-1-4 术中所见

A. 肿物位于右咽后间隙,上达右侧鼻咽部,下达右侧颈根部,囊性;B. 切开为大量脓性和干酪样物,送药敏试验及培养;C. 完整切除右侧咽后间隙囊样物;D. 术腔过氧化氢溶液冲洗。术腔置负压引流 2 根,皮下置负压引流 1 根。

2. 术后处理 常规抗炎对症处理。

【术后诊断】 右侧咽旁间隙结核性脓肿。

病理报告及化验结果示:(右侧咽旁)送检组织中见大小不等的肉芽肿性病变,伴坏死周围见栅栏状排列的组织细胞及多核巨细胞,考虑肉芽肿性炎,倾向结核。(右侧颈部)淋巴结慢性炎症。脓液送检培养阴性。

【随访】 患者术后行抗结核治疗 6 个月,后电话随访症状已缓解。

<h1 style="text-align:center">讨　　论</h1>

咽旁间隙脓肿急性者可由上呼吸道感染、扁桃体炎、外伤、异物引起。临床上常出现高热、畏寒、患侧咽部及颈部疼痛、反射性耳痛及吞咽困难等"热脓肿"症状。慢性者多为结核性脓肿,也称寒性脓肿或冷脓肿。

咽旁间隙结核性脓肿等肺外结核是因肺部受到结核分枝杆菌感染后通过血液和淋巴播散而引起疾病。据文献报道,全球肺外结核占全人群结核病患者数的 13.37%~53.00%[1]。国外文献数据显示肺外结核以淋巴结结核、脑膜结核以及眼球结核为主[2]。国内袁阳等[3]研究发现肺结核并发结核性胸膜炎和脑膜炎者最多。发生率的差异或许与样本的选择及地域差异有关。耳鼻咽喉结核常继发于肺结核或胃肠结核,原发者少见。喉结核在耳鼻咽喉结核中发病率最高[4],此外在中耳、鼻咽等部位也有报道[5-6]。

【病因】 咽旁间隙因颈外侧上深淋巴结,可通过淋巴系统感染形成咽旁间隙结核性脓肿,也可经颈椎结核发展而来[7-9]。

【临床表现】 与咽旁间隙"热脓肿"常见的红、肿、热、痛症状相比,咽旁间隙结核性脓肿常有以下临床特点[10-11]:①病程进展缓慢,常表现为咽部异物感,可有咽痛但不剧烈,发冷、发热、周身不适等症状不明显,病程后期肿物占位引起呼吸困难可能,鼾症;②无明显张口困难、转颈困难及口中含物音等;③因部位深在,脓肿局部波动感可不明显,故不能以波动感来判断有无脓肿形成;④脓肿周围淋巴结肿大,但其部位深在,有时触诊难以摸清;⑤即使胸片阴性也可能咽旁间隙有结核性脓肿,不能因无肺部活动性结核病变而忽略咽旁间隙结核性脓肿的可能。

【辅助检查】 目前主要依靠 B 超、CT、MRI 等传统解剖影像检查辅助颈部肿物的诊断。本例影像学检查难以判断是囊肿、脓肿还是伴有液化坏死的恶性肿瘤。该部位深在咽旁间隙,周围密布重要血管神经,穿刺风险较高,且仅凭穿刺囊液很难从病理学上确诊疾病。因此,有条件可以切除肿瘤或者切取部分囊壁组织行病理学检查提高确诊率。

【鉴别诊断】 结核性脓肿需与以下耳鼻咽喉常见疾病进行区分[10]。

1. 扁桃体周围脓肿　其常继发于急性扁桃体炎,发病时患者畏寒、发热,一侧咽痛,呈急性病容,头偏向患侧,患侧颈淋巴结肿大并有压痛;咳嗽、吞咽、说话时咽痛加剧,伴吞咽困难、唾液外溢、饮水有时从鼻孔溢出、说话不清有鼻音等症状。

2. 咽后脓肿　其多发生于儿童,其主要表现为发热、畏寒、咳嗽、咽痛、吞咽困难、呛咳、拒食、烦躁不安、入睡后打鼾和喘鸣;如脓肿压迫喉部或并发喉部炎症,可发生吸气性呼吸困难,喉鸣更加明显。

【治疗策略】 全身应用抗结核药的同时局部穿刺抽液并注射链霉素等,效果常不理想。经颈外入路切开引流或手术切除结合抗结核药综合治疗,不仅能缩短病程,而且可以减少局部及全身并发症的发生[12]。

本例咽旁间隙肿物早期症状不明显,如本病例患者以"耳闷"为首发症状,因此临床上遇到无明确上呼吸道感染、鼻咽部肿物等因素的分泌性中耳炎患者,必要时需要行颈部增强 CT 或 MRI 检查以免造成咽旁间隙肿瘤的漏诊。

【随访】 本例患者术后行抗结核治疗,本科定期随访。应建立完善的肺外结核病例登记报告系统,可从另一方面协助反映结核疫情变化。肺外结核发病率的逐渐上升,在综合性医院日常诊治中应引起重视,应综合分析判断,避免误诊误治,提高治愈率,改善预后。

(黄 强 陶 磊)

参 考 文 献

[1] 李敬新,庞学文,张丹,等.2015-2017年天津市肺外结核流行病学分析.预防医学情报杂志,2019,35(4):407-411.

[2] SEPULVEDA E V F,YUNDA L F I,HERRERA K C M,et al. Extrapulmonary tuberculosis in Colombian children:Epidemiological and clinical data in a reference hospital. Int J Mycobacteriol,2017,6(2):132-137.

[3] 袁阳,李瑜琴,陈玲,等.肺外结核病分布及耐药分析.中国临床研究,2018,31(4):535-537.

[4] 沈雁,王正敏.近年耳鼻咽喉结核患者的临床特征.临床耳鼻咽喉科杂志,1997,11(9):404-406.

[5] 徐明芳,沈敏,万俐佳,等.以鼓室积液为首发表现的结核性中耳炎1例.临床耳鼻咽喉头颈外科杂志,2019,33(9):889-891.

[6] 杨晶,余咏梅.原发性鼻咽部结核1例报道.昆明医科大学学报,2015,36(4):149,160.

[7] XU X,HU X. Two cases of tuberculous retropharyngeal abscess in adults. J Int Med Res,.2021,49(5):3000605211011972.

[8] 柳林整,孙彦,马兴国,等.咽旁间隙结核性脓肿.山东大学基础医学院学报,2004,18(2):93-94.

[9] 廖卫宁.C5-6椎体结核、椎旁脓肿、咽后壁巨大脓肿致呼吸骤停1例报告.咸宁学院学报(医学版),2010,24(1):83.

[10] 吾买尔,张利群.以鼾症为表现的结核性咽旁脓肿一例.中华结核和呼吸杂志,2002,25(4):213.

[11] 戴辉,刘衡,张高峰,等.鼻咽结核的CT表现.四川医学,2017,38(2):229-231.

[12] 宋艳华,马丽萍,高孟秋,等.鼻咽结核合并淋巴结核及扁桃腺结核1例报告.结核病与胸部肿瘤,2014,(2):151-152.

儿童耳垂下方肿物如何诊治?

【看图辨真相】

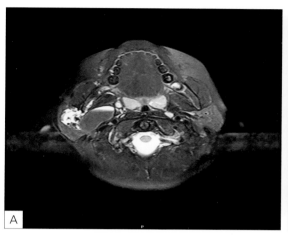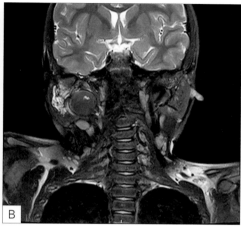

图 3-2-1　颈部 MRI T$_2$WI 表现

A. 水平位,T$_2$WI 可见液平,大部分低信号,前部少部分高信号;B. 冠状位,前部少量高信号,肿块表面光滑,边界清,累及右侧腮腺深叶并受压移位。

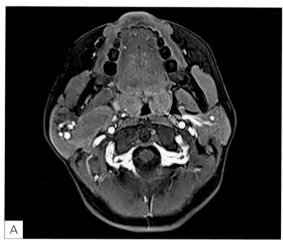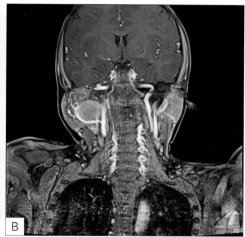

图 3-2-2　颈部增强 MRI 表现

A. 水平位,肿块增强后无明显强化,周边见多发扭曲强化血管影;B. 冠状位,颈内外动脉、颈内静脉受压轻度向内后方移位。

【基本信息】　患儿女性,8 岁。

【主诉】　发现右耳下肿物 3 个月。

【查体】　右侧面部稍肿胀,无明显压痛,右侧下颌下区及颈部未触及明显肿块。

病 例 解 析

【诊断难点】 结合影像学特点,诊断考虑咽旁间隙肿瘤可能性最大。大多数人双侧咽旁间隙对称,形态相仿,当影像上出现双侧不对称、移位、变形、缩小、消失或邻近结构移位等均提示有咽旁间隙占位性病变的可能。咽旁间隙部位深在,重要的神经血管结构错综复杂,活检存在一定困难与危险,目前对于是否行术前活检仍存在争议。咽旁间隙肿瘤的组织病理类型可根据术后病理作进一步鉴别。

【治疗难点】 咽旁间隙肿瘤首选手术治疗,手术入路应根据肿瘤的生长部位、大小、与周围毗邻结构的关系以及其良、恶性决定。本次手术方式采用经颈-腮腺入路,难点在于肿物深面尤其近颅底处暴露困难,容易造成周围神经血管结构损伤。术中需特别注意对面神经的保护,要求术者要十分熟悉腮腺区的解剖结构。适当选择解剖面神经的路径,先找总干或分支均可,术中解剖面神经时尽量平行神经支,轻柔、精细分离,避免钳夹神经;出血时尽量减少牵拉或吸引器吸引面神经。建议应用面神经监护仪,尤其是反复感染或者复发病例。

【治疗经过】

1. **术前准备** 完善术前检查,充分评估肿瘤的位置及其与周围血管神经组织的毗邻关系。

2. **手术过程** 如图 3-2-3 所示。

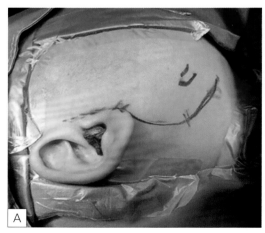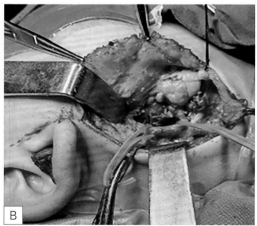

图 3-2-3 主要手术步骤
A. 左侧颈部切口(备腮腺切口);B. 见暗黑色肿块,质软,与腮腺粘连。

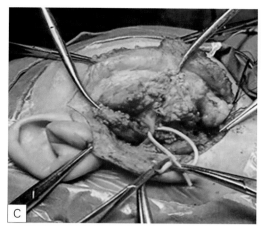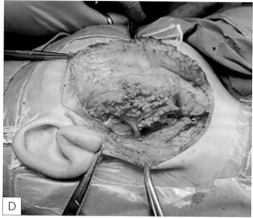

图 3-2-3（续）

C. 扩大切口,沿总干解剖暴露面神经;D. 完整切除剥离肿块后创面。

3. 术后处理 常规换药、对症处理。

【术后诊断】 右侧咽旁间隙脉管畸形。

术后病理结果:(右侧咽旁间隙)肌肉、脂肪、纤维结缔组织间血管丰富,部分区域管腔较多、管壁较厚,结合免疫组织化学染色,首先考虑脉管畸形。IHC(I21-1258):Vimentin(+),CD34(+),SMA(血管壁+),Ki67(2%+),F8(+),CKpan(上皮+),CD31(+),HHF35(血管壁+)。

【随访】 目前已随访3年,无面瘫表现,暂无复发表现。

讨 论

咽旁间隙(parapharyngeal space,PPS)肿瘤的发病率不高,占头颈部肿瘤的0.5%~1%。咽旁间隙肿瘤最常见的是良性的,约占80%,恶性肿瘤多为转移性肿瘤。良性肿瘤中以唾液腺来源的多形性腺瘤最为常见,占30%~50%,且多数来源于腮腺深叶,少数源自颌下腺或咽旁间隙内异位的腺体组织;其次常见的良性肿瘤为神经源性肿瘤,占30%,多数为源于第Ⅸ对~第Ⅻ对脑神经和交感神经的神经鞘瘤、神经纤维瘤和副神经节瘤。但亦有病例报道神经源性肿瘤的发病率高于多形性腺瘤[1]。2007年1月至2016年12月由复旦大学附属眼耳鼻喉科医院收治的188例原发性咽旁间隙肿瘤中,良性肿瘤共168例(89.4%),恶性肿瘤共20例,占11%。良性肿瘤中以多形性腺瘤(61例,36.3%)和神经鞘瘤(77例,45.8%)多见,血管瘤仅9例(4.9%),恶性肿瘤主要以腺癌(8例,40%)和淋巴瘤(4例,20%)为主[2]。

结合术后病理结果,本次病例诊断为咽旁间隙脉管畸形,在咽旁间隙肿瘤中发病率较低。头颈部脉管畸形多见静脉畸形、动静脉畸形、淋巴管畸形。静脉畸形,又称海绵状血管瘤,是由衬有内皮细胞的无数血窦所组成;动静脉畸形,又被称为蔓状血管瘤或葡萄状血管瘤,是一种迂回弯曲、极不规则而有搏动性的血管畸形,主要是由血管壁显著扩张的动脉与静脉直接吻合而成,故亦有人称为先天性动静脉畸形;淋巴管畸形是一种淋巴管的良性过度增生。该患者术中没有明显血管畸形表现,局部囊性变内有褐色黏稠分泌物,考虑淋巴管畸形继发感染可能。病理上,淋巴管瘤可分为3型——单纯型淋巴管瘤、囊状淋巴管瘤和海绵状淋巴管瘤,淋巴管瘤一般为良性肿瘤,很少表现为恶性。

【病因】 脉管畸形是一类脉管内皮畸形扩张导致的先天发育畸形,可通过遗传发病或者由于体细胞突变引起[3]。随着分子遗传学的快速发展以及分子生物学研究的不断深入,脉管畸形的病因和发病机制及脉管畸形的相关致病通路也逐渐被揭示。脉管畸形的涉及的通路主要包括肝配蛋白 B 型受体 4（ephrin type-B receptor 4，EPHB4）/大鼠肉瘤病毒（rat sarcoma，RAS）/丝裂素原活化蛋白激酶（mitogen-activated protein kinase，MEK）/胞外信号调节激酶（extracellular signal-regulated kinase，ERK）通路和转化生长因子 β（transforming growth factorβ，TGF-β）信号通路，磷脂酰肌醇 3 激酶（phosphoinositide 3-kinase，PI3K）/蛋白激酶 B（protein kinase B，AKT）/哺乳动物雷帕霉素靶蛋白（mammalian target of rapamycin，mTOR）通路以及血管生成素/酪氨酸激酶与免疫球蛋白样和 EGF 样结构域 2（tyrosine kinase with immunoglobulin-like and EGF-like domains 2，TIE2）通路[4,5]。未来深入研究头颈部脉管畸形的发病机制有助于为脉管畸形的治疗提供新的方法。

【临床表现】 咽旁间隙部位深在，早期常无症状，因此临床诊断较为困难，不少病例是在常规影像学检查中偶然发现的[6]。肿瘤增大压迫邻近器官或神经时可以引起局部症状，症状类型和严重程度与肿瘤部位、性质、生长速度以及患者年龄等因素相关，具体可表现为颈部肿块、咽部异物感、吞咽不适、耳鸣、听力减退或鼻塞等，肿瘤较大者可引起吞咽困难、呼吸困难、张口困难或颈部运动障碍等临床表现。肿瘤压迫或侵犯后组脑神经可导致声带麻痹、发生嘶哑、伸舌偏移、吞咽呛咳或颈交感神经麻痹综合征（Horner 综合征）[7]。

各类咽旁间隙肿瘤的临床体征相似，主要可以归纳为三类。

（1）咽部体征：由于外侧下颌骨的阻挡，肿瘤多向咽腔扩展。表现为软腭下塌或鼻咽、口咽、喉咽侧壁隆起、内移。鼻咽侧壁内移可导致咽隐窝变浅、咽鼓管功能不全而导致鼓膜内陷、听力下降、中耳积液等现象。口咽侧壁内移，临床上易误诊为单侧扁桃体肿大、扁桃体肿瘤等，应注意鉴别。肿瘤位置靠近喉咽且较大时可导致喉咽侧壁向中线移位，间接喉镜检查时不易窥清喉内结构。

（2）颈部体征：多数患者仅感上颈部较对侧稍饱满，但局部触不及肿物，部分患者于耳垂下触及无痛性包块。

（3）神经症状：病变可能累及迷走、舌下神经或颈交感神经链。当术前出现神经症状时，常提示病变恶性可能。

【辅助检查】

1. 当下颌下三角区或腮腺等部位出现局部隆起时，观察隆起表面是否光滑，有无炎症表现。双手触诊，观察肿块活动程度，有无触痛。

2. 观察有无颈交感神经和脑神经受累症状。

3. 发生于咽旁间隙的病变常无特异性临床症状与体征，影像学检查在术前做出正确诊断和了解肿瘤与周围结构的毗邻占位关系方面具有重要作用。

CT 和 MRI 的应用可以直接显示肿瘤形态、内部结构、血供和与周围组织的毗邻关系等。尤其是螺旋扫描、动态扫描、三维重建等技术的发展，进一步提高了对组织结构的分辨率，可以更清楚简便地观察肿瘤的血供与引流情况，以及肿瘤与周围组织的毗邻关系。MRI 对软组织的分辨率显著高于 CT，且具有直接三维显像功能和流空效应，在咽旁软组织区域的疾病诊断和显示肿瘤毗邻关系具有较大优势，其中 T₁WI 图像可以显示解剖细节，而 T₂WI 图像可以提供更清楚的信号对比，从而更有效地鉴别正常组织和病变组织，更清楚地显示咽旁间隙较小的肿瘤，MRI 已成为咽旁间隙肿瘤的最佳检查手段。

CTA 和 MRA 可以清楚地显示肿瘤与颈内外动脉的关系和血管受压移位情况，对于部分血管瘤和颈动脉有侵犯，或术中可能危及颈动脉的病例，须行 DSA，以更清楚地了解肿瘤与血管的关系或同时行血管栓塞治疗。

【鉴别诊断】 根据 CT、MRI 等影像学检查可以诊断本病为发生于咽旁间隙的肿块,但其病理性质仍待进一步确认,需要与下列疾病相鉴别。

1. **唾液腺良性肿瘤** 可呈缓慢发展的无痛性肿块,早期无明显症状。一般边界清楚,活动好。影像学检查可见肿块边界清楚,为腮腺区肿块,术后病理可明确。

2. **神经源性肿瘤** 亦可呈缓慢发展的无痛性肿块,肿块呈梭形,与神经走向一致。一般可左右移动,上下固定。颈部大血管多分离移位,术后病理可鉴别。

3. **第 1 鳃裂瘘** 为先天性疾病,与外耳道关系密切。可有囊肿、窦道及瘘管形成。有瘘口者可注入 X 线显影剂了解其位置及走行。

4. **腮腺恶性肿瘤** 如腮腺囊性癌、低分化黏液表皮样癌、导管癌等,一般发展快,肿块生长迅速,伴有疼痛、侵犯周围(如面神经可引起面瘫,侵犯颞下颌关节致张口受限)。

5. **腮腺淋巴结炎** 包括非特异性及结核性炎症。腮腺结核很少伴有其他部位的结核或结核病史。细针穿刺细胞学检查或抗酸染色有助于鉴别诊断。

6. **嗜酸性肉芽肿** 为病因不明的肉芽肿性病变。腮腺区可出现单个或多个结节,界限不清,质地柔韧。伴局部皮肤瘙痒,常见抓痕。病程长者局部皮肤变厚,色素沉着。多伴有全身浅表淋巴结肿大。

7. **颈部淋巴结转移癌** 头颈部肿瘤转移淋巴结多位于上颈部,质硬,活动较差,表现为一侧或双侧颈部进行性增大的无痛性肿块。鼻咽、咽喉、甲状腺等部位可有原发灶,组织病理学检查可鉴别。

【治疗策略】 目前咽旁间隙肿瘤仍以手术治疗为主[8],手术的关键在于获取最佳的术野暴露并且保护肿瘤周围重要的神经血管组织。应基于术者对咽旁间隙解剖结构的熟悉和掌握,根据术前评估对咽旁间隙肿瘤进行正确诊断,了解肿瘤大小和肿瘤与周围神经血管组织的关系后选择最佳手术入路。在临床上常用的咽旁间隙肿瘤手术入路包括:经口入路、经颈侧伴或不伴下颌骨切开入路、经颈-腮腺入路、经侧颅底入路、上颌骨外旋入路等[9,10]。脉管畸形的首选治疗方式也是手术治疗,由于脉管畸形具有浸润性生长和复发率高的特点,尽量一次完整切除肿瘤,必要时切除部分或全部受累组织。对于不适宜手术的病例可以选择瘤体内液穿刺抽吸后注射硬化剂(如纤维蛋白封闭剂、平阳霉素、无水乙醇等)。此外,部分病例还可以考虑激光治疗。总的来说局限大囊型病变,可手术完整切除。深部微囊型病变,考虑三者结合综合治疗[11]。

近年来,已有多项研究[12-14]证明经口入路手术机器人辅助下切除咽旁间隙肿瘤的有效性与安全性。与传统经口入路手术相比,经口入路手术机器人建立的三维立体视觉可以帮助术者更清晰地辨认咽旁间隙周围的神经、血管结构,同时利用机器人手臂在有限的空间里操作更加精确、活动更加方便的特性,可以进一步减少术中损伤周围重要神经血管结构的可能。

本例脉管畸形发生于右侧口咽水平咽旁间隙,右侧腮腺深叶受压移位,颈内外动脉、颈内静脉受压轻度向内后方移位,适合应用经颈-腮腺入路。该手术入路是将颈部切口向上延至耳前,根据 MRI 结果清扫Ⅱ区淋巴结,识别面神经主干,然后暴露面神经下份,分开二腹肌后腹暴露颈内外动脉、颈静脉和邻近神经结构。此手术入路可以很好地暴露腮腺深面及近颅底的肿瘤,首先识别面神经可以有效保护面神经发生损伤,可广泛应用于茎突后肿瘤。但也有部分学者认为,除侵入咽旁间隙的腮腺深叶肿瘤,应尽量避免选择经颈-腮腺入路,以减少损伤面神经导致的面部畸形和面瘫发生风险。

【随访】 脉管畸形术后需复查有无复发情况,伤口愈合稳定后可逐年定期随访。

(朱晓可　陶　磊)

［1］ SUN F,YAN Y,WEI D,et al. Surgical management of primary parapharyngeal space tumors in 103 patients at a single institution. Acta Otolaryngol,2018,138（1）:85-89.

［2］ 陶磊,石小玲,李筱明,等.188 例咽旁间隙肿瘤的回顾性分析.临床耳鼻咽喉头颈外科杂志,2018,32（2）: 129-133.

［3］ 沈禹辰,王德明,范新东.脉管畸形相关信号通路和分子遗传学研究进展.血管与腔内血管外科杂志, 2021,7（6）:716-722.

［4］ COUTO J A,HUANG A Y,KONCZYK D J,et al. Somatic MAP2K1 mutations are associated with extracranial arteriovenous malformation. Am J Hum Genet,2017,100（3）:546-554.

［5］ MARTINEZ-CORRAL I,ZHANG Y,PETKOVA M,et al. Blockade of VEGF-C signaling inhibits lymphatic malformations driven by oncogenic PIK3CA mutation. Nat Commun,2020,11（1）:2869.

［6］ STROHL M P,EL-SAYED I H. Contemporary management of parapharyngeal tumors. Curr Oncol Rep,2019, 21（11）:103.

［7］ SATO Y,IMANISHI Y,TOMITA T,et al. Clinical diagnosis and treatment outcomes for parapharyngeal space schwannomas:A single-institution review of 21 cases. Head Neck,2018,40（3）:569-576.

［8］ BOZZA F,VIGILI M G,RUSCITO P,et al. Surgical management of parapharyngeal space tumours:Results of 10-year follow-up. Acta Otorhinolaryngol Ital,2009,29（1）:10-15.

［9］ SHAHAB R,HELIWELL T,JONES A S. How we do it:A series of 114 primary pharyngeal space neoplasms. Clin Otolaryngol,2005,30（4）:364-367.

［10］ IGLESIAS-MORENO M C,LOPEZ-SALCEDO M A,GOMEZ-SERRANO M,et al. Parapharyngeal space tumors:Fifty-one cases managed in a single tertiary care center. Acta Otolaryngol,2016,136（3）:298-303.

［11］ 牟珊,张勤修,周立,等.成人咽旁间隙淋巴管.四川医学,2010,31（12）:1795-1797.

［12］ BOYCE B J,CURRY J M,LUGINBUHL A,et al. Transoral robotic approach to parapharyngeal space tumors: Case series and technical limitations. Laryngoscope,2016,126（8）:1776-1782.

［13］ LARSON A R,RYAN W R. Transoral excision of parapharyngeal space tumors. Otolaryngol Clin North Am, 2021,54（3）:531-541.

［14］ PANDA S,SIKKA K,THAKAR A,et al. Transoral robotic surgery for the parapharyngeal space:expanding the transoral corridor. J Robot Surg,2020,14（1）:61-67.

伴吞咽梗阻感的咽部肿物诊治

【看图辨真相】

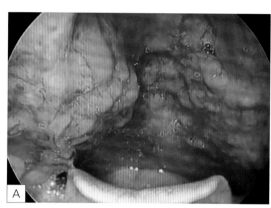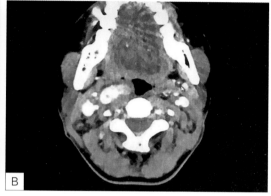

图 3-3-1　硬性喉镜及颈部增强 CT 表现

A. 右咽侧壁隆起;B. 右侧咽旁区卵圆形肿物占位,增强后不均匀强化,可见点状钙化灶。

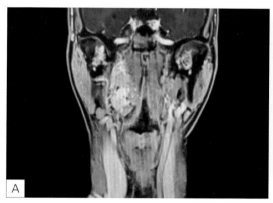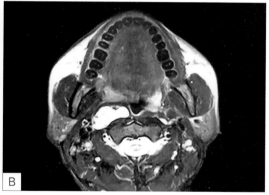

图 3-3-2　颈部增强 MRI 表现

A. 右侧咽旁区占位,T₁WI 不均匀高等信号,增强后不均匀强化;B.T₂WI 不均匀高信号。

【基本信息】　患者女性,42 岁。

【主诉】　咽部异物感伴吞咽梗阻 2 个月。

【查体】　右侧鼻咽侧壁内移,双侧扁桃体无肿大,右侧口咽侧壁内移,双侧梨状窝未见新生物,喉咽后壁及环后区未见新生物。

思考

1. 如图位置的肿块倾向良性还是恶性?

2. 该肿块是神经来源? 血管来源? 唾液腺来源? 肿瘤来源?

3. 如需手术治疗,如何选择手术入路?

【诊断难点】 本病例肿块位于咽部黏膜下,结合 MRI 检查考虑为咽旁间隙肿瘤。咽旁间隙肿瘤多为良性肿瘤,最常见为唾液腺源性和神经源性肿瘤。该肿块影像学表现不典型,有局部钙化灶,影像学检查考虑脉管源性良性病变可能。追问病史得知患者曾于 20 年前因"甲状腺癌"行甲状腺切除术及双侧颈部淋巴结清扫术史,也不排除肿瘤转移可能性。

【治疗难点】 咽旁间隙肿瘤以手术治疗为主,该病例肿瘤体积不大,位于颈动脉鞘内侧,经颈侧入路距离肿瘤较远,创伤大,更适合经口入路。由于咽旁间隙解剖结构复杂,内含重要血管和神经,需要术者非常熟悉相关解剖,术中保护周围重要神经和血管,最大可能减少手术并发症。

【治疗经过】

1. **术前准备** 患者入院后完善术前检查示血钙 1.29mmol/L,提示严重低钙血症。追问病史,患者近 2 年存在手足麻木情况,但无抽搐。术前给予补钙治疗。

2. **手术过程** 在全身麻醉下行手术机器人辅助下右侧咽旁间隙肿瘤切除,张口器暴露双侧扁桃体,手术机器人辅助下切开右侧腭咽弓,暴露肿瘤下极和中线。完整切除右侧咽旁间隙肿瘤,肿瘤直径 3cm,质硬,伴有囊性。局部充分彻底止血(图 3-3-3)。

3. **术后处理** 常规抗炎对症处理,鼻饲饮食,2 周后拔除鼻饲管。

【术后诊断】 (右侧)咽旁淋巴结转移性甲状腺乳头状癌。

免疫组织化学染色结果:TTF-1(+),CK19(+),Ki67(1%+),Galectin(部分+),Tg(部分+),CD56(部分+),HBME-1(+),TPO(部分+)。

【随访及转归】 目前已随访 1 年,患者切口愈合良好,无复发。

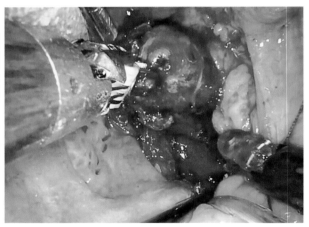

图 3-3-3 手术机器人辅助下完整切除右侧咽旁间隙肿瘤

讨 论

咽旁间隙(parapharyngeal space,PPS)是倒锥体形的腔隙,位于翼内肌、腮腺深部与咽侧壁之间。上抵颅底,下达舌骨平面,分为茎突前间隙和茎突后间隙。茎突后间隙主要有颈动脉鞘,包括含有穿行颅内外的颈内动、静脉,第Ⅸ～第Ⅻ对脑神经,解剖结构复杂。咽旁间隙肿瘤虽发病率较低,仅占头颈部肿瘤的 0.5% 左右,但肿瘤病理类型繁杂,良性肿瘤居多,多起源于唾液腺或神经[1]。咽旁间隙的转移性病灶多来源于鼻咽癌,而甲状腺来源的咽旁淋巴结(parapharyngeal lymph node metastasis,PPLN)转移在临床上较少见,最新的研究报道其在中国人群中的发生率为 0.33%~0.46%[2,3]。

【病因】 甲状腺乳头状癌(papillary thyroid carcinoma,PTC)常发生淋巴管浸润,易发生颈部淋巴结转移,大部分患者在确诊时已有颈部淋巴结转移[4]。淋巴结转移通常首先发生于气管旁区域,随后引流至颈静脉链区域。因此 PTC 淋巴结转移多见于同侧Ⅵ区,其次为Ⅲ区、Ⅳ区。少数情况下可转移至咽旁间隙,如可从颈内静脉链区域淋巴结或甲状腺上极直接引流至咽后间隙发生转移[5]。颈淋巴结清扫术或广泛的颈淋巴结转移也可能导致颈部淋巴引流改变,引起咽旁淋巴结转移[6]。本例患者20年前曾患甲状腺癌并有颈部淋巴结清扫史,符合第二种情况,其时间间隔较长,在临床上罕见,因此对于接受过颈淋巴结清扫术或既往广泛淋巴结转移的甲状腺癌患者,在发生颈部肿块时需注意鉴别诊断,仔细询问病史,不可贸然排除肿瘤转移可能。

【临床表现】 PTC发生PPLN转移时,早期常无明显症状,临床上较难诊断。患者可有不明原因的咽部不适或咽部异物感,肿块压迫周围器官或神经时可出现相应症状,如吞咽困难、颈部肿块、耳鸣耳闷、听力下降、声音嘶哑等。

【辅助检查】 超声检查具有操作简单、快捷方便的特点,是颈部淋巴结转移的有效方法,但是由于咽旁间隙解剖位置较深,超声难以定位,因此临床应用较少。对于咽旁间隙淋巴结转移的影像学诊断尚无统一标准,其影像学表现与颈部转移淋巴结相似。增强CT有助于早期发现咽旁间隙的转移性病灶,肿块多位于茎突后间隙,颈内动、静脉在其后外侧。转移淋巴结内部呈异质性,增强后可见中央区低密度影伴边缘不规则强化,并可见不同程度液化灶及钙化灶[7,8]。MRI对于软组织分辨率高,对于转移性淋巴结有较高的诊断价值,典型表现为形态不规则,边界不清,T_1加权呈低或等信号,增强后不规则强化,T_2加权呈中或高信号[8]。

【鉴别诊断】 应与其他咽旁间隙肿瘤鉴别,常见的唾液腺源性肿瘤多位于茎突前间隙。而神经源性肿瘤多位于茎突后间隙,一般位于颈动脉鞘的后内侧,将动脉向前外侧推移,被膜完整,边界清晰。

【治疗策略】 PTC发生PPLN转移时以手术治疗为主,常见的手术入路有经颈侧入路和经口入路。术前应完善影像学检查,评估肿块部位、大小及毗邻情况,因咽旁间隙结构复杂,特别是茎突后间隙涉及颈内动、静脉、迷走神经等重要血管和神经,合适的手术入路对于手术操作、手术效果、术后并发症具有重大影响。术后病理学检查是确诊的金标准。根据影像学检查,本病例肿块位于颈内动、静脉内侧,位置较深,且有下颌骨阻挡,经颈侧入路术野暴露困难,极易损伤血管和神经。并且该肿块体积不大,邻近咽侧壁,经口入路创伤小,在手术机器人辅助下能够做到精准切除,控制出血量。

【随访】 PTC术后需进行定期随访,以发现早期复发肿瘤和转移。随访期间需监测甲状腺功能及血清甲状腺球蛋白水平,应定期进行颈部超声检查。对于发生PPLN转移者,可选择CT或MRI以观察咽后间隙。如发生甲状腺床、颈淋巴结局部区域复发或远处转移,结合患者一般状态及既往治疗情况,可选择手术切除、^{131}I治疗、放射治疗等。

（袁晓晖　陶　磊）

参 考 文 献

[1] KUET M L,KASBEKAR A V,MASTERSON L,et al. Management of tumors arising from the parapharyngeal space:A systematic review of 1,293 cases reported over 25 years. Laryngoscope,2015,125(6):1372-1381.

[2] WANG X L,XU Z G,WU Y H,et al. Surgical management of parapharyngeal lymph node metastasis of thyroid carcinoma:A retrospective study of 25 patients. Chin Med J,2012,125(20):3635-3639.

[3] ZHANG Y,WANG K,LIU J,et al. Surgical management of parapharyngeal lymph node metastases from thyroid carcinoma with transcervical approach. Surgery,2021,171(5):1233-1239.

[4] YAN B,HOU Y,CHEN D,et al. Risk factors for contralateral central lymph node metastasis in unilateral cN$_0$ papillary thyroid carcinoma:A meta-analysis. Int J Surg,2018,59:90-98.

[5] TOGASHI T,SUGITANI I,TODA K,et al. Surgical management of retropharyngeal nodes metastases from papillary thyroid carcinoma. World J Surg,2014,38(11):2831-2837.

[6] MORITANI S. Parapharyngeal metastasis of papillary thyroid carcinoma. World J Surg,2016,40(2):350-355.

[7] KING A D,TSE G M K,AHUJA A T,et al. Necrosis in metastatic neck nodes:Diagnostic accuracy of CT,MR imaging,and US. Radiology,2004,230(3):720-726.

[8] 鲜军舫.头颈部影像诊断必读.2版.北京:人民军医出版社,2018.

婴幼儿血供丰富的颈部肿物的诊疗及思考

【看图辨真相】

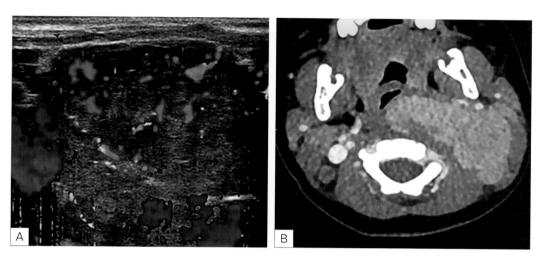

图 3-4-1　颈部超声及 CT 表现
A. 左侧颈部超声见单个低回声肿物，与颈动脉关系密切，大小 5.1cm×4.4cm，椭圆形，未见液化，血供丰富；B. 颈部 CTA 见左侧咽旁间隙-颈动脉间隙肿物，血供较丰富，性质待定，左侧颈总动脉及颈内外动脉受压向前外移位。

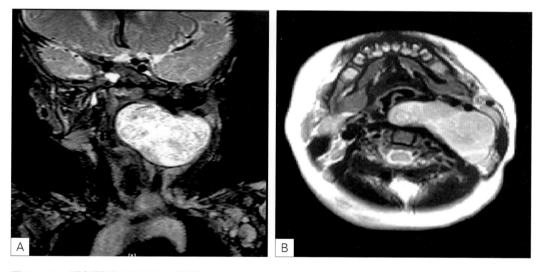

图 3-4-2　颈部增强 MRI T$_2$WI 表现
A. 肿物上下径约 40mm，信号较均匀，呈脂肪抑制 T$_2$WI 高信号、边界清晰，周围结构完整；B. 肿物位于左侧颈鞘间隙，断面大小约 50mm×22mm。

【基本信息】　男性患儿，10 月龄。

【主诉】　发现左侧下颌下区进行性增大肿物 1 个月余。

【查体】　左侧颈部可触及一肿块，质韧，触之无明显压痛，边界尚清，大小约 3.5cm×5cm，肿物表面光滑,无明显红肿破溃,患儿安静时测血氧含量为98%~99%,无明显三凹征,未闻及明显吸气性喉喘鸣,无口唇发绀,甲床红润。

思考

1. 肿块倾向良性还是恶性？血管来源？肿瘤来源？

2. 就诊1天前,患儿父母发现患儿出现睡眠打鼾、半夜憋醒和哭闹时出现呼吸困难等症状,如何尽早明确诊断?

3. 能否进行组织病理学活检？活检及麻醉的方式如何选择？

病 例 解 析

【诊断难点】 本例患儿在9月龄时发病,颈部肿物通常考虑先天性病变或良性肿物;结合发病后1个月内迅速增大,查体肿物质软,影像学上椭圆形肿物边界清晰、血供丰富,故临床考虑脉管性肿瘤可能性大。为了明确诊断,能否对幼儿颈部肿物进行活检? 如果活检,那么活检方式和麻醉方式怎么选?

【治疗难点】 入院后行超声辅助下颈部肿物穿刺活检术,出乎意料的是,术中冷冻病理细胞形态倾向恶性肿瘤。由于婴幼儿头颈部恶性肿瘤类型多样,主要以手术、化学治疗、放射治疗为主,但不同病理类型的肿瘤治疗模式差异较大,因此,该患儿治疗的前提在于等待石蜡切片及免疫组织化学染色,进一步明确病理诊断后才能决定最终治疗方案。

【治疗经过】

1. 入院完善相关检查,排除手术禁忌,与患儿家属沟通告知病情及手术相关风险后在手术室气管插管全身麻醉下行超声辅助下颈部肿物穿刺活检术,穿刺活检的冷冻病理学检查示左侧颈部肿物穿刺组织的肿瘤细胞团巢状分布,细胞体积偏小、胞浆少、核深染、核浆比大,核分裂象不易见,形态倾向恶性肿瘤,需待石蜡切片及免疫组化进一步明确诊断。

2. 多学科协作诊疗意见汇总:患儿左侧颈部包块,影像学提示左侧颈动脉间隙后方肿物,符合恶性肿瘤,冷冻病理考虑小圆细胞性恶性肿瘤,待进一步免疫组织化学染色报告,不除外横纹肌肉瘤或者神经外胚叶来源的肿瘤。建议病理结果回报、排除远处转移后于儿童肿瘤科先行化学治疗,待缩瘤后再制订下一步诊治方案。

【术后诊断】 (左侧咽旁间隙)间叶源性恶性肿瘤。

病理学检查报告示(左侧颈部肿物)穿刺组织内见肿瘤细胞片状或巢团状分布,瘤细胞大小较一致,核深染,核仁不明显,胞浆少,异型性明显,核分裂象易见,间质灶性淋巴细胞浸润。免疫组织化学染色示瘤细胞 Vimentin 部分(+),CD56(+),Syn(+),CgA(+),CK(-),CD99(-),Myogenin(-),MyoD1(-),CD3(-),CD20(-),LCA(-),CD34(-),Actin(-),S-100(-),EMA(-),INI-1 未见缺失,Ki-67 约70%(+)。结合 HE 形态及免疫组织化学染色结果,病理科会诊提示病变符合(左侧颈部)圆形细胞肿瘤,考虑为伴有原始神经外胚叶分化的间叶源性恶性肿瘤。

【治疗转归】 患儿活检标本送至中山大学肿瘤防治中心会诊,考虑为神经母细胞瘤。先后在该院儿童肿瘤科行 3 次化学治疗(环磷酰胺 + 吡柔比星 + 长春新碱,依托泊苷 + 顺铂,长春新碱 + 环磷酰胺 + 吡柔比星)。经化学治疗后肿瘤明显缩小,在口腔颌面外科行颌面部肿瘤扩大根治术 + 功能性颈部淋巴结清扫术,术后病理结果考虑神经母细胞瘤(分化型)治疗后改变。

讨　论

头颈部肿物可分为四大类:先天性包块、炎性包块、良性肿瘤和恶性肿瘤。详细的病史询问和体格检查是初步诊断的基础。除外甲状腺肿块的成人颈部肿块 70%~80% 为恶性肿瘤。病程为数天的多为炎症,病程为数月的多为恶性肿瘤;除淋巴瘤较韧外,恶性肿瘤一般较硬,晚期活动度小;转移癌可以出现多个肿块。

【临床表现】　在本例中,患儿在 9 月龄时发病,颈部肿物通常考虑先天性病变或良性肿物;结合发病后 1 个月内迅速增大,查体肿物质软,影像学上椭圆形肿物边界薄膜清晰、血供丰富,提示囊实性肿物,伴双侧颈部多发稍肿大淋巴结,故临床考虑脉管性肿瘤可能性大,不排除恶性肿瘤可能,此外与特异性炎症也需鉴别。

【辅助检查】　血管瘤是临床上常见的疾病,部分仅累及皮肤浅层或皮下脂肪层的病变,通过体格检查基本可以明确诊断;位置深在或较大的病变常会侵及深部肌肉等多层组织结构,临床检查难以全面了解病变情况。彩色多普勒超声检查不仅可以详细显示病变的层次、深度、范围以及与周围组织的关系,还能判断病变内血流灌注程度及血流动力学类型,对病变类型做出初步诊断及鉴别诊断。典型的血管瘤表现为血流丰富、边界清晰的实性团块,部分因侵袭性生长而边界欠清,内部因血管与间质成分比例不同而表现为低回声、高回声或等回声,罕见钙化,血供丰富,动静脉均可探及。需要指出的是,超声诊断血管瘤具有一定的局限性,当病史不明确或进展较快时,可行超声引导下穿刺活检[1,2]。回到本病例,无论患儿考虑是血管瘤还是恶性肿瘤,都需要组织学检查明确诊断。[3]

【鉴别诊断】

1. **血管瘤**　其为血流丰富、边界清晰的实性团块,部分因侵袭性生长而边界欠清,超声提示内部因血管与间质成分比例不同而表现为低回声、高回声或等回声,罕见钙化,血供丰富,动静脉均可探及。

2. **恶性肿瘤**　肿瘤较硬,晚期活动度小;转移癌可以出现多个肿块。确证需要组织学检查明确诊断。

3. **特异炎性肿块**　如结核或梅毒等特异性感染引起的炎性肿块。结核性肿块可有低热、盗汗等全身症状,通过结核菌素试验、痰涂片查结核杆菌、胸部影像、穿刺病理结果能明确诊断。梅毒性肉芽肿是由梅毒螺旋体引起的梅毒感染导致的炎症反应,可影响多个器官,如皮肤、黏膜、骨骼等,梅毒螺旋体检测或血清学检测有助于明确诊断。

【治疗策略】　活检的方式有多种考虑,如开放性手术、支撑喉镜下手术等。但是开放性手术创面大,婴幼儿耐受性差;支撑喉镜下咽旁间隙取活检难度大,且有可能取不到组织;所以最终选择的方法是 B 超引导下行穿刺活检。

为了给活检时肿物大出血、肿物压迫气道引起喉阻塞的情况提供及时的救治,同时,也为了保证患儿较好的配合,我们采取的是气管插管全身麻醉下 B 超引导下对肿物进行穿刺活检。值得指出的是,由于肿瘤质地较实,皮下组织薄,我们考虑穿刺区域出血肿胀对气道压迫的可能性低;同时为了减少创伤及气管切开术后护理的困难,经充分准备,成功避免了对患儿进行气管切开。

此外,相较于细针穿刺取得较小组织来完成细胞学诊断,粗针穿刺可以取得成形、较大的组织,不仅可以观察病灶组织的主要细胞构成,还可以观察细胞间质成分,以利于得出准确的组织学诊断。

【随访】 本病例最终确诊为神经母细胞瘤,该肿瘤可呈现多种转归:不断发展、转移;也可自行消退;还有另一种转归就是向良性分化。需要长期随访,包括治疗后2年内每6个月进行体格检查、血常规、肝肾功能检查,根据患者具体情况进行相应的影像学检查(如 CT、MRI),对可疑肿块进行穿刺活检等。

(赵萌祺 魏凡钦 雷文斌)

参 考 文 献

[1] 中华医学会整形外科分会血管瘤和脉管畸形学组. 血管瘤和脉管畸形的诊断及治疗指南(2019 版). 组织工程与重建外科杂志,2019,15(5):277-317.

[2] KROWCHUK D P,FRIEDEN I J,MANCINI A J,et al. Clinical Practice Guideline for the Management of Infantile Hemangiomas. Pediatrics,2019,143(1):e20183475.

[3] WINSTON W H,NANCY F,ANITA M,et al. Pediatric sarcomas and related tumors of the head and neck. Cancer Treat Rev. 2011,37(6):431-439.

伴有声嘶的咽旁间隙肿瘤如何处理？

【看图辨真相】

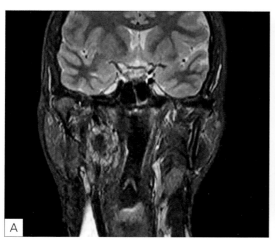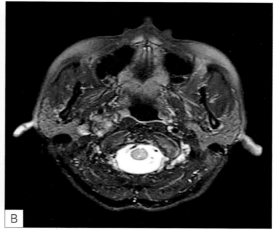

图 3-5-1　颈部增强 MRI 表现
A. 口咽右侧咽旁间隙异常信号肿块影，T_1WI 呈等稍低混杂信号，T_2WI 稍高、低混杂信号；B. 肿瘤内部伴混杂信号，大小约 3.8cm×2.1cm×3.4cm，考虑肿瘤性病变（神经鞘瘤？ 血管瘤？ ）。

【基本信息】　患者女性，33 岁。

【主诉】　声嘶 2 年，发现右侧咽旁肿物 1 个月余。

【查体】　颌面部无畸形，右侧颈部Ⅱ区深度触诊可隐约触及肿物，边界欠清楚、形态不规则，固定，活动度欠佳，无搏动感，未触及明显淋巴结肿大。

思考

1. 此咽旁间隙肿瘤为良性还是恶性？ 是否需要完善穿刺组织病理学检查？

2. 肿瘤需要考虑的鉴别疾病（结合 MRI 表现），血管瘤？ 神经鞘瘤？

3. 哪些原因可导致声嘶？ 肿瘤压迫因素或来源于神经病变？

病 例 解 析

【诊断难点】　本病结合患者临床表现与影像学特点，首先考虑神经性来源肿瘤，结合患者声嘶表现，迷走神经来源可能性较大，但肿瘤同血管关系密切，血管瘤同样可能。而 MRI 提示肿瘤性病变，需鉴别神经鞘瘤、颈动脉体瘤，那么有可能此肿瘤来源于迷走神经，或颈动脉体瘤压迫神经所致声嘶表现。CT 增强扫描提示右侧咽旁间隙异常肿块，强化后肿块信号增强，但存在肿瘤包绕侵犯颈内静脉且同动脉分叉关系密切等肿瘤外侵犯表现,又存在一定恶性肿瘤可能,需鉴别恶性神经鞘瘤等疾病。

【治疗难点】 本病例结合肿瘤位置考虑存在手术切除可能性,但手术入路以及切除方式是本病例治疗难点。若经下颌下入路切口,那么下颌骨遮挡可能对手术视野造成一定影响,下颌骨是否断离? 如何保护颈动脉等重要组织? 若组织病理学检查为恶性肿瘤,是继续冒巨大风险完成完整切除肿瘤手术治疗还是行姑息切除放化疗? 是本病例手术治疗需要综合考虑的问题。

【治疗经过】

1. **术前准备** 完善术前颌面部及颈部 CT 等相关检查后,并请影像科、放射治疗科、病理科、肿瘤内科专家多学科协作会诊讨论,不建议穿刺活检,因为血管瘤类疾病有破裂出血可能,虽影像学表现存在外侵粘连动脉,但并未完全包裹,存在一定间隙可试行手术切除,若不能完整切除,可术中探查活检辅助诊断,以达到后续积极治疗目的。

2. **手术过程** 沿右侧下颌下行弧形切口,翻起皮瓣分离肌肉直达手术区域后,发现突入咽旁间隙部分较大,但肿瘤可推动,再三评估后予以切除部分右侧腮腺,拉钩深入牵拉暴露,离断二腹肌,精细化解剖粘连颈内静脉、颈动脉等重要组织结构,术中探查考虑同迷走神经关系密切,初步考虑迷走神经来源肿瘤,予以离断后完整切除咽旁及颅底肿瘤,送组织病理学检查(图 3-5-2)。

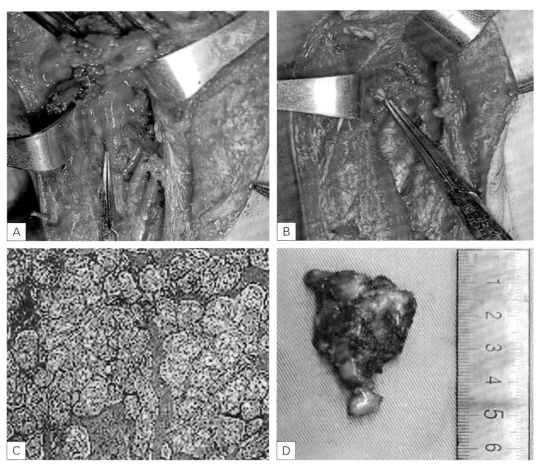

图 3-5-2 手术主要步骤
A. 术中探查肿瘤位于咽旁深面(●)同迷走神经(▲)关系密切;B. 完整切除肿瘤后术区,见已经离断的迷走神经(▲)、已结扎的颈内静脉残端(●);C. 副神经节瘤的组织病理学表现(HE,50×);D. 完整切除肿瘤,肿瘤大小约 3.0cm×4.0cm,表面呈分叶状,局部伴外侵表现。

3. 术后处理 术后患者声嘶同入院无差别,予以常规补液、换药等治疗后,顺利出院。

【术后诊断】 副神经节瘤(右侧迷走神经来源可能)。

病理报告:(右侧咽旁肿瘤):梭形细胞肿瘤,考虑副神经节瘤。

【随访及转归】 随访半年无特殊不适,声音嘶哑表现未改善。

讨 论

副神经节瘤(paraganglioma)是起源于神经嵴细胞的肿瘤,可分为交感神经副神经节瘤和副交感神经副神经节瘤两类,其占神经嵴细胞来源肿瘤的 10%,大部分分布于胸腹部,而头颈部副神经节瘤较为少见,占整个头颈部肿瘤的 0.6%。而其中大部分,约 80%,为颈动脉体和颈静脉球瘤,仅不到 5% 发生于迷走神经。而迷走神经副神经节瘤(vagal paraganglioma,VP)常发生于颈动脉分叉以上,可侵犯咽旁间隙,少部分可侵入颅底[1-2]。迷走神经副神经节瘤可发生在迷走神经主干或分支走行,少有发生在喉上神经和喉返神经的副神经节瘤,其多见于 40~50 岁,女性较多于男性。

【病因】 迷走神经副神经节瘤少部分为遗传性疾病,考虑同人体琥珀酸脱氢酶 B、C、D 亚单位基因突变相关,突变后可造成线粒体复合体Ⅱ结构和构象的改变,导致其功能减低或完全失活,引起氧传感通路异常及凋亡调控障碍,在头颈部家族性及散发性副神经节瘤的发病中均发挥重要作用,但对于散发性的迷走神经副神经节瘤发病机制则知之甚少[3]。

【临床表现】 来源于迷走神经的副神经节瘤常见表现为声带麻痹、声音嘶哑或吞咽困难,基本为无痛性生长的肿块[4]。此病例中患者中年女性,主因咽喉部不适伴声音嘶哑入院,入院 MRI 及 CT 均提示右侧咽旁近颅底占位。

【辅助检查】 因迷走神经副神经节瘤位置较深,因此 B 超检查探及较为局限,因此目前包括 CT、MRI、DSA、病理学检查等作为辅助检查[5]。

1. CT 检查 颈部增强 CT 为常用的颈部肿物检查方法。颈静脉孔区的副神经节瘤对颅底骨质的破坏常表现为虫蚀样侵蚀,应注意平扫 CT 和增强 CT 均应选择骨窗条件,方可同时显示肿瘤周围的骨质破坏情况和血供情况。副神经节瘤血供极其丰富,故属于明显强化的肿瘤,颈部的副神经节瘤,其与颈内外动脉关系密切,CTA 重建能形象地展示肿瘤范围及其与血管的关系。

2. DSA 检查 DSA 检查能明确肿瘤的供血动脉分支,有无与颈内动脉、椎动脉形成交通支,以及颈内动脉侧支循环评估和动脉阻断耐受评估等,并可选择性地行术前肿瘤供血动脉栓塞。

3. MRI 检查 MRI 可以提供良好的组织对比度,典型的副神经节瘤因肿瘤内血管丰富,血管流空效应形成混杂信号,从而表现为典型的"盐和胡椒征",但瘤体较小时,该征象并不明显,而仅表现为肿瘤内部信号欠均匀,局部有小血管影。瘤体较大时,更具有特征性的表现应该是瘤体内富有清晰可辨的粗大血管影。由于血管流空效应,颈内动静脉与肿瘤的位置关系和包裹程度以及血管腔受压变形情况均能较好地展示。

4. MR 动脉造影(MRA) 此项检查对诊断帮助不大,但 MR 静脉造影(MRV)有可能帮助判别颈内静脉是否通畅,是受压或是受肿瘤侵犯。

5. 生长抑素受体显像(奥曲肽显像) 此检查亦可有助于副神经节瘤定性,若需除外全身多发肿瘤或远处转移,PET/CT 检查阳性率更高。

6. 病理学检查 来源于迷走神经颈静脉球颈动脉体的头颈部副神经节瘤病理特点相似,均为小细胞巢样结构肿瘤,免疫组织化学染色 CgA(+),S-100(+)。

【鉴别诊断】 主要同好发于咽旁颈部肿瘤相鉴别[5],常见的咽旁颈部肿瘤如下。

1. 神经鞘膜瘤 神经鞘膜瘤其周围骨质的边界光滑清晰,骨皮质轮廓呈膨胀性扩大,易于鉴别。

2. 脑膜瘤 脑膜瘤亦可表现为虫蚀样的骨质破坏,但脑膜瘤可有典型的鼠尾征,局部脑膜增厚等特点,另肿瘤内无丰富的血管影,增强亦不如副神经节瘤增强明显,DSA 中副神经节瘤为快速显像,而脑膜瘤则表现为延迟显像。

3. 颈静脉球瘤 迷走神经副神经节瘤来源于迷走神经节,故肿瘤主体位于颈静脉孔外,迷走神经穿行瘤体,而颈静脉孔区骨质破坏通常不明显,亦不首先累及鼓室和乳突区域。颈内静脉多受压变形,但尚保持通畅。而颈静脉球瘤多来源于颈静脉孔穹窿,故肿瘤主体位于颈静脉孔内,易向上侵犯鼓室,向内易侵犯颅内。颈静脉孔区的副神经节瘤较大时,肿瘤多侵犯颈内静脉,并易沿颈内静脉腔向上和向下生长。沿乙状窦向上生长可达横窦内,静脉腔内的肿瘤在增强 MRI 中可明显强化,DSA 中亦显影。

【治疗策略】 该患者无论从临床表现还是影像学表现均有考虑副神经节瘤可能,但因位于颈动脉分叉以上,以动脉体瘤等干扰较大,因此我们应重视头颈部罕见病例诊治及鉴别。动脉体瘤来源于颈动脉分叉处,位于颈内外动脉之间,表现为"高脚杯",而迷走神经副神经节瘤则位置更偏高,颈动脉分叉处无明显扩大,颈内颈外动脉受压向前方移位。迷走神经副神经节瘤具有一定癌变倾向,在病理学上较难辨别良恶性,而淋巴结转移或远处转移成为唯一标准,其有 10% 可发生转移[6]。因此需重视影像学及术中肿瘤有无血管浸润、周围组织侵犯,术后组织病理学检查可见核分裂象,避免延误恶性诊断。咽旁部位迷走神经副神经节瘤可分为 3 期:Ⅰ期位于咽旁间隙,未进入颈静脉孔;Ⅱ期为肿瘤突破颈静脉孔,但无骨质破坏;Ⅲ期为肿瘤破坏颈静脉孔内骨质,需行经颞下窝入路切除(表 3-5-1)[7]。

表 3-5-1 咽旁间隙迷走神经副神经节瘤分期

分期	表现	治疗要点
Ⅰ期	肿瘤位于咽旁间隙,未进入颈静脉孔	手术,可下颌下入路切除
Ⅱ期	肿瘤突破颈静脉孔,但无骨质破坏	手术,可下颌下入路切除或颞下窝入路
Ⅲ期	肿瘤破坏颈静脉孔内骨质	手术,需行颞下窝入路切除

本病例术中探查提示肿瘤周围血管密集,且同周围邻近组织重度粘连难以分离,位置较深突入颅底,结合病理学检查有恶性可能性。而关于迷走神经副神经节瘤的治疗方案,目前仍主张以手术治疗为主,但仍有文献报道放射治疗可局部控制其进展,术后放射治疗可增强疗效,提高远期生存率,特别是对于存在未全部切除肿瘤残余病例,建议术后放射治疗[7-8]。因此,手术对于此类肿瘤仍是治疗方式首选,通过本手术有如下体会。

(1)重视外科基本操作,精细解剖:该患者术中探查发现肿瘤表面被覆血管网,同胸锁乳突肌、副神经、二腹肌等重度粘连,出血对术区干扰较大,外加选择下颌下入路空间狭小,我团队予以边分离边结扎,熟悉并保留重要组织结构,精细解剖以较少损伤剥离肿瘤。

(2)衡量重要结构切除同手术操作关系:因术前评估肿瘤位置较深,存在部分颅底侵犯情况,但阅片考虑肿瘤下极部分邻近下颌角深面,可尝试下颌下入路,但发现肿瘤存在侵蚀性粘连周围组织,强行切除较为困难,因此延长手术切口至右耳郭前,予以切除分离部分腮腺,最大可能不断离下颌骨,最终暴露深面肿瘤,同时肿瘤内侧缘已完全粘连侵犯颈内静脉、颈动脉,因此立即行颈内静脉结扎,但保证安全条件下务必保留颈动脉。因此对于位置较深肿瘤,不可在尝试为患者减少损伤之外"大刀阔斧"为了暴露而暴露,同时重视评估保留切除组织结构同手术操作关系。

（3）重视术中肿瘤表现与临床指南的结合:手术团队术中已送检部分肿瘤,病理学检查未明确提示良恶性,但我医师团队从肿瘤表现上来看已有恶性倾向,不可过度依赖病理学检查,因此考虑需完全切除肿瘤,因此断离二腹肌,切除深入颅底部分肿瘤。而后术后病理学检查才考虑迷走神经副神经节瘤,此肿瘤良恶性需结合转移判断,镜下难以辨别,确实需结合术中肿瘤表现考虑,若当时术中未完整切除则对于患者无疑是种危害。术后建议患者加强随访,保证治疗效果。

【随访】 根据中华医学会内分泌学分会-嗜铬细胞瘤和副神经节瘤诊断治疗专家共识(2020版)推荐,副神经节瘤(包括来源于迷走神经副神经节瘤)患者需终身随访,推荐每年至少复查1次,有基因突变或存在恶变患者应3~6个月随访1次。随访内容包括影像学检查,评估肿瘤有无复发、转移或遗传综合征,对其直系亲属检测基因和定期检查[9]。

（马霖杰　盛健峰　李　超）

参 考 文 献

[1]　邹兆菊. 口腔颌面医学影像诊断学.4 版. 北京:人民卫生出版社,2007.
[2]　BROWNE J D,FISCH U,VALAVANIS A. Surgical therapy of glomus vagale tumors. Skull Base Surg,1993,3(4):182-192.
[3]　盛宏申,黄德亮. 头颈部副神经节瘤的分子生物学. 国际耳鼻喉头颈外科杂志,2007,9(31):298-300.
[4]　陈杰. 副神经节瘤. 中华病理学杂志,2006,8(8):494-496.
[5]　查洋,李五一,亢放,等. 头颈部迷走神经副神经节瘤的诊断与治疗. 中华耳科学杂志,2014,12(3):356-360.
[6]　王科,谢思宁,郝淑煜. 多发副神经节细胞瘤 1 例报告并文献复习. 国际神经病学神经外科学杂志,2017,44(5):121-130.
[7]　黄靖,段云云,刘亚欧. 3.0T MRI 对头颈部副神经节瘤的诊断. 医学影像学杂志,2017,27(10):1841-1844.
[8]　ZANOLETTI E,MAZZONI A. Vagal paraganglioma. Skull Base,2006,16(3):161-167.
[9]　中华医学会内分泌学分会. 嗜铬细胞瘤和副神经节瘤诊断治疗专家共识(2020 版). 中华内分泌代谢杂志,2020,36(9):737-750.

幼儿腮腺区不明原因肿大如何诊治？

【看图辨真相】

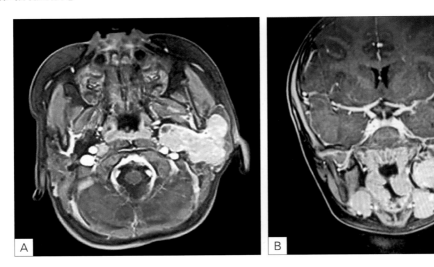

图 3-6-1　MRI 表现
A. 水平位增强 MRI 的 T_1WI；B. 冠状位增强 MRI 的 T_1WI。

【基本信息】　患儿女性,5 岁。

【主诉】　发现左侧腮腺区肿大 1 年。

【查体】　左侧耳垂周围肿大,范围约 5cm×6cm,质地韧,边界不清,表面尚光滑,活动度欠佳,无触压痛,局部皮肤无红肿及破溃。

【辅助检查】　颈部增强 MRI 检查示左侧腮腺浅深叶见不规则分叶软组织肿块,肿块内上方见多发小斑片状明显高信号影,增强扫描后肿块强化较明显,左侧腮腺另见多发小淋巴结。左侧Ⅱa 区肿大淋巴结,短径约 1.4cm。左侧腮腺、咽旁区软组织肿块,伴左侧上颈肿大淋巴结。

思考

1. 肿块倾向良性还是恶性肿物？

2. 是否需要进行穿刺活检？

3. 如何考虑进一步治疗方案？

病 例 解 析

【诊断难点】　本病诊断难度较大。患者为儿童,出现腮腺区无痛性肿大,结合影像学特点中不规则分叶软组织肿块以及肿大淋巴结,优先考虑先天性疾病或者淋巴系统来源疾病可能性大,不排除恶性肿瘤。肿瘤在累及腮腺及咽旁间隙时,腮腺源性的可能性往往更大一些,腮腺区常见良性肿瘤有多形性腺瘤(60%~80%)、Warthin瘤、肌上皮瘤、血管瘤、脂肪瘤、淋巴管瘤、神经鞘瘤等,腮腺区恶性肿瘤有腺样囊腺癌、黏液表皮样癌、恶性肿瘤转移癌等。咽旁间隙常见良性病变有唾液腺来源的良性肿瘤、神经鞘膜肿瘤、第2鳃裂囊肿、脂肪瘤、颈动脉体瘤。咽旁间隙常见恶性病变有唾液腺来源恶性肿瘤、淋巴瘤、恶性肿瘤淋巴结转移等。由于难以确诊,细针穿刺术是可选方法,但细针对于腮腺及咽旁间隙肿瘤的诊断灵敏度不高,且患者年龄较小,难以配合穿刺病理学检查,给诊断带来较大难度。

【治疗难点】 该病的治疗首先要明确诊断,可以选择手术结合术中冷冻病理的方式快速明确肿块性质决定后续治疗方案。由于肿块位于腮腺浅深叶且突入咽旁间隙,范围较大,若考虑行根治性手术切除,如何选择手术入路? 如冷冻病理考虑为恶性是否能够保留面神经?

【治疗经过】

1. 手术过程 沿耳屏前肿瘤隆起处设计S形切口,翻起颈阔肌皮瓣后清扫肿块表面淋巴结缔组织,解剖显露面神经总干后予以仔细保护,充分暴露肿瘤,见肿瘤侵犯面神经颞面干中段,切取部分肿瘤组织送冷冻组织病理学检查,提示难以确诊且恶性不能除外。与患儿家属沟通全切导致面神经损伤等风险后,患者家属要求争取手术彻底切除。考虑肿瘤有临床恶性表现,遂连同受累面神经颞面干切除全腮腺,并沿着肿瘤周围被膜向咽旁间隙解离完整切除,将颞支断端和面神经主干进行端-端吻合(图3-6-2)。

2. 术后予以加压包扎,常规换药、对症处理。

【术后诊断】 (左侧咽旁间隙)Castleman病。

术后病理学检查结果:①(左侧颈部Ⅱ区、左侧咽旁间隙)结合影像,倾向Castleman病。唾液腺组织旁淋巴结样组织,间见淋巴组织增生伴淋巴滤泡形成,部分淋巴滤泡周围套细胞排列呈同心圆样结构,

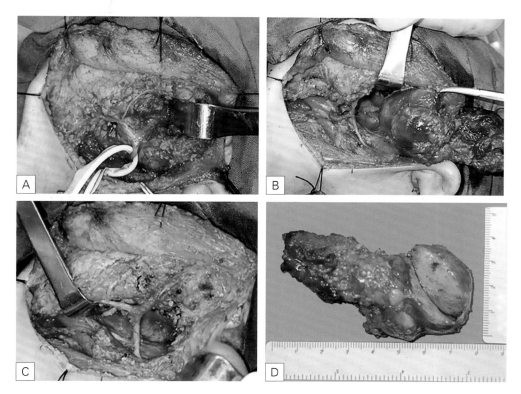

图3-6-2 主要手术步骤

A.寻找面神经总干,沿着总干解剖分支;B.离断面神经颞面干,完整暴露肿瘤;C.面神经颞面干端-端吻合;D.肿瘤及腮腺组织。

并见血管向生发中心植入,部分管壁玻璃样变,滤泡见散在腺上皮,部分鳞状上皮化。②(左侧腮腺浅叶)淋巴结慢性炎。

【随访】 术后本科定期随访,暂无复发,术后即刻面瘫(House-Brackmann Ⅳ级),目前 H-B Ⅱ级,功能恢复满意。

讨　论

巨大淋巴结增生症、血管滤泡性淋巴组织增生、良性巨大淋巴瘤、淋巴错构瘤等,都是 Castleman 病(Castleman's disease,CD)的代称,于 1954 年首次报道,1956 年正式定名。CD 是一种临床异质性高的罕见病,美国的年发生率为 5.8/1 000 000[1],2018 年我国将 Castleman 病纳入《第一批罕见病目录》[2]。该病表现为淋巴增生性病变,有相似的组织病理学特征。目前 CD 按照受累变大的淋巴结数目、组织病理特点,以及有无人类疱疹病毒 8(human herpesvirus 8,HHV-8)分类为单中心性 CD(unicentric CD,UCD)及多中心性 CD(multicentric CD,MCD)。MCD 按是否出现 HHV-8 再进一步细分为 HHV-8 相关 MCD(HHV-8-associated MCD)[3]、特发性 MCD(HHV-8-negative/idiopathic MCD,iMCD)以及多神经病、器官肿大、内分泌病、单克隆免疫球蛋白、皮肤改变综合征(polyneuropathy,organomegaly,endocrinopathy,monoclonal gammopathy,skin changes syndrome,POEMS)相关 MCD[4]。病理分型为透明血管型、浆细胞型和混合型。局灶型(单中心性 CD):青年多见,透明细胞型为主,无痛性淋巴结肿大,可无全身症状,好发于纵隔、肺门、颈部等,圆形、类圆形、分叶状肿块,强化均匀。多中心性 CD 为中老年多见,多组淋巴结肿大,累及全身多个系统,可能有贫血、脾大、低白蛋白等。

【病因】 尚不明确,但有如下几种可能:HIV 感染、浆细胞恶性疾病、卡波西肉瘤、B 细胞淋巴瘤等密切相关。目前患者血清及淋巴结标本中白介素 6(IL-6)的上调与 UCD、MCD 发病有关[5,6]。

【临床表现】 无症状,一般体检或影像学发现淋巴结肿大。UCD 累及一个区域淋巴结,MCD 累及身体多个区域淋巴结。几乎所有 HHV-8 相关 MCD 会有系统性症状如发热、夜间盗汗、体重减轻、虚弱、疲劳,其他症状如肝脾大、细胞减少症、皮疹、血管瘤、天疱疮。iMCD 除了上述系统性症状外,还有可能会出现食欲缺乏、恶心、呕吐、尿少、易出血等。POEMS 相关 MCD 是在 MCD 基础上伴有多神经病及单克隆细胞增殖病,会出现器官肿大、水肿、内分泌疾病、皮肤改变等。

【辅助检查】
1. **血生化检查**
(1)血常规、肝肾功能、电解质、LDH、白蛋白、红细胞沉降率(erythrocyte sedimentation rate,ESR)、C 反应蛋白(C-reactive protein,CRP)、铁蛋白、纤维蛋白原、IL-6、血管内皮生长因子受体(vascular endothelial growth factor receptor,VGFR)[7-9]。

(2)乙型肝炎、HIV、HHV-8。

(3)自身免疫抗体筛查:抗核抗体、风湿性因子等。

2. **影像学检查** 如 ^{18}F-FDG PET/CT、CT、MRI 检查。

3. **病理诊断** CD 特征性表现:B 细胞及浆细胞出现多克隆性。

(1)透明血管型:生发中心小、退行或萎缩,生发中心周围区有洋葱皮样同心排列的小淋巴细胞,棒棒糖样表现——硬化的血管呈放射状穿透萎缩的生发中心,滤泡树突状细胞(follicle dendritic cell,FDC)增多,生发中心出芽现象。

（2）浆细胞型：滤泡间浆细胞增多、滤泡间区有较多内皮静脉、滤泡的变异性、大量增生的生发中心。

（3）混合型：上述两种特征结构混合。HHV-8 相关 MCD：免疫组化 LANA-1（检测 HHV-8）阳性，有较多血管生成、免疫细胞或浆细胞增多、滤泡大小差异大等。iMCD 的血管增多型与 UCD 的透明血管型类似，但不具备 FDC 增多、出芽现象；浆细胞型和混合性均同 UCD 分型[10]。

【鉴别诊断】

1. **淋巴瘤**　非霍奇金淋巴瘤（non-Hodgkin lymphoma，NHL）亚型（如滤泡淋巴瘤、套细胞淋巴瘤和结节边缘区 B 细胞淋巴瘤）与 UCD 透明血管型组织相似，但免疫表型特征有所差异，一般 NHL 是表达单克隆免疫球蛋白，而 UCD 多表达为多克隆免疫球蛋白。此外 NHL 中淋巴浆液性淋巴瘤、边缘区 B 细胞淋巴瘤和血管免疫性 T 细胞淋巴瘤与 UCD 浆液型组织相似，但与 UCD 不同的是，这些细胞中没有正常淋巴结构且表现克隆性。

2. **HIV 淋巴结炎**　原发性 HIV 患者中常见全身性淋巴结病，局部、单发的淋巴结肿大在 HIV 不常见，急性期后结节大小能缩小但长期维持。与 UCD 透明血管型组织相似，淋巴结有内陷的滤泡，有透明的生发中心和滤泡间的血管增生，但与 UCD 不同的地方在于浆细胞树突状细胞群并不突出。

3. **类风湿关节炎**　未治疗的类风湿关节炎患者淋巴结有明显的滤泡间质变和反应性滤泡增生，与 UCD 的浆液性组织相似，不过在类风湿性关节炎中，局部单发且淋巴结肿大罕见，并且血清类风湿因子阳性可以支持类风湿性关节炎的诊断。

4. **木村病**　木村病（Kimura disease）又称嗜酸性粒细胞淋巴肉芽肿，是一种以淋巴结、软组织和唾液腺损害为主的慢性炎性病变，好发于亚洲中青年男性，常见发生于头颈颌面部，通常累及唾液腺，尤其是腮腺。表现为以淋巴组织增生为主的皮下无痛性肿块，从病理组织学上可以与 UCD 区分：病变组织中存在广泛的淋巴滤泡样结构形成及大量嗜酸性粒细胞，淋巴细胞充斥于滤泡间，组织有不同程度的纤维化以及血管增生反应。此外，患者外周血嗜酸性粒细胞数增高及血清 IgE 增多也是其特征。

【治疗策略】

1. **UCD 治疗**　通常病灶完整切除即可获得完全缓解且预后良好，部分切除如无症状也能维持很多年[11,12]。如因部位及大小无法切除，需根据症状来进行控制。若无症状，那么需要定期观察，如有症状：①压迫症状，使用利妥昔单抗（rituximab）降低肿瘤压迫症状至可切除范围。在特定情况，也可使用血管栓塞进行辅助治疗。②炎症相关症状，使用抗 IL-6 单克隆抗体司妥昔单抗（siltuximab）[13]或抗 IL-6 单克隆受体抗体托珠单抗（tocilizumab）治疗。如持续性症状且无法切除，放射治疗以及免疫抑制剂治疗如糖皮质激素、环孢素、西罗莫司等可以考虑。

2. **HHV-8 相关 MCD 治疗**　治疗较困难，一般需同时抗反转录病毒治疗且预后较差[14]。没有合并卡波西肉瘤且患者症状较轻，首选使用利妥昔单抗治疗 4 周，并且在抗 HIV 治疗中加入抗 HHV-8 病毒药物如更昔洛韦（ganciclovir），如症状持续进展，需加用脂质体多柔比星或依托泊苷。伴有器官衰竭症状时应直接使用利妥昔单抗合并脂质体多柔比星或依托泊苷。合并卡波西肉瘤：利妥昔单抗合并脂质体多柔比星和依托泊苷，同时对 HIV 进行抗反转录病毒治疗，也有少量研究加用司妥昔单抗或托珠单抗。

3. **iMCD 治疗**　首选使用司妥昔单抗或托珠单抗，可加用糖皮质激素。出现严重并发症如呼吸衰竭、肝肾功能衰竭和/或伴有全血细胞减少（血红蛋白 ≤ 80g/L），使用司妥昔单抗合并高剂量糖皮质激素，也可增加全身化学治疗，评估有效后予以司妥昔单抗维持，无效则转化学治疗伴免疫治疗。伴有 POEMS 综合征，目前无标准治疗方式，靶向放射治疗为首选，梅奥诊所使用美法仑（melphalan）加泼尼松方式具有较高有效性[15],此外还有抗 VEGF 抑制剂贝伐单抗(bevacizumab)[16]、造血干细胞移植(HCT)等方式。

在本病例中,如果考虑 CD 则应该检测患者血生物化学指标以及 PET/CT、CT 等影像学,并且以完整切除后送病理学检查作为主要推荐,而非针穿活检(core needle biopsy)或部分切除活检。对 UCD 来说完整切除是首选且是治愈性的,但 MCD 可能就需要结合其他治疗如增加抗反转录病毒、抗 HHV-8 药物、依托泊苷、IL-6 抑制剂(司妥昔单抗、托珠单抗)等以及放射治疗或化学治疗的综合治疗手段以达到治疗目的。

此外,本例患儿手术中冷冻组织病理学检查难以明确诊断,结合临床经验直接扩大切除必然会造成面神经损伤;如等待病理确诊后如需再次手术,则二次损伤面神经的风险更高且会增加多次手术的负担,因此切断面神经一期修复+肿瘤完整清扫是综合考虑的最优选择。目前面神经修复主要有面神经端端缝合接术、游离神经移植术、跨面神经移植术、神经移位术等[17],面神经端-端缝合接术、游离神经移植术要求面神经损伤不能超过 1 年且表情肌肉无不可逆萎缩,面神经端端缝合接术是最简单修复方式,主要将两个面神经断端接合。游离神经移植术可取部分耳大神经、腓肠神经等进行面神经近、远端缝接。跨面神经移植术是将健侧面神经与患侧面神经相接,但需要进行二期手术。神经移位术则是取舌下神经、咬肌神经与面神经接合。本案例考虑患者年幼,一期面神经端端缝合修复对患者较为合适,最后,面神经切断修复方案的实施与患儿家属的及时沟通是非常重要且必需的,需让家属理解有面瘫的风险。该患者行颞-面干端-端吻合后,术后面瘫在短期内逐渐恢复至 House-Brackmann Ⅱ级,获得满意效果。

【随访】 治疗后 1 个月随访,需复查血常规、LDH、IL-6、CRP、免疫球蛋白等指标以及相关影像学检查。随后每年定期随访,持续 5 年并且每次随访需要检测血常规、血生化、影像学检查。

(刘会勤 徐成志)

参 考 文 献

[1] MUKHERJEE S,MARTIN R,SANDE B,et al. Epidemiology and treatment patterns of idiopathic multicentric Castleman disease in the era of IL-6-directed therapy. Blood Adv,2022,6(2):359-367.

[2] 国家卫生健康委员会,科学技术部,工业和信息化部,等.《第一批罕见病目录》(一). 疑难病杂志,2018,17(7):747.

[3] KIKUTA H,ITAKURA O,TANEICHI K,et al. Tropism of human herpesvirus 8 for peripheral blood lymphocytes in patients with Castleman's disease. Br J Haematol,1997,99(4):790-793.

[4] DISPENZIERI A. POEMS syndrome:2017 Update on diagnosis,risk stratification,and management. Am J Hematol,2017,92(8):814-829.

[5] NISHIMOTO N,KANAKURA Y,AOZASA K,et al. Humanized anti-interleukin-6 receptor antibody treatment of multicentric Castleman disease. Blood,2005,106(8):2627-2632.

[6] LEGER-RAVET M B,PEUCHMAUR M,DEVERGNE O,et al. Interleukin-6 gene expression in Castleman's disease. Blood,1991,78(11):2923-2930.

[7] VAN R F,OKSENHENDLER E,SRKALOVIC G,et al. International evidence-based consensus diagnostic and treatment guidelines for unicentric Castleman disease. Blood Adv,2020,4(23):6039-6050.

[8] YU L,TU M,CORTES J,et al. Clinical and pathological characteristics of HIV- and HHV-8-negative Castleman disease. Blood,2017,129(12):1658-1668.

[9] FAJGENBAUM D C,ULDRICK T S,BAGG A,et al. International,evidence-based consensus diagnostic criteria for HHV-8-negative/idiopathic multicentric Castleman disease. Blood,2017,129(12):1646-1657.

[10] KELLER A R,HOCHHOLZER L,CASTLEMAN B. Hyaline-vascular and plasma-cell types of giant lymph node hyperplasia of the mediastinum and other locations. Cancer,1972,29（3）:670-683.

[11] VAN R F,OKSENHENDLER E,SRKALOVIC G,et al. International evidence-based consensus diagnostic and treatment guidelines for unicentric Castleman disease. Blood Adv,2020,4（23）:6039-6050.

[12] BOWNE W B,LEWIS J J,FILIPPA D A,et al. The management of unicentric and multicentric Castleman's disease:a report of 16 cases and a review of the literature. Cancer,1999,85（3）:706-717.

[13] ADAM Z,REHAK Z,ADAMOVA Z,et al. Unicentric Castlemans disease. Symptoms,diagnostics and therapy. Vnitr Lek,2021,67（8）:465-473.

[14] CHRONOWSKI G M,HA C S,WILDER R B,et al. Treatment of unicentric and multicentric Castleman disease and the role of radiotherapy. Cancer,2001,92（3）:670-676.

[15] DISPENZIERI A,KYLE R A,LACY M Q,et al. POEMS syndrome:definitions and long-term outcome. Blood, 2003,101（7）:2496-2506.

[16] DIETRICH P Y,DUCHOSAL M A. Bevacizumab therapy before autologous stem-cell transplantation for POEMS syndrome. Ann Oncol,2008,19（3）:595.

[17] 许天人. 神经修复在周围性面瘫治疗中的研究进展. 中华显微外科杂志,2021,44（1）:118-120.

颈椎旁的肿物与咖啡牛奶色斑有关系吗？

【看图辨真相】

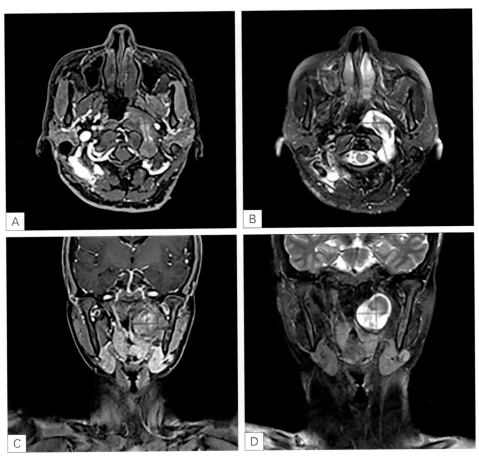

图 3-7-1　颈部 MRI 表现
A. 寰椎左侧至左侧咽后、咽旁间隙区见软组织肿物，边界清楚、边缘光滑，T_1WI 呈等信号，增强后部分轻度强化；B. 冠状位示左侧咽侧壁受压向内移位；C. 水平位 MRI 的 T_2WI 可见肿物呈高低混杂信号；D. 冠状位 MRI 的 T_2WI 可见肿物呈高低混杂信号。

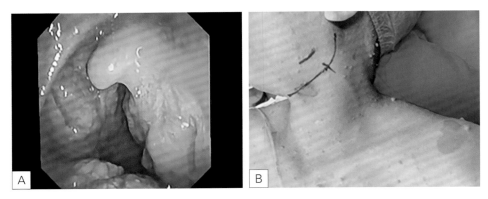

图 3-7-2　喉镜下表现和颈部体征
A. 喉镜下可见双侧扁桃体肥大，左侧扁桃体向内移位；B. 患者左侧肩部可见一直径约 3cm 大小的咖啡牛奶色斑，双侧颈部及面部可见多发皮肤神经纤维瘤。

【基本信息】 患者女性,36 岁。

【主诉】 咽部不适、吞咽梗阻感 1 年余。

【查体】 左侧扁桃体以及腭舌弓向内偏移,伴声嘶。双侧颈部及面部可见暗色、绿豆大小结节。左侧肩部可见一直径约 3cm 大小的咖啡牛奶色斑。

思考

1. 肿块倾向良性还是恶性? 需要先活检吗?

2. 是否需要手术治疗?

3. 如果手术治疗,如何选择手术入路?

病 例 解 析

【诊断难点】 本病结合病程长及影像学特点,术前诊断考虑为寰椎左侧—左侧咽后、咽旁间隙区神经源性肿瘤(肿瘤位于咽旁间隙,边界清楚,边缘光滑。MRI 检查提示 T_1WI 等信号,T_2WI 高低混杂信号,增强后部分轻度强化)。双侧颈后区、颈部皮肤、皮下软组织内弥漫性多发结节灶。左侧肩部可见一直径约 3cm 大小的咖啡牛奶色斑,可符合神经纤维瘤病表现。追问病史得知患者父亲有全身多发神经纤维瘤病病史,考虑患者可能诊断为:①左侧咽旁间隙神经源性肿瘤;②I 型神经纤维瘤病。

【治疗难点】 本患者诊治难点在于需完整切除肿物达到治疗和病理诊断的目的,但肿块体积较大、不规则、跨越咽旁咽后间隙,整体切除难度较大,需做好经颈及经口联合入路切除肿物的准备;同时肿块挤压咽侧壁向内移位,术后创面较大,如有术后血肿则有气道阻塞风险,做好术后呼吸道阻塞处理预案对于保障安全至关重要。

【治疗经过】

1. 术前准备 常规术前准备。

2. 手术过程

(1)于左侧下颌角下 2cm 平行于下颌缘支做水平切口,翻颈阔肌皮瓣。解剖下颌下三角,清扫 II 区以及 III 区淋巴组织,暴露舌下神经加以保护,游离颈总动脉以及颈内外动脉分支,处理结扎舌动脉以及面动脉分支,向前牵拉下颌下腺,充分暴露肿物,钝性游离肿块外界以及下界,切除部分肿物。肿物内上方以及后方与椎前肌肉粘连致密难以分离。

(2)行预防性气管切开后,经口入路暴露左侧口咽,切除左侧扁桃体后切开咽上缩肌,暴露肿块内界以及上界,肿瘤大部分被膜完整,为葫芦状,充分游离并向左后方鼻咽椎体旁追踪,见粗大条索样组织,完整切除肿瘤(图 3-7-3)。

3. 术后处理 常规换药,抗炎治疗。

【术后诊断】 (左侧咽旁)神经纤维瘤,I 型神经纤维瘤病。

病理学检查:(左侧咽旁)神经纤维瘤,免疫组织化学染色示:Vimentin(+),S100(+),GFAP(-),Ki67(1%+),CD34(+),EMA(-),SOX-10(部分+),NF(部分+)。

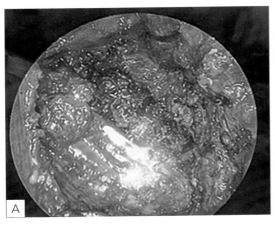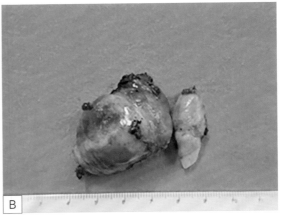

图 3-7-3　主要手术步骤
A. 切除肿物后彻底止血;B. 完全切除肿物。

【随访及转归】　患者持续随访中,患者切口愈合良好,暂无复发及明显并发症。

讨　论

神经纤维瘤(neurofibroma)是起源于周围神经鞘的异质性肿瘤,包含施万细胞、成纤维细胞、血管内皮细胞、神经内膜细胞、神经束膜细胞以及肥大细胞等炎性细胞[1-5],其中施万细胞在其发病过程中起到重要作用[1,3,6]。头颈部神经纤维瘤约占全身神经纤维瘤的 25%~35%[4,7]。神经纤维瘤作为良性肿瘤,其可以为孤立性病变,也可为Ⅰ型神经纤维瘤病(neurofibromatosis type 1,NF1)的全身表现之一。国外研究表明头颈部神经纤维瘤为孤立性神经纤维瘤的比例约 51.2%[4];而国内一项针对 41 例获得有效随访的患者研究表明,头颈部神经纤维瘤为孤立性神经纤维瘤的比例约 48.8%[8];但真实的具体比例仍需大样本的数据研究。

【病因】　NF1 是常染色体显性遗传性肿瘤性疾病,其致病原因是位于染色体 17q11.2 的 *NF1* 基因突变引起的。正常情况下,*NF1* 基因负责编码神经纤维瘤蛋白(neurofibromin),此蛋白是肿瘤抑制蛋白,属于 GTP 酶激活蛋白家族,通过调控 RAS/MAPK 信号通路以及 mTOR 信号通路发挥作用。虽然其为常染色体显性遗传病,约 50% 的突变属于新发突变,患者父母并没有相关疾病家族史;而在具有家族史的家庭成员间的临床表现也不尽相同,甚至差异巨大,这种差异可能是表观遗传修饰的结果[9]。

【临床表现】

1. **神经纤维瘤**　神经纤维瘤是 NF1 最常见的肿瘤病变,虽然病理学上与孤立性神经纤维瘤较难区分,但 NF1 中神经纤维瘤一般体积更大[9]。可位于皮肤、皮下或者深部组织(可发生在全身,包括眶周、腹膜后、胃肠道和纵隔等部位),分为皮肤型、皮下型、结节型或弥散性丛状、脊髓型四种亚型[2]。皮肤神经纤维瘤通常在儿童晚期出现,随年龄增大数目逐渐增多、体积增大。其中丛状神经纤维瘤(plexiform neurofibroma,pNF)是 NF1 的特征性病变,具有 8%~13% 的可能性转变为恶性周围神经鞘瘤(malignant peripheral nerve sheath tumor,MPNST)[2,9];进行性持续性疼痛、肿瘤迅速生长和受累神经功能障碍等临床特征是其恶变前兆[1,10];MRI 以及 PET 检查有助于早期发现其恶性变[1,9]。

2. **色素沉积异常**　咖啡牛奶斑(café-au-lait spot)可以发生在身体任何部位,99% 的 NF1 患者在 1 岁以前就可出现 6 个或以上咖啡牛奶斑(直径 >5mm),但这并不是 NF1 的特征性病变,其在普通人以及其他遗传性综合征中也可出现[1]。腋窝或腹股沟区雀斑则是 NF1 的特征性病变,40% 的 NF1 患者在婴幼儿时即可出现,而在 7 岁前其出现比例约 90%[1]。虹膜 Lisch 结节是虹膜上的良性黑素细胞错构瘤,这种无症状病变可以在约 93% 的 NF1 成年患者中通过裂隙灯检查发现[1]。

3. 骨骼肌肉系统病变以及其他良性病变　NF1 患者可罹患多种骨骼病变,包括骨质疏松、脊柱侧凸、蝶骨翼发育不良、先天性胫骨发育不良等[2]。研究表明 NF1 患者骨密度以及维生素 D 水平较低;同时 NF1 患者的骨折风险显著增高,而反复骨折可导致假关节的形成[1]。NF1 患儿相比于普通儿童患横纹肌肉瘤的风险增高了约 20 倍[2]。

研究表明,NF1 患者可有 NF1 相关的心脑血管异常以及认知功能障碍。

4. 胶质瘤　NF1 患者患病率最高的胶质瘤为视神经的低级别胶质瘤,其次为脑干胶质瘤[9]。而 NF1 患者发生其他脑部肿瘤的风险至少增加了 5 倍,包括胶质母细胞瘤[2]。

5. 其他 NF1 相关肿瘤　胃肠道间质瘤(gastrointestinal stromal tumor,GIST)在 NF1 患者中并不少见。研究表明 25% 的 NF1 患者患有 GIST,其中 95% 无明显症状。与普通人群中的 GIST 相比,NF1 患者 GIST 中酪氨酸激酶受体蛋白 KIT 或血小板源性生长因子 α 受体蛋白 PDGFRA 表达无明显升高,因此限制了伊马替尼在这些患者中的应用[2]。而 NF1 患者罹患乳腺癌的风险也升高约 5 倍,主要影响 50 岁以下的女性。同时,NF1 患儿罹患造血系统恶性肿瘤的风险升高了至少 7 倍,特别是髓细胞性白血病。其他 NF1 相关肿瘤还包括嗜铬细胞瘤、胃肠道神经内分泌肿瘤等[2,9]。

【诊断标准】　尽管已经发现约 1 500 种不同的致病性 *NF1* 基因突变,NF1 的诊断主要依赖于临床表现[9]。中国 I 型神经纤维瘤病多中心治疗协作组发布的《I 型神经纤维瘤病临床诊疗专家共识(2021 版)》[10]中诊断标准主要借鉴了美国国立卫生研究院(NIH)于 1987 年制订的临床标准;同时也参考了国际神经纤维瘤病诊断标准共识组(I-NF-DC)的修正版诊断标准,其主要加入了基因学诊断(表 3-7-1)。

表 3-7-1　I 型神经纤维瘤病的诊断标准对比

NIH 诊断标准(1987)	I-NF-DC 诊断标准(2021)
6 个或以上咖啡牛奶斑:在青春期前直径 >5mm 或在青春期后直径 >15mm	6 个或以上咖啡牛奶斑:在青春期前直径 >5mm 或在青春期后直径 >15mm
2 个或以上任何类型的神经纤维瘤或 1 个丛状神经纤维瘤(plexiform neurofibroma,pNF)	2 个或以上任何类型的神经纤维瘤或 1 个丛状神经纤维瘤(plexiform neurofibroma,pNF)
腋窝或腹股沟区褐色斑	腋窝或腹股沟区褐色斑
视神经胶质瘤(optic glioma,OG)	视神经胶质瘤(optic glioma,OG)
2 个或以上 Lisch 结节(虹膜错构瘤)	裂隙灯检查到 2 个或以上 Lisch 结节,或相干光断层成像(OCT)/近红外(NIR)影像检查到 2 个或以上的脉络膜异常
特征性骨病变,如蝶骨发育不良或长骨皮质增厚伴或不伴假关节	特征性骨病变,如蝶骨发育不良、胫骨前外侧弯曲,或长骨假关节生成
有一级亲属(父母、同胞或子女)根据上述标准被诊断为 NF1	在正常组织(如白细胞)中具有等位基因变体分数达 50% 的致病杂合子 *NF1* 变异体
如患者存在 2 种或以上临床特征,可诊断为 NF1	对于无父母患病史者,满足 2 条或以上临床特征可被诊断为 NF1;有父母患病史者,满足 1 条或以上临床特征可被诊断为 NF1(如患者只有咖啡牛奶色斑和腋窝或腹股沟区雀斑,需同时考虑 Legius 综合征的可能性,尤其是双侧色斑患者)

【辅助检查】　颈部神经纤维瘤的术前检查手段主要有 B 超、CT、MRI 等方式。

1. B 超检查　B 超检查相对来说是一种快速、无创的检查,对肿物的定位以及与周围血管的关系有一定价值。研究表明头颈部神经纤维瘤没有清晰的被膜光带回声,周围组织间回声境界不十分清晰[11]。

2. CT 检查 CT 检查平扫颈部神经纤维瘤表现为边界清楚,通常情况下为实性,密度均匀,少数密度不均匀伴囊性灶;增强扫描可呈均匀轻度强化,或不均匀强化或环形强化。

3. MRI 检查 颈部神经纤维瘤 T_1WI 表现为等信号,T_2WI 表现为环形高信号,即"靶征"表现,亦可表现为不均匀高信号[12]。

4. 其他检查 基因检测有助于 NF1 的明确诊断[10,13]。因 NF1 患者有伴发嗜铬细胞瘤可能,因此我国《I 型神经纤维瘤病临床诊疗专家共识(2021 版)》建议:对于 30 岁以上、妊娠或有高血压相关头痛及心悸的高血压 NF1 患者,应将嗜铬细胞瘤纳入考虑范围,并在手术、妊娠、临产和分娩前筛查嗜铬细胞瘤,以降低诱发心血管危象的风险[10]。通过检测患者的血浆游离甲氧基肾上腺素有助于建立对嗜铬细胞瘤的诊断。如血浆检测不明确,可行 24 小时尿液儿茶酚胺和甲氧基肾上腺素检测协助诊断。但对于无症状嗜铬细胞瘤患者不建议行生物化学或者影像学筛查。

而对于 30 岁以下、妊娠或有腹部杂音的高血压 NF1 患者,应先评估其患肾血管性高血压的风险。MRA、CT 和 CTA 检查、血液生物化学、血浆肾素和尿液分析有协助诊断意义。

【鉴别诊断】 伴有头颈部神经纤维瘤的 NF1 患者一般需与头颈部神经鞘瘤、淋巴结病变和II型神经纤维瘤病(neurofibromatosis type 2,NF2)患者进行鉴别。

1. 神经鞘瘤 多数为孤立性病变,有完整被膜,多位于颈动脉三角区以及咽旁间隙。神经鞘瘤主要起源于施万细胞,肿块较大时因神经受压可出现相应症状(声嘶、伸舌偏斜、Horner 综合征等症状)[12]。

2. 淋巴结病变 淋巴结多位于颈动脉间隙颈深静脉链周围。淋巴结病变多为单侧或双侧病变、多发病变,而神经源性肿瘤常表现为单侧单发病变。转移淋巴结 CT 扫描呈边缘不规则、边界模糊、相互融合、中央伴低密度坏死区以及淋巴结结外侵犯等特点[12]。

3. NF2 NF2 是常染色体显性遗传性肿瘤性疾病,其致病原因是位于染色体 22q12 的 *NF2* 基因突变引起的。其特点为双侧听神经瘤及多种中枢神经系统与周围神经系统肿瘤。双侧听神经瘤可发生于 95% 以上的 NF2 患者。听力学筛查以及脑部 MRI 对其听神经瘤的早期诊断具有重要意义[14]。

【治疗策略】 主要的治疗目的在于切除肿物、解除压迫和明确病理诊断,因此手术是头颈部神经纤维瘤首选的治疗方案。完整切除肿物是手术的关键,研究表明肿瘤切除彻底与否是影响头颈部神经纤维瘤患者预后的独立危险因素[8]。

咽旁间隙位于咽后间隙两侧,左右各一,呈漏斗状。咽旁间隙内侧以咽缩肌与咽部相邻,间隙内肿物向内侧发展时可使咽侧壁和扁桃体内移。咽旁间隙外侧为翼内肌、腮腺深叶及下颌骨升支。咽旁间隙中走行有颈外动脉、颈内动脉、舌咽神经、迷走神经和副神经等重要结构,位于其内的肿瘤切除手术具有较高挑战性。常见的手术入路包括:经口咽入路、经颈侧入路、经腮腺入路、经下颌骨入路以及经颞下窝入路等[15]。

本病例中,肿瘤位于咽后-咽旁间隙,行经颈侧入路联合经口咽入路予以完整切除肿物,并行预防性气管切开。而针对于 NF1 的其他症状,则需要相应学科的综合治疗。

NF1 的病因在于神经纤维瘤蛋白表达异常,导致 RAS 通路活化。研究表明,靶向治疗可以有效的控制 NF1 相关肿瘤的进展,包括丝裂原活化蛋白激酶激酶(mitogen-activated protein kinase kinase,MEK)抑制剂司美替尼、哺乳动物雷帕霉素靶蛋白(mammalian target of rapamycin,mTOR)抑制剂西罗莫司以及酪氨酸激酶抑制剂伊马替尼等靶向药物[16]。同时,旨在核酸水平恢复致病基因正常功能的基因治疗也得到了长足进展,研究表明不同的蛋白结构域会对神经纤维瘤蛋白的功能和下游通路产生不同的影响[17]。Bai 等通过转染腺相关病毒载体成功过表达了神经纤维瘤蛋白的 GTP 酶激活蛋白相关结构域（GTPase-activating protein-related domain，GRD），发挥了抑制 RAS 通路的作用[18]。基因治疗为 NF1 的治疗提供了新的角度，但仍需进一步的临床研究来验证其疗效。

【随访】 头颈部神经纤维瘤手术完整切除后复发概率较低[4,7]，嘱患者规律随访。而由于 NF1 患者伴发乳腺癌风险，根据我国《I 型神经纤维瘤病临床诊疗专家共识（2021 版）》建议：NF1 患者应从 30 岁开始每年 1 次乳腺 X 线钼靶检查，并建议在 30~50 岁期间行乳腺 MRI 增强扫描，并根据患者相关家族病史判断是否需要行乳房切除术以降低患癌风险。并建议有生育意愿的患者应先接受生育遗传咨询[10]。

（郭　洋　吴春萍　陶　磊）

参 考 文 献

[1] FERNER R E,O'DOHERTY M J. Neurofibroma and schwannoma. Curr Opin Neurol,2002,15（6）:679-684.

[2] HIRBE A C,GUTMANN D H. Neurofibromatosis type 1:A multidisciplinary approach to care. Lancet Neurol,2014,13（8）:834-843.

[3] 游元和,王延安.NF1 相关神经纤维瘤炎症微环境的研究进展. 中国口腔颌面外科杂志,2021,19（4）:376-379.

[4] MAROCCHIO L S,OLIVEIRA D T,PEREIRA M C,et al. Sporadic and multiple neurofibromas in the head and neck region:a retrospective study of 33 years. Clin Oral Investig,2007,11（2）:165-169.

[5] TAKETOMI T,NAKAMURA K,TERATANI Y,et al. Solitary neurofibroma of the hard palate:a case report and literature review. Am J Case Rep,2021,22:e929674.

[6] ZHU Y,GHOSH P,CHARNAY P,et al. Neurofibromas in NF1:Schwann cell origin and role of tumor environment. Science,2002,296（5569）:920-922.

[7] BOUMAZA K,MICHEL G,SALAUD C,et al. Peripheral neck nerve tumor:A 73-case study and literature review. Eur Ann Otorhinolaryngol Head Neck Dis,2019,136（6）:455-460.

[8] 刁向宇,刘文胜,张彬,等.46 例头颈部神经纤维瘤的临床分析. 中华肿瘤杂志,2015,37（7）:526-529.

[9] KRESAK J L,WALSH M. Neurofibromatosis:A review of NF1,NF2,and schwannomatosis. J Pediatr Genet,2016,5（2）:98-104.

[10] 王智超,李青峰.I 型神经纤维瘤病临床诊疗专家共识（2021 版）. 中国修复重建外科杂志,2021,35（11）:1384-1395.

[11] 刘晓夏,董频,孙臻峰.11 例头颈部 I 型神经纤维瘤病的临床分析. 中国中西医结合耳鼻咽喉科杂志,2016,24（1）:37-41.

[12] 沙炎,罗德红,李恒国. 头颈部影像学:耳鼻咽喉头颈外科卷. 北京:人民卫生出版社,2014.

[13] TAMURA R. Current understanding of neurofibromatosis type 1,2,and schwannomatosis. Int J Mol Sci,2021,22（11）:5850.

[14] 杨冰倩,华清泉,陈惠东,等. 神经纤维瘤病 2 型的治疗进展. 中国医师杂志,2020,22（8）:1121-1125.

[15] 王薇. 咽旁间隙肿瘤的诊断和治疗. 中国眼耳鼻喉科杂志,2005,5（3）:137-139.

[16] 刘翔琪,董岿然.I 型神经纤维瘤病相关肿瘤靶向治疗进展. 中华小儿外科杂志,2019,40（2）:180-183.

[17] CUI X W,REN J Y,GU Y H,et al. NF1,Neurofibromin and gene therapy:Prospects of next-generation therapy. Curr Gene Ther,2020,20（2）:100-108.

[18] BAI R Y,ESPOSITO D,TAM A J,et al. Feasibility of using NF1-GRD and AAV for gene replacement therapy in NF1-associated tumors. Gene Ther,2019,26（6）:277-286.

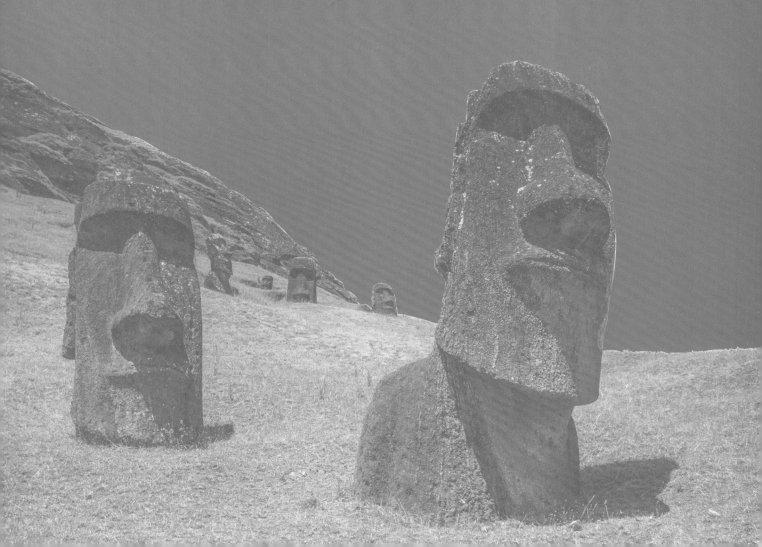

第四篇

喉咽及咽后间隙
Hypopharynx and Retropharyngeal Space

下咽后壁巨大肿物如何诊治？

【看图辨真相】

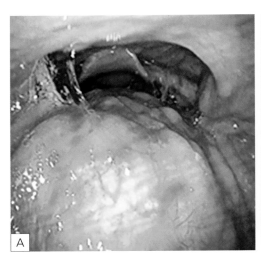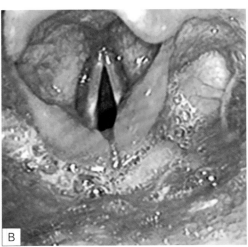

图 4-1-1　电子喉镜表现
A. 治疗前，下咽后壁见大块肿物隆起，表面未见明显溃破；B. 治疗后，下咽后壁右侧（近环后区）见淡红色肿物隆起，较前明显缩小。

【基本信息】　患儿男性，6 岁，病理诊断为咽部尤文肉瘤，已经过 6 程化学治疗。

【主诉】　下咽部尤文肉瘤 6 程化学治疗后。

【查体】　颈部未触及明显肿大淋巴结。双侧扁桃体无肿大，下咽后壁右侧（近环后区）见淡红色条状肿物隆起，表面较多清亮分泌物，双侧声带活动良好。

思考

1. 初次接诊时，是否需要气管切开？
2. 该患儿已行 6 程化学治疗，全身情况较差，手术方式应选择开放还是微创？
3. 对于术后缺损应如何修补？

病 例 解 析

【诊断难点】　下咽巨大肿物，随时有喉阻塞风险，就诊时的症状体征及影像检查无法明确诊断，病理是关键。但是贸然在局部麻醉下活检可能导致气道阻塞，甚至引起患儿窒息死亡，因此宜在气管切开后再行活检，能有效保障后续诊疗的安全。本病结合影像学与组织病理学检查，诊断为下咽尤文肉瘤，PET/CT 检查示全身显像未发现明确转移灶。

【治疗难点】 该病治疗难点在于如何选择合适时机,在化学治疗控制肿瘤较好的基础上采取手术加强肿瘤基底部局部控制,延长患者生命是个难题。患儿已行6程化学治疗后,全身情况较差,且年龄较小,病变仅存小指头大小,位置深在,选择何种手术方式也是难题。若选择开放手术,创伤大风险高,并对患儿生活质量造成较大影响。若选择微创手术,该如何准确把握切除范围,对于缺损部位又应该如何修复? 最终经过MDT讨论,结合患儿的实际家庭情况、患儿与家属意愿等,最终建议可先尝试微创手术治疗,并于术后密切随访。

【治疗经过】

1. 术前准备 患儿已行气管切开,气管内麻醉成功后,患儿取仰卧位,常规消毒铺巾。

2. 手术过程 支撑喉镜暴露好喉腔,喉内镜下见下咽后壁稍右侧,近环后处白色新生物,大小约0.8cm×0.6cm,直视下可暴露。采用窄带成像技术(NBI)辅助确认肿物大小及手术切除范围,采用CO_2激光沿肿物外缘约0.5cm,完整切除下咽处新生物,切缘送术中冷冻确认阴性后,采用可吸收缝线缝合切口,观察无活动性出血,术毕(图4-1-2)。

3. 术后处理 常规雾化、抗炎等对症处理。

【术后诊断】 (下咽)尤文肉瘤。

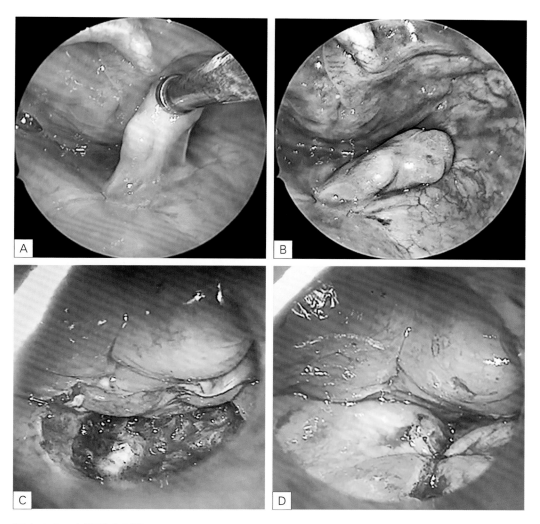

图4-1-2 主要手术步骤
A. 直视下暴露肿物;B.NBI检查辅助确认肿物范围;C. 完整切除;D. 显微缝合修补缺损。

病理报告:(咽后壁)小圆细胞恶性肿瘤,考虑为尤文肉瘤。免疫组织化学染色结果:异型细胞 Vimentin(+),CD99(+),CD56(+),Ki67 约 60%(+),P63 散 在(+),CK(−),CD3(−),CD20(−),LCA(−),Desmin(−),actin(−),MyoD1(−),Myogenin(−),Syn(−),CgA(−),S-100(−),HMB45(−),MelanA(−); 荧光原位杂交技术(fluorescence in situ hybridization,FISH)检测结果:未发生 *EWSR1* 基因断裂。

【随访及转归】 随访 12 个月时,切口愈合良好,无复发。随访 30 个月时,因发现局部肿瘤残留,予以经口内镜下扩大挽救性切除进行处理。目前已是首次术后 42 个月,随访发现原发灶部位组织增生伴有颈部淋巴结肿大,原发灶部位予以活检未见肿瘤,颈部肿大淋巴结行 B 超引导下穿刺活检未成功,未能完全排除转移复发,目前仍在检查与密切随访中(图 4-1-3)。

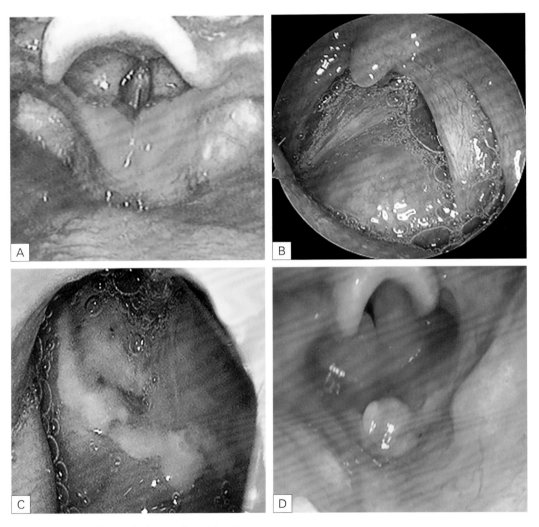

图 4-1-3　术后随访及复发后再次手术经过
A. 术后 12 个月无复发;B. 术后 30 个月局部复发;C. 经口内镜下扩大挽救性切除术后 1 周;D. 随访 42 个月原发灶发现组织增生。

讨　论

尤文肉瘤(Ewing's sarcoma,ES)于 1921 年由美国病理学家 Ewing 首次描述,是一类恶性程度高的小圆细胞性肿瘤[1]。尤文肉瘤发病率约为原始骨恶性肿瘤的 10%,儿童恶性肿瘤的 3%,常见于儿童与青少年,中位发病年龄 13 岁,男性患者约为女性患者人数的 1.3~1.5 倍[2]。按照发生部位不同,可大致将尤文肉瘤分为骨尤文肉瘤与骨外尤文肉瘤。骨尤文肉瘤可发生于全身骨骼,常见于骨盆、股骨和胸骨,最常累及长骨骨干,具有明显的溶骨性与侵袭性。骨外尤文肉瘤多起源于软组织深部,是来源于神经外胚层的恶性软组织肿瘤,最早于 1969 年由 Tefft 所描述,并于 1975 年由 Angervall 命名。骨外尤文肉瘤临床罕见,发病率约 0.6/10 万,常见于低龄儿童与青少年,侵袭性较高,多发于肢体末端或躯干等部位。在形态学、超微结构以及染色体变异上,骨外尤文肉瘤均与骨尤文肉瘤相似,因此也有人将骨外尤文肉瘤当作骨尤文肉瘤的一种特殊形式。尤文肉瘤恶性度高,病程短,多数患者初诊时即发现转移[3],预后较差,采用单纯的手术、放射治疗、单药化学治疗效果均不很理想,绝大多数患者在 2 年内死亡。此外尤文肉瘤较易复发,单纯局部病灶复发率为 30%~40%,存在原发转移以及播散的复发率为 60%~80%[4]。

本例患儿属于骨外尤文肉瘤,侵袭性大,恶性程度较高。在初次就诊时患儿并没有特异性症状,主要表现为睡眠时打鼾伴通气不畅,行电子喉镜检查时才发现咽部巨大肿物。尽管当时患儿呼吸困难症状并不十分明显,肿物性质也未明确,但考虑到该肿物巨大,有进一步进展并堵塞呼吸道的可能,因此首先决定行预防性气管切开术,以保持气道通畅是非常重要和及时的,也为后续治疗提供了可行性。为预防窒息,此例患儿在后续化学治疗及手术时均带管。在首次术后 2 周,门诊复查时先尝试堵管未出现呼吸困难,堵管 24 小时后拔出气管套管。

【病因】　在病因学上,目前认为遗传变异在尤文肉瘤发生发展中起主要作用,其特征表现为 ETS(erythroblast transformation-specific)转录因子家族与 EWS(Ewing sarcoma breakpoint region 1 gene)基因融合。研究发现,超过 80% 的尤文肉瘤患者出现 t(11;22)(q24;q12)染色体易位,导致 EWS-FLI1(Friend leukemia integration 1 transcription factor)融合基因转录[5],5%~10% 的尤文肉瘤患者出现 t(21;22)(q22;q12)染色体易位,导致 EWSR1(EWS RNA binding protein 1)-ERG(ETS-related gene)基因融合[6],少数病例出现 t(16;21)(p11;q24)或 t(2;16)(q35;p11)染色体易位,导致 FUS-ERG 融合基因或 FUS-FEV(Fifth Ewing variant)融合基因[7]。这些基础研究发现,为临床诊断尤文肉瘤以及药物干预提供了重要依据。

【临床表现】　尤文肉瘤主要临床表现是局部疼痛或肿胀,可伴有发热、乏力及体重下降等全身症状。此外根据发生部位的不同,可同时伴有其他不同临床表现,如前列腺尤文肉瘤患者可表现为排尿困难、盆腔不适及肛门疼痛等[8]。发生于咽部的尤文肉瘤早期可无明显症状,直至肿瘤迅速增大,可出现打鼾、憋气及吞咽呛咳等。本例患儿初期症状并不明显,初次就诊时主要表现为睡眠打鼾伴呼吸不畅,容易误诊、漏诊,应首先行电子喉镜以明确是否有咽部肿物。

【辅助检查】　尤文肉瘤的诊断依赖于病理学检查,可行直视下或超声引导下穿刺活检以明确诊断,血清 LDH 有助于判断患者预后,影像学检查用于评估病变部位及范围。本例患儿在明确诊断尤文肉瘤后,通过 PET/CT 排除了全身转移。

1. B 超检查　对于骨外尤文肉瘤具有一定诊断价值,通常表现为内部不均质的低回声团块,伴血管增生,可见囊性变和坏死,钙化灶少见[9]。

2. CT 与 MRI 检查　应包括胸部 CT,原发病变部位 MRI、CT,同时建议行脊柱及骨盆 MRI 除外骨髓侵犯[10]。对病变部位,骨尤文肉瘤多表现为边界不清的溶骨性骨质破坏伴葱皮样骨膜反应,当肿瘤突破骨皮质时可见同心圆征;骨外尤文肉瘤多表现为较大的软组织肿块,伴或不伴溶骨性骨质破坏,骨质破坏程度较轻且无骨膜反应。

3. PET/CT 和 / 或骨扫描检查　以明确病变发生部位及转移灶。

4. 其他 包括血清 LDH 检测,骨髓活检排除骨髓浸润,并建议行细胞遗传学和 / 或分子生物学检测以明确遗传易感性[10]。

【鉴别诊断】 需与原发灶位于咽部的其他恶性肿瘤相鉴别。

1. 淋巴瘤 瘤细胞表达 *LCA* 蛋白和其他淋巴细胞标记物。

2. 小细胞癌 多见于中老年人,儿童罕见,免疫组织化学染色表达角蛋白和 *NSE* 蛋白。

3. 其他 如原始神经外胚层瘤、神经母细胞瘤、腺泡状横纹肌肉瘤等,主要通过病理学检查进行鉴别。

【治疗策略】 对于病理学检查明确诊断的尤文肉瘤患者,均需采取初始新辅助化疗后接受局部控制治疗和辅助治疗的方案,手术切除及放射治疗是非转移尤文肉瘤最常用局部控制方法[10-11]。

1. 化学治疗 化学治疗是尤文肉瘤最主要的治疗方式,相较于单纯使用局部控制措施,化学治疗能大大降低患者死亡率。在化疗方案上,局部尤文肉瘤首选 VAC/IE(长春新碱、多柔比星和环磷酰胺与异环磷酰胺和依托泊苷交替)方案,有转移灶尤文肉瘤首选 VAC(长春新碱、多柔比星和环磷酰胺)方案。

术前的新辅助化疗可缩减肿瘤体积,增加完整切除并获得镜下阴性边缘的概率。无转移灶患者建议新辅助化疗持续至少 12 周,已有转移灶患者根据化疗反应可以适当延长初始新辅助化疗周期。外科切除术后辅助化疗可提高大部分患者的总生存期,因此无论手术切缘如何均建议行术后辅助化疗,对广泛切除患者强烈建议术后行辅助化疗 28~49 周,根据方案和剂量制订具体时间。对于切缘阳性或安全边缘不足的患者,建议在化学治疗基础上增加术后放射治疗。

2. 手术治疗 外科手术治疗能够起到局部控制和减少耐药细胞的作用,是非转移尤文肉瘤最常用局部控制方法,主要适用于较小且(或)生长缓慢的局部尤文肉瘤,对于放射治疗可能产生继发肿瘤的尤文肉瘤患者也可采用手术治疗。手术治疗的另一个好处是可以获取肿瘤大体标本,行坏死率检测有利于指导后续治疗。手术方式建议采用局部广泛切除术,尽可能完整切除肿瘤,无瘤切缘是保证良好的局部、全身肿瘤控制的先决条件。切缘阳性与尤文肉瘤复发呈正相关,因此对于切缘阳性患者,条件允许情况下建议再次行手术治疗以达到完整切除的目的。

3. 放射治疗 尤文肉瘤对放射治疗敏感,因而放射治疗也是尤文肉瘤局部控制重要手段之一,适用于不适合接受手术治疗,或存在化疗药物抵抗,或术后切缘阳性的患者。对于原发肿瘤可采用根治性放疗,在 VAC/IE 化疗方案 12 周或 VIDE 化疗方案 18 周后开始。对于转移病灶可采用全肺照射,然后行彻底化学治疗或转移灶切除。若联合手术治疗,在拟定手术切除范围后可考虑术前放射治疗,术后放射治疗应在术后 60 天内开始进行。

对于本例患儿,我们采取的就是化学治疗结合手术切除的综合治疗策略,即在化学治疗控制肿瘤较好的基础上采取手术加强肿瘤基底部局部控制。在经过 6 程化学治疗后,患儿咽部巨大肿物已经明显缩小,这一情况令医患均感到十分振奋。然而此时患儿年龄较小,经化学治疗后全身情况较差,且残留病变位置深在,选择何种手术方式也是难题。若选择开放手术,创伤大风险高,并对患儿生活质量造成较大影响。若选择微创手术,该如何准确把握切除范围,对于缺损部位又应该如何修复?针对这一难题我们首先进行了 MDT 讨论,综合多学科意见并与患儿及家属反复沟通,最终决定采用微创手术,以尽力提高患儿术后的生活质量。然后采用术前与术中 NBI 辅助确认手术切除范围,在术中取切缘送冷冻以避免残留,采用显微缝合进行缺损部位修复,并在术后密切随访以监测肿瘤是否复发。

【随访】 治疗结束后 2 年内需每 3 个月复查一次,2 年后至 5 年内需每 6 个月复查一次,5 年后需每 12 个月复查一次。复查时需进行原发部位的体格检查、影像学检查以及胸部 CT 检查,并同时进行血常规以及其他实验室检查,可考虑应用 PET/CT 或骨扫描进行监测。随访时若发现肿瘤复发,应尽早积极干预[12]。本例患儿按时随访,术后 2 周堵管后拔除气管套管,在术后 30 个月时发现有局部复发,立即行手术干预治疗,目前已是首次术后 42 个月,仍在继续密切随访中。

（胡章威　雷文斌）

参 考 文 献

[1] LU V M,GOYAL A,ALVI M A,et al. Primary intradural Ewing's sarcoma of the spine:a systematic review of the literature. Clin Neurol Neurosur,2019,177:12-19.

[2] RODRIGUEZ-GALINDO C,NAVID F,LIU T,et al. Prognostic factors for local and distant control in Ewing sarcoma family of tumors. Ann Oncol,2008,19(4):814-820.

[3] GRIER H E,KRAILO M D,TARBELL N J,et al. Addition of ifosfamide and etoposide to standard chemotherapy for Ewing's sarcoma and primitive neuroectodermal tumor of bone. New Engl J Med,2003,348(8):694-701.

[4] PAULUSSEN M,CRAFT A W,LEWIS I,et al. Results of the EICESS-92 study:Two randomized trials of Ewing's sarcoma treatment-cyclophosphamide compared with ifosfamide in standard-risk patients and assessment of benefit of etoposide added to standard treatment in high-risk patients. J Clin Oncol,2008,26(27):4385-4393.

[5] DELATTRE O,ZUCMAN J,MELOT T,et al. The Ewing family of tumors——a subgroup of small-round-cell tumors defined by specific chimeric transcripts. New Engl J Med,1994,331(5):294-299.

[6] CHEN S,DENIZ K,SUNG Y,et al. Ewing sarcoma with ERG gene rearrangements:A molecular study focusing on the prevalence of FUS-ERG and common pitfalls in detecting EWSR1-ERG fusions by FISH. Gene Chromosome Canc,2016,55(4):340-349.

[7] SHING D C,MCMULLAN D J,ROBERTS P,et al. FUS/ERG gene fusions in Ewing's tumors. Cancer Res,2003,63(15):4568-4576.

[8] FUNAHASHI Y,YOSHINO Y,HATTORI R. Ewing's sarcoma/primitive neuroectodermal tumor of the prostate. Int J Urol,2009,16(9):769-769.

[9] ABBOUD A,MASROUHA K,SALIBA M,et al. Extraskeletal Ewing sarcoma:Diagnosis,management and prognosis. Oncol Lett,2021,21(354):1-6.

[10] 郭卫,王臻,郭征,等.尤文肉瘤肿瘤家族(ESFT)临床循证诊疗指南.中华骨与关节外科杂志,2018,11(4):260-275.

[11] BIERMANN J S,CHOW W,REED D R,et al. NCCN Guidelines(R) Insights Bone Cancer,Version 2.2017 Featured Updates to the NCCN Guidelines. J Natl Compr Canc Ne,2017,15(2):155-167.

[12] BACCI G,FORNI C,LONGHI A,et al. Long-term outcome for patients with non-metastatic Ewing's sarcoma treated with adjuvant and neoadjuvant chemotherapies. 402 patients treated at Rizzoli between 1972 and 1992. Eur J Cancer,2004,40(1):73-83.

伴声带麻痹的咽后间隙肿物

【看图辨真相】

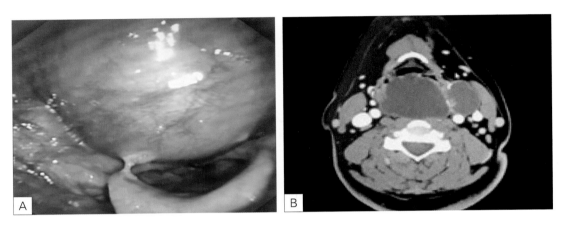

图 4-2-1　电子喉镜和颈部增强 CT 表现
A. 咽后壁、喉咽后壁光滑隆起,左侧声带固定;B. 甲状腺左叶、喉咽后壁较大分叶软组织肿块,左侧上中颈部软组织结节。

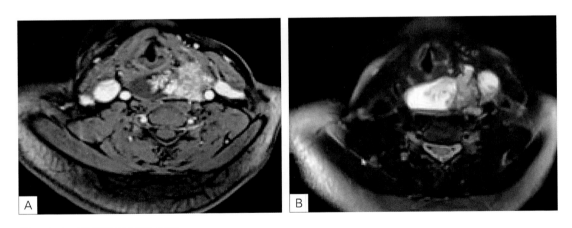

图 4-2-2　颈部增强 MRI 表现
A. 甲状腺左叶、喉咽后间隙、中下颈部较大分叶软组织肿块,增强后部分强化;B.T$_2$WI 高信号为主,部分等信号。

【基本信息】　患者女性,37 岁。

【主诉】　进食梗阻感 2 年,加重 1 个月。

【查体】　咽后壁光滑隆起,声门未及。左侧中上颈部触及一肿块,质地韧,边界清,表面光滑,活动度差,无压痛,无皮肤溃破,大小约 4cm×4cm。

思考

    1. 本例咽后间隙肿块倾向良性还是恶性?

    2. 咽后间隙肿块和颈部肿块是相同疾病来源吗?

    3. 声带麻痹的原因是什么?

病 例 解 析

【诊断难点】 患者入院后行颈部 B 超示甲状腺左叶囊实性团块伴钙化(TI-RADS 4C),细针穿刺细胞学检查示左侧甲状腺乳头状癌(papillary thyroid carcinoma,PTC)。根据细针穿刺细胞学检查及影像学检查结果,诊断甲状腺乳头状癌不难。PTC 可通过甲状腺上部淋巴管引流至咽后间隙发生咽后淋巴结转移,然而该病例咽后间隙肿块影像学表现呈囊性病变,可能为 PTC 咽后转移淋巴结发生液化坏死呈囊性变,或者为 PTC 囊性变突入咽后间隙,需要进行鉴别诊断。

【治疗难点】 肿块位于咽后间隙,位置深,体积大,影像学提示压迫左侧颈动脉鞘,边界欠清。并且肿块性质不明确,与周围组织粘连程度不清楚,手术可能会进入咽腔,则术后会有创面感染及咽瘘风险。另外咽后间隙术腔毗邻声门区气道,术后有血肿窒息风险,需做好预防性气管切开准备。

【治疗经过】

    1. 患者入院后全身麻醉下行甲状腺全切除术 + 左侧择区性颈淋巴结清扫术 + 双侧中央区淋巴结清扫术 + 气管切开术。术中见左侧甲状腺上极呈巨大囊性改变突入咽后间隙。仔细分离肿物,左侧甲状软骨上角处与咽后壁黏膜粘连紧密,分离后破入咽腔,沿咽后间隙游离肿物,游离至环甲间隙,见肿瘤突入梨状窝外侧喉旁间隙,累及气管表面,尚未突破气管,未侵犯食管。寻找左侧喉返神经,见左侧喉返神经入喉处被肿瘤完全包裹,连同肿块一并切除(图 4-2-3)。

    2. 术后处理 术后鼻饲饮食、常规换药、对症处理。

【术后诊断】 ①左侧甲状腺乳头状癌;②左侧颈部淋巴结继发恶性肿瘤;③右侧甲状腺结节。

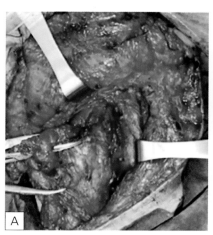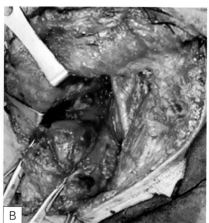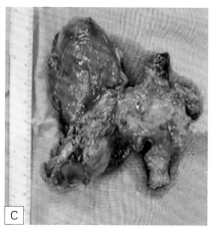

图 4-2-3　主要手术步骤

A. 术中见左侧甲状腺上极呈巨大囊性改变;B. 肿块突入咽后间隙;C. 可见巨大囊腔与肿瘤组织相连。

组织病理学结果：①（左侧）甲状腺乳头状癌，8.5cm×4.5cm×3.0cm 大，部分区域囊性变。IHC 示 TTF-1（+），CD56（-），Ki67（灶 5%+），TPO（少量 +），Tg（+），CK（+），Galectin-3（+），HBME-1（+）。②（左侧颈部）淋巴结转移性甲状腺乳头状癌，其中肿瘤转移 7+/32，0.4cm×0.4cm×0.3cm 至 1.2cm×1.0cm×1.0cm 大。③（双侧Ⅵ区）淋巴结转移性甲状腺乳头状癌，其中肿瘤转移 2+/5，0.3cm×0.3cm×0.2cm、0.5cm×0.5cm×0.4cm 大。④（右侧）甲状腺滤泡增生性结节，直径 0.7cm，部分区域滤泡上皮不典型增生成毛玻璃样，癌变不除外。

【随访】 因甲状腺乳头状癌侵犯喉返神经和多发淋巴结转移，术后行 131I 治疗。术后随访半年，伤口愈合良好，左侧声带仍固定，进食梗阻感完全缓解，局部无复发。

讨　论

甲状腺乳头状癌生长缓慢，起病隐匿，生物学行为恶性度低，原发灶常表现为不规则肿块，可局限在甲状腺内数年，晚期侵犯甲状腺被膜外。咽后间隙是一个倒置的锥体型空腔，前方为咽缩肌，后方为椎前筋膜，外侧为颈动脉鞘。间隙内包含脂肪及淋巴结组织。

【病因】 PTC 通常为实性肿瘤，2.4%~6% 的患者肿瘤内部可发生囊性变[1,2]。PTC 向咽后间隙淋巴结转移者少见，占 0.4%~5%[3,4]，一旦发生咽后间隙淋巴结转移（retropharyngeal lymph node metastasis，RPM）提示肿瘤生物学行为具有侵袭性，患者预后较差。相关研究表明此种不典型部位的淋巴结转移多见于肿瘤复发患者（72.3%）[5]，可能与先前的颈淋巴结清扫手术改变了颈部淋巴引流方式有关[6]。

【临床表现】 无特异性，患者多以颈部肿块、咽部异物感等就诊。晚期肿块增大可出现压迫症状，常可压迫气管、食管，使气管、食管移位。肿瘤局部侵犯严重时可出现声音嘶哑、吞咽困难或交感神经受压引起 Horner 综合征，侵犯颈丛可出现耳、枕、肩等处疼痛等症状。

【辅助检查】超声检查甲状腺最常用且首选的影像学检查方法，PTC 的常见超声征象为结节形状不规则、边缘不光整、被膜不完整、实质性低回声、钙化、纵横比 ≥ 1 和内部低血供等[7]。当超声检查发现囊肿内发现钙化结节，囊壁厚且不规则等特殊表现[1,8]，提示 PTC 囊性变可能。细针穿刺术（fine needle aspiration，FNA）可确诊，但由于囊液中的肿瘤细胞较少，可能存在假阴性[2]。

【鉴别诊断】 PTC 发生囊性变时临床上易于误诊，当病变较大侵犯其他区域特别是咽后间隙时，需与转移性病灶鉴别诊断。两者在临床表现上相似，无特异性，两者的鉴别诊断依赖于影像学检查及活检。对于 RPM，增强 CT/MRI 仍为主要检查手段，可发现转移淋巴结明显增强、与周围组织密度不同、血供丰富等特征[5]。同时，转移淋巴结可发生囊性改变，多为淋巴结内液化坏死导致，文献报道 PTC 发生淋巴结转移时有 13.2% 为囊性淋巴结[9]，转移淋巴结囊性变是 PTC 发生转移的特异性改变。本例患者主诉进行性进食梗阻感，检查发现咽后壁隆起伴左侧声带固定，甲状腺 B 超提示甲状腺左叶囊实性团块伴钙化，细针穿刺的组织病理学检查结果示左侧甲状腺乳头状癌，诊断原发灶 PTC 不难。然而患者咽后间隙及左侧颈部多发肿块，结合影像学表现，首先考虑肿块为 PTC 来源转移淋巴结发生囊性变可能。然而术中发现实际为 PTC 合并囊性变突入咽后间隙，并非淋巴结转移。

【诊疗策略】 两者治疗方式存在一定差异，文献报道手术治疗是 RPM 最有效的治疗方式[10,11]，近年来兴起的经口手术（如经口机器人手术）治疗咽后转移淋巴结可减小手术创伤，而该例患者甲状腺肿瘤侵犯咽后间隙不是其适应证。在处理咽后间隙肿块时需注意保护咽后壁黏膜，贯通咽腔后需要仔细缝合并加固咽腔，鼻饲饮食，减少咽瘘的发生。本例患者因肿瘤侵犯喉返神经和多发淋巴结转移，术后限期

行 ^{131}I 治疗。综上所述,PTC 囊性变突入咽后间隙易与 RPM 混淆,对于咽后间隙的病变,外科医师在术前应充分评估,仔细鉴别,不可大意。

【随访】 PTC 大多进展缓慢,预后良好,同其他恶性肿瘤类似,均有复发及转移风险,因此术后需定期复查肿瘤有无复发 / 转移,以及甲状腺功能、血钙等相关指标。

(袁晓晖　徐成志)

参 考 文 献

[1] CHAN B K,DESSER T S,MCDOUGALL I R,et al. Common and uncommon sonographic features of papillary thyroid carcinoma. J Ultrasound Med,2003,22(10):1083-1090.

[2] HENRICHSEN T L,READING C C,CHARBONEAU J W,et al. Cystic change in thyroid carcinoma: Prevalence and estimated volume in 360 carcinomas. J Clin Ultrasound,2010,38(7):361-366.

[3] HARRIES V,MCGILL M,TUTTLE R M,et al. Management of retropharyngeal lymph node metastases in differentiated thyroid carcinoma. Thyroid,2020,30(5):688-695.

[4] KAINUMA K,KITOH R,YOSHIMURA H,et al. The first report of bilateral retropharyngeal lymph node metastasis from papillary thyroid carcinoma and review of the literature. Acta Otolaryngol,2011,131(12): 1341-1348.

[5] SANDLER M L,XING M H,LEVY J C,et al. Metastatic thyroid carcinoma to the parapharyngeal and retropharyngeal spaces:Systematic review with seven newly reported cases describing an uncommon presentation of a common disease. Head Neck,2021,43(4):1331-1344.

[6] WANG X L,XU Z G,WU Y H,et al. Surgical management of parapharyngeal lymph node metastasis of thyroid carcinoma:A retrospective study of 25 patients. Chin Med J,2012,125(20):3635-3639.

[7] 钟丽佳,黄艳红,沈志云,等. 超声造影诊断甲状腺癌的临床价值. 中国耳鼻咽喉颅底外科杂志,2017,24(2):63-66.

[8] HATABU H,KASAGI K,YAMAMOTO K,et al. Cystic papillary carcinoma of the thyroid gland:a new sonographic sign. Clin Radiol,1991,43(2):121-124.

[9] KIM J K,KIM M J,CHOI S H,et al. Cystic lateral lymph node metastases from papillary thyroid cancer patients. Laryngoscope,2020,130(12):E976-E981.

[10] DESUTER G,LONNEUX M,PLOUIN-GAUDON I,et al. Parapharyngeal metastases from thyroid cancer. Eur J Surg Oncol,2004,30(1):80-84.

[11] GIVI B,TROOB S H,STOTT W,et al. Transoral robotic retropharyngeal node dissection. Head Neck,2016,38(Suppl 1):E981-E986.

突然出现的"水牛颈",到底为哪般?

【看图辨真相】

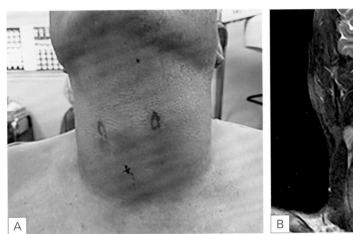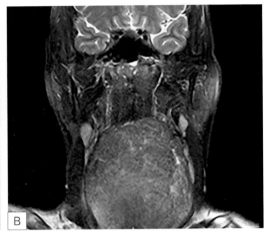

图 4-3-1 大体观及颈部 MRI 表现
A. 双侧颈前区明显肿胀,左侧显著,质地软,边界不清,无压痛,无皮肤破溃、颜色改变;B. 颈部冠状位 MRI(T₂WI)示咽后、椎前区弥漫不规则占位。

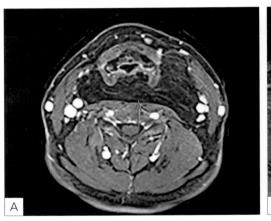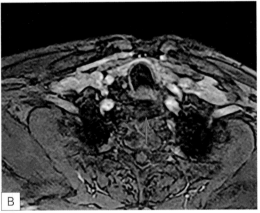

图 4-3-2 颈部增强 MRI 表现
A. 病灶两侧达颈动脉鞘前内缘,颈动脉鞘血管受压向后外侧移位(红色箭头);B. 病灶下界至胸廓入口区(红色箭头)。

【基本信息】 患者男性,51 岁。

【主诉】 发现颈部肿大伴吞咽不畅 2 个月余。

【查体】 颈前区及两侧明显肿胀,左侧显著,质地软,边界不清,无压痛,无皮肤破溃、颜色改变;咽腔狭小,会厌右偏。

病 例 解 析

【诊断难点】　患者虽然主诉病程不长,但由于咽部肿物尤其是咽旁、咽后这些隐蔽间隙内的肿瘤常缺乏主观症状,要充分考虑到实际发病时间长于主诉时间的可能性。结合病史及影像学特点,诊断考虑为双侧咽后、咽旁间隙脂肪源性肿瘤可能性最大(肿瘤位于双侧咽后、咽旁间隙区域,边缘光滑),确诊需要病理依据,但由于咽旁及咽后间隙穿刺活检风险较高且病理类型多变不易确诊,故穿刺活检非首选。

【治疗难点】　该病治疗难点在于肿瘤范围广,需要完整手术切除获得根治及明确病理诊断,但周围颈动脉鞘位置改变、后组脑神经、喉返神经、甲状旁腺等组织结构与肿物毗邻,需要做好重要组织结构的保护与意外风险预案。

【治疗经过】

1. 手术过程　做颈部大 U 形切口,向上翻起颈阔肌皮瓣。右侧胸锁乳突肌前缘解剖出颈内静脉,颈内静脉内侧、肩胛舌骨肌深面见肿瘤(11cm×10cm×4cm 大小),有被膜,质地中等稍软。沿肿瘤被膜分离:上至下颌骨水平,下至胸骨柄水平,后至椎前筋膜。游离两侧肿瘤后完整切除,送病理学检查。放置引流、缝合。行预防性气管切开(图 4-3-3)。

2. 术后处理　术后常规抗炎对症处理。

【术后诊断】　(咽后间隙)脂肪肉瘤。

病理学检查报告:(咽后)脂肪源性肿瘤,大小 10cm×10cm×4cm,瘤体较大,部分细胞有异形。结合免

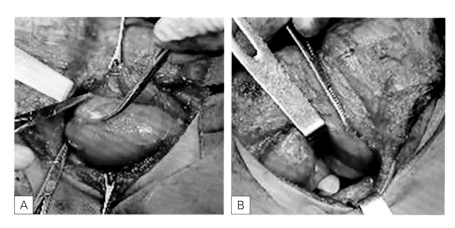

图 4-3-3　主要手术步骤
A. 颈内静脉内侧、肩胛舌骨肌深面见肿瘤;B. 双侧游离肿块并在椎前筋膜表面贯通。

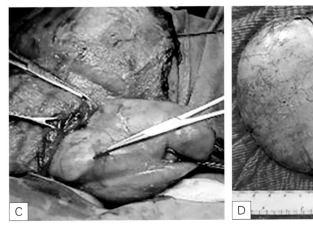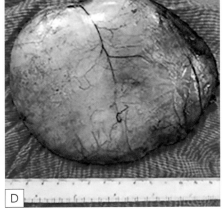

图 4-3-3（续）
C. 游离两侧肿瘤后完整切除；D. 肿瘤表面呈暗红色，边缘清。

疫组织化学染色，考虑高分化脂肪肉瘤。免疫组织化学染色示 MDM2（+），S100（+），CDK4（+），P16（+），ki67（2%~3%）。

【随访及转归】 目前患者定期随访中，暂无复发。

讨　论

　　咽后/咽旁间隙位于椎前筋膜和颊咽筋膜之间，上起颅底枕骨部、下达第 1 胸椎、第 2 胸椎平面，为一倒锥形结构，茎突及茎突诸肌将此间隙分为前后两个部分。咽后间隙内主要为脂肪和淋巴结组织，脂肪在咽后间隙的中下份较为丰富，在上份及颅颈交界处则较少。咽后间隙原发肿瘤及肿瘤样病变较少，主要为脂肪瘤等。咽后间隙肿瘤早期诊断较为困难，巨大者少见，国内外文献病例报道较少[1-4]。在头颈部肿瘤中，脂肪肉瘤占比 1.8%~6.3%[5]。

　　【病因】 咽后间隙脂肪肉瘤目前尚无明确的病因。

　　【临床表现】 咽后间隙脂肪肉瘤患者多数无明显症状，因自行或体检发现咽部或颈部肿物就诊。肿瘤体积较大常压迫侵犯周围组织结构时，患者常有咽旁异物感、吞咽疼痛、声音嘶哑、饮水呛咳等多种症状[6]。

　　【辅助检查】 目前主要依靠 B 超、CT、MRI 等影像检查辅助颈部肿物的诊断。

　　1. B 超检查　B 超检查是一种便捷、廉价、无创的检查，对颈部肿物的定位具有较大优势。超声检查可大体判断肿瘤的大小，区分肿瘤的囊性、实性或混合性等。

　　2. CT 检查　CT 检查的优势是有较好的空间分辨率，减少了神经等软组织的影响。

　　3. MRI 检查　MRI 检查的优势是有更好的软组织对比度。MRI 相比于 CT，其对软组织的分辨率更高，且其具有流空效应及直接三维显像功能，在软组织较为集中的区域内能获得更好的扫描效果[6]。

　　【鉴别诊断】 影像学检查有助于脂肪肉瘤的诊断和定位，但缺乏特异性，确诊仍需通过病理学检查。通常，脂肪母细胞尤其是多泡状脂肪母细胞为脂肪肉瘤的形态学特征，但脂肪母细胞广泛存在，它并不能作为脂肪肉瘤的组织学诊断依据，只有深染的锯齿状或清晰的扇贝形细胞核、细胞质内丰富的中性脂肪滴及相应的组织学背景是其诊断标准（图 4-3-4）[7]。脂肪肉瘤预后与病理类型相关，免疫组织化学染色标记物 MDM2、S100 及 CDK4 能帮助其诊断及预后，而且荧光原位杂交技术（FISH）检测 *MDM2* 基因扩增也能帮助其分型[7]。

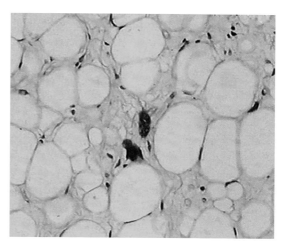

图 4-3-4　脂肪肉瘤的组织病理学检查结果（HE）可见脂肪细胞大小不一，可见染色过深的非典型间质细胞[7]。

【治疗策略】　目前咽后间隙肿瘤主要方式为手术切除，瘤体小可通过支撑喉镜手术切除，对较大肿瘤多采用双颈侧切开入路，因脂肪肉瘤有被膜，瘤体软，可用手指与正常组织钝性分离，将肿瘤完整切除。对于不能完整切除或有转移病灶，术后行放、化疗对控制疾病是有帮助的。因此，手术尽可能将肿瘤完整切除，并对复发者应再次作病理诊断，以明确诊断及规范治疗。咽后间隙的手术入路需要考虑其具体位置高低、肿瘤大小、粘连程度等因素，大多可以参考以下几种常用咽旁间隙肿瘤切除手术入路。

1. 经口入路　多数学者认为该入路因其术野小，肿瘤与颈部大血管之间关系不清，剥离肿瘤时暴露不佳而带有盲目性，易分破肿瘤，易感染，易造成肿瘤细胞的种植，易误伤大血管引起严重出血且难以控制，故此入路仅适用于较小的肿瘤切除。根据肿瘤大小及部位等因素，又可细分为经口腔镜下切除术、经口机器人手术辅助下切除术、支持喉镜显微镜下切除术等具体术式，尽量完整切除肿瘤的前提下不破坏周边正常组织结构。

2. 经颈伴或不伴下颌骨切开入路　该手术做一平舌骨的横行切口，也可向上扩展到腮腺，通常把下颌下腺向前及腮腺尾部向后上反折以保护面神经的下颌缘支，切开筋膜达下颌下间隙以利做肿瘤的钝性分离。该入路可直接进入咽旁间隙，并可适当地暴露血管、神经结构，避免了腮腺切除及损伤面神经的危险；由于有些学者认为该入路操作空间受限，所以经颈入路多与各种下颌骨切开术甚至部分下颌骨切除术联合，如下颌骨体、角、支或旁联合/联合区的垂直、分段或成角切开。这样加上术中茎突舌骨及茎突下颌骨韧带的分离便可以扩大暴露，减少血管神经的损伤。

3. 经颈-腮腺入路　该手术是将颈部切口向上延至耳前，做一个标准的腮腺切除，识别面神经主干，然后暴露面神经下支，分开二腹肌后腹暴露颈内外动脉、颈静脉及邻近神经结构。此入路可极好地暴露并将肿瘤与腮腺深叶整块切除而保留腮腺浅叶，首先识别面神经主干防止发生主干损伤，也可广泛应用于茎突后肿瘤。但也有学者认为，除侵入咽旁间隙的腮腺深叶肿瘤外，应避免更多地选择经腮腺入路，以减少由此造成的面部畸形及面瘫危险。

【随访】　由于脂肪肉瘤很少转移，仅有一小部分会发生去分化向去分化脂肪肉瘤（dedifferentiated liposarcoma，DDL）转变，且 DDL 的淋巴结转移非常少见，故无须行淋巴结清扫[8-9]。若肿瘤直径 <5cm，患者的总体生存率较高，尽管脂肪肉瘤对放射治疗不敏感，但若术后组织病理学检查示脂肪肉瘤向 DDL 转变、肿瘤超过 5cm、术后切缘为阳性，那么放射治疗应作为术后辅助治疗。

（黄　强　徐成志）

参 考 文 献

［1］ HE J G,JIANG H,YANG B B,et al. Liposarcoma of the retropharyngeal space with rapidly worsening dyspnea：A case report and review of the literature. Oncol Lett,2013,5（6）：1939-1942.

[2] VELLA O,BEQUIGNON A,COMOZ F,et al. Retropharyngeal liposarcoma:A rare cause of dysphagia. Eur Ann Otorhinolaryngol Head Neck Dis,2016,133(6):429-430.

[3] OZAWA H,SOMA K,ITO M,et al. Liposarcoma of the retropharyngeal space:Report of a case and review of literature. Auris Nasus Larynx,2007,34(3):417-421.

[4] YUEH B,BASSEWITZ H L,EISELE D W. Retropharyngeal liposarcoma. Am J Otolaryngol,1995,16(5):331-340.

[5] 代亚错,李靖,臧艳姿,等.原发于咽后壁巨大高分化脂肪肉瘤一例.中华耳鼻咽喉头颈外科杂志,2019,54(1):52-53.

[6] 付强.原发性咽旁间隙肿瘤 80 例的诊断与治疗分析.山东大学,2016.

[7] 王亚波,范志涛,张晓岚,等.咽后间隙高分化脂肪肉瘤 1 例.临床耳鼻咽喉头颈外科杂志,2019,33(4):95-97.

[8] BRISKI L M,JORNS J M. Primary breast atypical lipomatous tumor/well-differentiated liposarcoma and dedifferentiated liposarcoma. Arch Pathol Lab Med,2018,142(2):268-274.

[9] CRAGO A M,SINGER S. Clinical and molecular approaches to well differentiated and dedifferentiated liposarcoma. Curr Opin Oncol,2011,23(4):373-378.

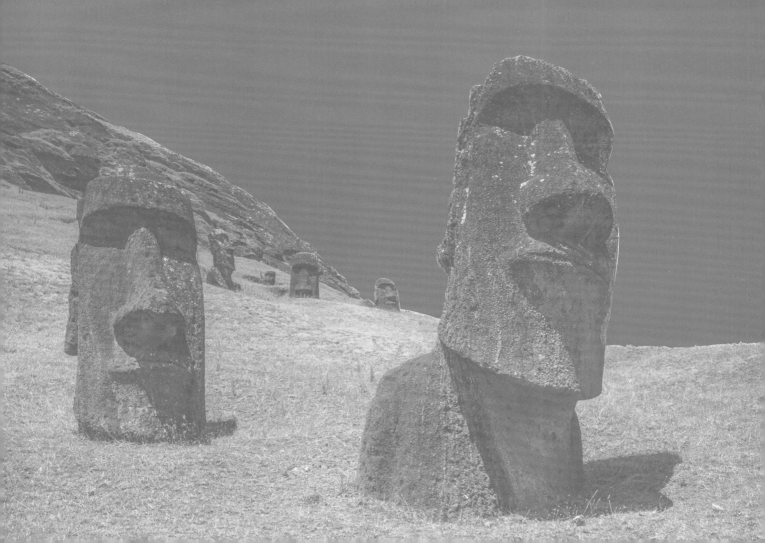

第五篇

声门区及喉旁间隙
Glottic Area and Paralaryngeal Space

喉内遍布的毛刷样新生物如何诊治？

【看图辨真相】

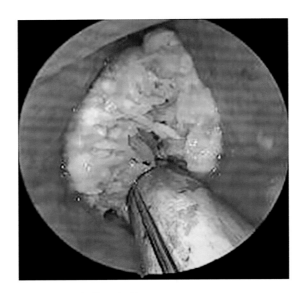

图 5-1-1　喉镜下表现
可见喉前庭被毛刷样新生物占据，正常解剖结构无法
窥及。

【基本信息】　患者男性，43 岁。

【主诉】　反复声嘶 1 年余。

【查体】　电子喉镜下可见喉前庭满布毛刷样新生物。颈部未触及明显淋巴结肿大。

思考

1. 该新生物是良性还是恶性？

2. 何时取活检比较适合？

3. 与哪些疾病容易混淆？

病　例　解　析

【诊断难点】　喉上皮来源的新生物出现毛刷样改变非常罕见，诊断需依靠大块病理检测才能最后明确诊断。

【治疗难点】　手术是治疗该疾病的首要选择。然而对于满布喉腔的新生物活检不建议在门诊进行，易出现出血导致呼吸困难、窒息等风险。其实该肿物若在门诊电子喉镜活检仅能采取少量代表性较差的组织。应结合影像学结果,完整评估新生物局部情况,全身麻醉下完整切除并送病理学检查明确诊断。

【治疗经过】

1. 术前准备 完善术前评估(包括颈部 CT 平扫 + 增强等),明确肿瘤的边界尚清,其对相邻组织结构未见明显侵袭性破坏,无明显手术禁忌证。

2. 手术过程 常规消毒铺单,支撑喉镜下暴露喉部病灶,显微镜下观察病灶并确定肿瘤边界,用二氧化碳激光在肿物旁开 3mm 正常组织开始切除肿瘤,用显微抓钳牵拉瘤体,形成张力,利于激光切除肿物,在任克层浅面剥离肿物,充分保护声韧带,逐步完整切除肿瘤,彻底止血,切除组织送病理学检查(图 5-1-2)。

3. 术后处理 常规换药、对症处理。

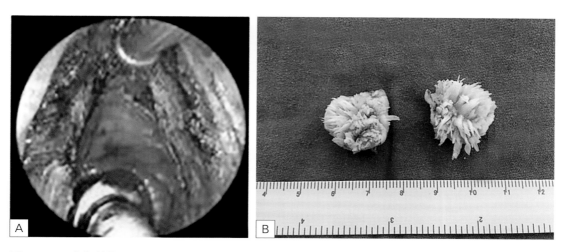

图 5-1-2 术中所见
A. 支撑喉镜下 CO₂ 激光距肿物边缘 0.3cm 处完整切除毛刷样肿物;B. 单个肿物大小约 2cm×2cm。

【术后诊断】 (喉)鳞状上皮乳头状瘤。

病理免疫组织化学染色:HPV(−),P16(−),Ki-67 阳性细胞主要位于基底细胞。

【随访及转归】 首次术后 2 个月于杓状软骨处可见少许可以毛刷样物,遂予再次 CO₂ 激光手术治疗,术后随访 5 年未见明显复发,嗓音质量好(图 5-1-3)。

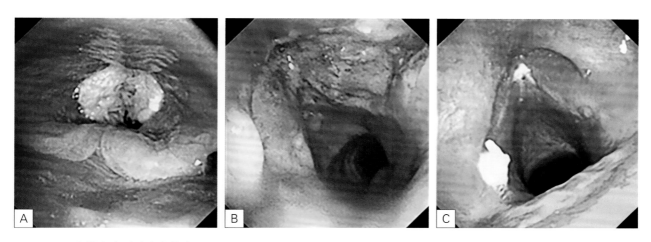

图 5-1-3 术前和术后随访喉镜表现
A. 术前可见声门区肿物;B. 第一次术后 1 个月创面情况;C. 第一次术后 2 个月创面情况。

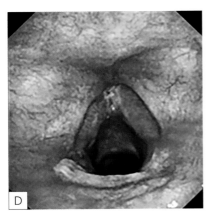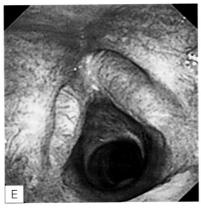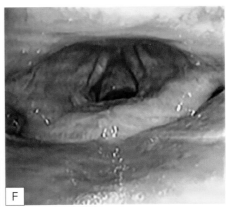

图 5-1-3（续）

D. 第二次术后 2 个月创面情况；E. 第二次术后 2 年声门区所见；F. 第二次术后 3 年声门区所见。

讨　论

鳞状上皮乳头状瘤是一种发生于身体各部位皮肤及黏膜上的良性上皮性肿瘤，尤其多见于口腔及生殖器区域的黏膜上。原发于咽喉部的鳞状上皮乳头状瘤十分少见[1]。鳞状上皮乳头状瘤主要见于男性，半数以上的患者有吸烟史。29% 的病例细胞学不典型，几乎所有的病例都具有不同程度病毒细胞病理效应。手术是治疗喉鳞状上皮乳头状瘤的首选方式。

【病因】　喉鳞状上皮乳头状瘤的病因目前尚不明确。目前的许多研究结果发现，喉部鳞状上皮乳头状瘤的发生与人类乳头状瘤病毒（human papilloma virus，HPV）感染有关[2-5]。HPV 属于乳多空病毒科的乳头状瘤病毒属，是一种环状双链 DNA 病毒。目前发现的 HPV 亚型有 200 多种，根据其致病性可以分为低危型和高危型，许多 HPV 亚型都与头颈部病变相关，其中以 HPV6、HPV11 亚型最常见，HPV16、HPV18、HPV31、HPV33、HPV35 等次之。近来，低危型 HPV 与癌症的关系受到了重视，HPV6、HPV11 型虽然被认为是非致癌性的，但在恶性肿瘤中也发现其存在。Linderberg 等[6]认为，HPV11 与成人及儿童的喉乳头状瘤复发及恶变有关，Anna[7]在 3 例恶变的喉乳头瘤中检出 HPV6、HPV11、HPV16，他们认为，HPV11、HPV16 与侵袭性病变有关。Suzuki[8]在 2 例复发喉乳头状瘤中检出 HPV6a，并发现其基因组中 L1 区发生部分缺失，这 2 例均出现增生过度及类似癌症的病理改变。L1 的丢失使病毒的壳蛋白产生减少，使病毒能躲避宿主的免疫作用。这说明良性型 HPV 感染也可能通过整合和逃避宿主免疫而致喉癌。

【临床表现】　文献报道喉的鳞状上皮乳头状瘤特异性不明显，包括声嘶、呼吸困难、咽干、咽异物感、喘息、睡眠打鼾等。也是因为非特异性症状，误诊率、漏诊率相当高。

【辅助检查】　目前主要依靠电子喉镜、CT、MRI、病理等检查，其中病理学检查尤为重要。对于有呼吸困难的患者，需要根据呼吸困难的程度决定是否行气管切开，若暂时不需要气管切开，而患者术中有插管困难、麻醉难以通气的情况，亦需在全身麻醉前行气管切开。

1. 电子喉镜检查　电子喉镜检查是一种便捷、廉价的检查，对喉部占位性病变的初步诊断有重要作用，可以观察声带的闭合情况，肿物的表面性质，最重要的是可以行活检术。但若患者已经出现呼吸困难，则建议行气管切开后再行活检，避免诱发或加重呼吸困难，甚至引起窒息。

2. CT 检查　CT 检查具有较好的空间分辨率，减少了神经等软组织的影响，并且可以更好地评估是否有骨质的破坏。CT 上以声带前份及前连合、会厌、室带常见，呈弥漫均匀增厚，部分可形成结节或肿块，相应喉前庭、喉室、口咽腔等变窄,增强扫描呈轻中度均匀渐进性强化,可与明显强化(动脉期强化CT值>45HU)的恶性病变或炎性水肿、息肉鉴别,若恶变可出现黏膜壁弥漫增厚并肿块形成,增强呈明显不均匀强化及周围脂肪间隙消失表现。

3. MRI 检查 MRI 检查的优势是有更好的软组织对比度。喉的鳞状上皮乳头状瘤信号不均匀,瘤体内可见斑片状状低信号影。T_1WI 上呈低信号,T_2WI 上信号明显增高且信号不均匀是喉的鳞状上皮乳头状瘤的特点。

4. 病理学检查 主要特点是肿瘤组织是由上皮组织构成,呈大小不等的乳头状结构,其轴心为富含血管的疏松纤维性间质。乳头表面为分化成熟、排列有序的非角化鳞状上皮。典型病变可见"挖空细胞"。

【鉴别诊断】 主要与喉肿物相鉴别。

1. 喉疣状癌 喉疣状癌大体上常呈广基的外生性乳头状外观,一般无溃疡及坏死。显微镜下表现为表面角化过度,鳞状上皮堆积呈乳头状或指状生长,上皮层非常厚,呈缎带状;细胞分化良好,细胞异型性小,核分裂象少,有丰富的嗜酸性胞质,细胞核呈卵圆形,但有泡状核和显著的单个核仁。上皮基底部呈推进式生长,压迫下方正常组织。间质内可见淋巴细胞浸润,角化细胞通常大于经典的鳞状细胞癌,且缺乏异型性[4]。

2. 喉角化症 喉角化症是以喉上皮增生角化过度为特征的喉黏膜增生病变,属癌前病变,主要可分为两种类型。第一,喉白斑病,是指常位于声带表面或者其边缘的发白斑片,主要病理变化为黏膜上皮增生伴有角化不全。第二,喉乳头状角化症,为喉黏膜上不规则隆起或为红色乳头状、疣状、角状,覆以厚的角蛋白,病变常局限在声带。

【治疗策略】 首选手术切除,本个案肿瘤堵塞气道,文献报道大部分由喉裂开手术切除肿瘤。本例患者遵循近代微创外科,创口小、疼痛轻、恢复快、住院时间短、出血少的理念,经支撑喉镜经口入路切除肿物,术中还可通过显微缝合减小黏膜缺损的创面,患者获得良好的疗效,是这类良性病变微创治疗一种可行手段。手术方案的选择与就诊医院的手术条件,包括器械、设备等,及手术医师的手术技能有关。

【随访】 目前无常规随诊方案,本例患者术后前3个月每月复诊1次,随后每3个月复诊1次,复诊需行喉镜检查,至今随诊5年未见复发迹象。对于是否需要辅助抗病毒治疗,目前尚无报道。

(赖银妍 雷文斌)

参 考 文 献

[1] XIA M Y,ZHU W Y,LU J Y,et al. Ultrastructure and human papillomavirus DNA in papillomatosis of external auditory canal. Int J Dermatol,1996,35(5):337-339.

[2] DICKENS P,SRIVASTAVA G,LOKE S L,et al. Human papillomavirus 6,11,and 16 in laryngeal papilloma. J Pathol,1991,165(3):243-246.

[3] ORITA Y,GION Y,TACHIBANA T,et al. Laryngeal squamous cell papilloma is highly associated with human papillomavirus. Jpn J Clin Oncol,2018,48(4):350-355.

[4] HUANG S H,LOCKWOOD G,IRISH J,et al. Truths and myths about radiotherapy for verrucous carcinoma of larynx. Int J Radiat Oncol Biol Phys,2009,15,73(4):1110-1115.

[5] DAŠA G,LEA H,VIDA S,et al. Risk factors for the development of high-grade dysplasia and carcinoma in patients with laryngeal squamous cell papillomas:Large retrospective cohort study. Head Neck,2020 Dec 1.

doi:10.1002/hed. 26560.

[6] LINDEBERG H,SYRJÄNEN S,KÄRJÄ J,et al. Human papillomavirus type 11 DNA in squamous cell carcinomas and pre-existing multiple laryngeal papillomas. Acta Otolaryngol,1989,107(1-2):141-149.

[7] POU A M,SHOEMARKER D L,JORDAN J A,et al. Adult respiratory papillomatosis:Human papillomavirus type and viral coinfections as predictors of prognosis. Ann Otol Rhinol Laryngol,1995,104(10 Pt 1):758-762.

[8] SUZUKI T,TOMITA Y,NAKANO K,et al. Deletion in the L_1 open reading frame of human papillomavirus type6a genomes associated with recurrent laryngeal papillomas. J Med Virol,1995,47(3):191-197.

无症状的喉内肿物，需要治疗吗？

【看图辨真相】

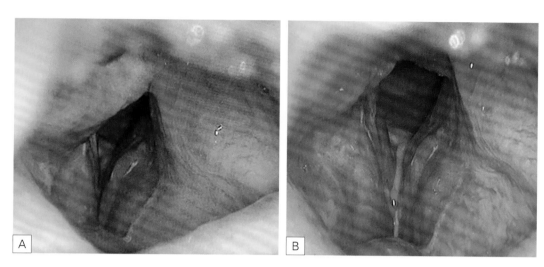

图 5-2-1　喉镜下表现

A. 左侧室带红肿，右侧室带光滑，左侧声带红肿、受限，右侧声带慢性充血、活动好；B. 声门下可见脓性分泌物。

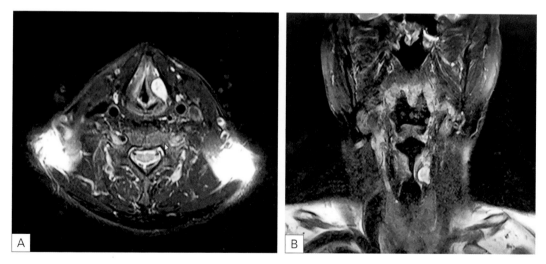

图 5-2-2　颈部 MRI T$_2$WI 表现

A. 肿块 T$_2$WI 高信号，位于左侧喉旁间隙；B. 肿块表面光滑，边界清，声带稍内移。

【基本信息】　患者男性，68 岁。

【主诉】　体检发现左侧喉肿物 1 个月。

【查体】　会厌未见异常，双侧室带、声带未见明显肿物，左侧声带活动差。颈部未触及明显肿大淋巴结。

病 例 解 析

【诊断难点】 根据患者临床表现和影像学资料,考虑为左侧声门旁间隙神经源性肿物可能性大(T_1WI 等信号,T_2WI 不均匀混杂高信号,增强后不均匀结节状、斑片状强化),但最终诊断仍需要组织病理学检查。

【治疗难点】 患者偶然体检通过影像学发现喉内肿物,提示为神经源性肿瘤可能,由于并无明显症状,且神经源性肿瘤多为良性,喉部手术往往影响术后发音质量,因此是否需要手术治疗是首要问题。如果观察,肿瘤长大后再手术更容易造成周围声带肌及神经损伤,如何取舍需要充分与患者沟通利弊。本例患者积极要求手术治疗,手术入路应根据患者的临床症状、肿瘤的大小与具体部位合理选择,分为经颈部开放或经口手术 2 种入路。颈部开放入路可充分暴露肿瘤,帮助术者沿肿瘤被膜外完全切除,为彻底切除肿瘤提供了最直接、安全的方法,包括喉裂开术、咽侧切开术等。手术原则以完整切除肿瘤、保护喉腔的完整性、恢复喉功能为最终目的。咽侧切开术后应密切观察患者呼吸情况,防止发生术腔血肿、组织水肿等引起窒息。经口手术具有创伤小、功能保留好、术后恢复快等优点,但仅适用于肿瘤暴露良好的患者。

【治疗经过】

1. 术前准备 完善术前检查,详细评估肿瘤的大小及其周围血管神经组织的毗邻关系。
2. 手术过程见图 5-2-3。
3. 术后常规换药、对症处理。

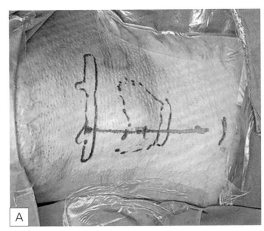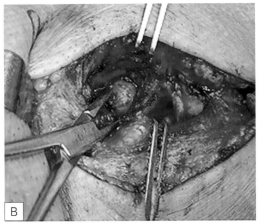

图 5-2-3 主要手术步骤
A. 颈前正中垂直切口 + 气管切口;B. 从左侧喉旁进路,见一光滑圆形肿物。

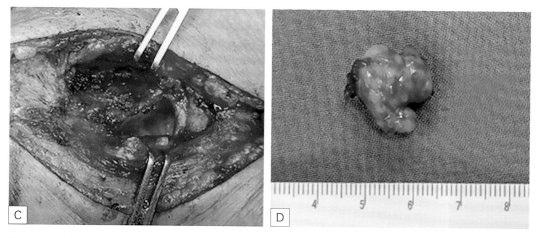

图 5-2-3（续）

C.完整切除剥离肿物；D.术后标本送病理学检查，圆形肿块直径 1.5cm。

【术后诊断】 （左侧）声门旁间隙神经鞘瘤。

术后病理结果:(左侧声门旁间隙)结合形态及免疫组织化学染色,考虑神经鞘瘤,1.5cm×1.5cm×1.0cm 大小。IHC（I21-1661）:Vimentin（+）,CD34（少量+）,S100（+）,GFAP（灶+）。

【随访及转归】 患者切口愈合良好,暂无复发,定期随访中。

讨　论

神经鞘瘤（neurinoma,neurilemoma）最早由 Verocay 等于 1908 年报道,起源于周围神经鞘膜的施万细胞,又称为施万细胞瘤。神经鞘瘤主要发生于大神经干和四肢的屈侧。头颈部神经鞘瘤是颅外最常发生的部位,占 25%~45%[1,2]。肿瘤有被膜,呈膨胀性生长[3],多生长缓慢（生产速度为每年 2.75~3.00mm）,极少恶变,颈丛及颈交感、迷走神经多汇集于咽旁间隙及颈侧,以发生于以上两个部位的头颈部神经鞘瘤常见[4]。由于可以长期没有任何的临床症状和体征,因此较难早期诊断。肿瘤表现为单发的缓慢增长的无痛性肿块,晚期可表现为邻近器官受累及神经受压。

喉神经鞘瘤最早由 Suchanck 于 1925 年报道[5],发病极少,仅占头颈部神经鞘瘤的 0.1%~1.5%,是一种喉部良性神经源性肿瘤,临床上常表现为隐匿性、生长缓慢的黏膜下肿块。喉神经鞘瘤大部分起源于喉上神经,多见于喉上神经内支穿过甲状舌骨膜处,少数起源于喉返神经。肿瘤常见于声门上区,好发于杓会厌襞的后方、室带、声带。此外,研究报道喉神经鞘瘤好发于 20~50 岁人群,少见于婴幼儿人群,目前仅报道了一例发生于 8 岁儿童的喉神经鞘瘤病例[1]。由于病例数较少,喉神经鞘瘤在男女间的发病差异尚存在争议,有学者认为喉神经鞘瘤好发于男性人群,但 Grant 等学者则认为不同性别喉神经鞘瘤的发病率相似[5]。

【病因】 目前喉神经鞘瘤的发病机制未明,部分学者认为其与生活方式无关,主要受辐射暴露和遗传易感性影响[6]。神经鞘瘤的发病可能与 NF2、INI1、LZTR1 基因突变失活相关。NF2 基因突变可以促进神经鞘瘤的发生,并且在散发性神经鞘瘤中作用尤为明显。INIT1 可能是导致种系遗传的主要因素,常见于家族性神经鞘瘤疾病中。近些年来研究发现 LZTR1 基因突变及其外显率大小是神经鞘瘤发病的关键因素,可能是家族性神经鞘瘤发病的关键节点[7]。但疾病的发生十分复杂,往往是基因型和环境作用的综合结果,基因信息传递环节中任何环节的错误都可能导致疾病的发生。未来仍需要结合基因组学、生物信息学、蛋白组学等技术以进一步阐明神经鞘瘤的发生发展机制。

【临床表现】 喉神经鞘瘤生长缓慢,起病隐匿。当肿瘤增大压迫周围组织可以导致咽部异物感、堵塞感、声音嘶哑等症状。肿瘤进一步增大可以压迫声门导致呼吸困难,压迫梨状窝导致吞咽困难,或因肿块增大影响会厌闭合,出现饮水呛咳症状。喉神经鞘瘤患者一般不出现体重下降和颈部肿块症状,目前仅 Plantet 报道了一例出现颈部肿块症状的喉神经鞘瘤病例[8]。本例患者为体检时发现左侧喉肿物占位,就诊时无咽部不适感、吞咽梗阻感、吞咽困难、张口受限、咽喉疼痛、呼吸困难及声音嘶哑等症状。

【辅助检查】 目前电子喉镜结合 CT 或 MRI 影像学检查是喉神经鞘瘤的重要辅助诊断方法。

1. 电子喉镜检查 可以直接观察肿瘤的位置、大小、形状、累及范围及与周围组织的关系。

2. CT 检查 有助于确定肿块的大小和范围,神经鞘瘤在 CT 扫描时常表现为喉黏膜下卵圆形或圆形病变,边缘清晰,膨胀性生长,无侵袭性改变。肿块内密度不均,轻度不均匀强化,表现为低密度区内散在不规则点状、片状或块状高密度强化影,这可能与喉神经鞘瘤内部陈旧性出血及囊性变的分布不一致导致的组织密度不同相关。依据颈部动静脉与肿瘤位置毗邻关系可判断肿物起源:若肿物向外推挤颈内动静脉且与之紧贴,则考虑为颈交感神经来源;若肿瘤向内挤压颈内动脉,向外推挤颈内静脉,则考虑为迷走神经来源可能性较大[9]。

3. MRI 检查 为首选的影像学检查方法,可以评估病变的范围及其与周围结构的毗邻关系,神经鞘瘤与恶性肿瘤相鉴别的关键点在于神经鞘瘤边缘清晰,不侵及邻近组织。T_1WI 表现为卵圆形或圆形,稍不均匀,密度与邻近组织相似的影像,T_2WI 显示肿块密度增高,并在静脉注射轧剂后肿块呈不均匀强化[10,11]。

4. 颈部超声检查 其提示有被膜、边缘清晰的肿物,内部低回声多见,可有鼠尾征表现[12]。

5. 神经鞘瘤 在临床特征和影像学表现上并不具有特异性,仍需要与喉部其他良性肿瘤做进一步鉴别,最终确诊依靠组织病理学检查。有学者认为神经鞘瘤的病理确诊需要满足三个特征[13]:①存在透明被膜,该被膜由神经外膜和残余神经纤维组成;②存在 Antoni A 和 Antoni B 两区:Antoni A 区由梭形细胞紧密排列组成,其细胞核排列成平行的栅栏状;Antoni B 区细胞排列松散,易形成囊泡;③免疫组织化学检查示肿瘤细胞 S-100 蛋白表达阳性,这是神经鞘瘤确诊的主要标志物。目前临床上肿瘤病理诊断的方式包括组织活检、细针抽吸细胞学检查和切除术后病理学检查。由于喉神经鞘瘤位置隐蔽,术前活检和细针抽吸取材困难,可能出现标本组织量不够和仅取到被膜,导致出现假阴性的情况。此外,活检后肿瘤被膜不连续,增加了患者持续患病的风险,并且活检后瘢痕形成,使后续肿瘤切除复杂化,增加损伤邻近组织的风险。因此对于临床和影像学检查显示无恶性表现的喉黏膜下肿块,直接手术切除后病理学检查是明确喉神经鞘瘤诊断的最佳选择和常用方法。

【鉴别诊断】 根据 MRI 影像结果,本病诊断为声门旁间隙肿瘤。需要与下列疾病相鉴别:

1. 喉黏液囊肿 主要症状是间歇性声嘶,无明显呼吸困难、喉痛和吞咽不畅等,检查可见一侧杓状软骨、室带及喉室膨隆,同侧声带被遮,喉黏膜光滑,颈部 CT 平扫描显示囊肿主要位于声门旁间隙并侵及会厌前间隙和梨状窝,确诊依靠病理诊断。

2. 梨状窝癌 下咽癌中最常见的一种,发病部位隐匿,不易发现,早期可无明显症状或咽部异物感,具有黏膜及黏膜下浸润生长特征,实际病变范围常超出依据喉镜及影像学检查所判断范围,向内侵犯喉,向外侵犯甲状软骨板,向前侵入声门旁间隙,喉镜及颈部 CT、MRI 检查有助于鉴别诊断,病理学检查可明确诊断。

3. **喉旁间隙异物**　可有误咽史，异物摄入史，异物通过梨状窝进入声门旁间隙，可伴肉芽组织形成，电子/纤维喉镜、钡餐食管造影、支撑喉镜均有可能遗漏异物，诊断依靠薄层 CT 扫描并定位异物位置。

4. **贯声门癌**　它是以肿瘤在声门旁间隙以喉室内为中心的黏膜下浸润扩展为特点，直径 <2.0cm 的肿瘤多数在该间隙内。早期无任何症状，不易被发现，影像学检查及术后组织病理学检查可确诊。

5. **复发性多软骨炎**　本病为少见的由免疫介导的结缔组织疾病，临床表现具有多样性及非特异性，软骨支架逐渐破坏为特征，部分患者可表现为喉软骨炎，起病后可由声嘶，逐渐出现呼吸困难，喉镜检查可表现为喉室饱满，声带固定，颈部增强 CT 示喉旁间隙肿物，边界欠清，术中术后组织病理学检查可证实为非特异性炎症。

【治疗策略】　喉神经鞘瘤对放化疗不敏感，手术完整切除是唯一有效的治疗手段[14]。手术原则以完整切除肿瘤和保护喉功能为主要目的，入路的选择主要取决于肿瘤的大小和位置。一般来说，体积较小的肿瘤可以经口入路切除，而位置隐蔽或体积较大的肿瘤建议选择开放手术切除。

经口入路包括传统内镜、CO_2 激光手术和磷酸钛氧钾（KTP）激光手术。随着激光技术和显微器械的快速发展，经口显微支撑喉镜下 CO_2 激光切除肿瘤的治疗方式已得到广泛的应用。但由于激光光束的直线特性，对一些暴露不佳的肿瘤操作困难。近年来，经口机器人手术在头颈外科领域得到了越来越广泛的应用。该手术系统具有灵活旋转弯曲的关节和稳定的机械臂，有效解决了术者人手操作易抖动和灵活性受限的问题，扩展了经口入路手术的适应证，并且其放大 3D 手术视野解决了画面无立体感和图像不清晰的问题。Millas[15]和 Kayhan[16]分别于 2001 年和 2015 年报道了应用手术机器人系统切除选择性的喉神经鞘瘤的案例，均证明了经口机器人手术可以完整切除肿瘤，并有效降低术后并发症和复发的发生风险。但由于经口机器人手术设备稀缺、费用昂贵，目前较难在全国范围内普及。

对于一些肿瘤较大、位置隐蔽或术前评估肿瘤具有侵袭性的病例，需要更好的视野暴露，须经颈外径切除。经颈外入路包括喉裂开术、甲状软骨侧切开术、咽侧切开术等，可以完整暴露肿瘤，为彻底切除肿瘤提供安全直接的方法[17]。

本次病例神经鞘瘤位于声门旁间隙，术者采用喉裂开术完整切除肿瘤，同时术中行气管切开以防止术腔血肿和组织水肿导致气道阻塞。

【随访】　除了由手术操作损伤周围组织导致的声带麻痹、喉返神经麻痹，喉神经鞘瘤的预后较好，复发常见于术后 3 个月内，多与手术切除不彻底，病变组织残留有关。因此建议术后第一年每 3 个月进行一次电子/纤维喉镜检查，当存在双侧喉部不对称时，有必要进一步行 MRI 检查[18]。

（朱晓可　吴春萍）

参 考 文 献

[1] ROGNONE E,ROSSI A,CONTE M,et al. Laryngeal schwannoma in an 8-year-old boy with inspiratory dyspnea. Head Neck,2007,29（10）:972-975.

[2] WANG B,YUAN J,CHEN X,et al. Extracranial non-vestibular head and neck schwannomas. Saudi Med J, 2015,36（11）:1363-1366.

[3] BONDI S,LIMARDO P,TOMA S,et al. Non-vestibular head and neck schwannomas:A 10-year experience. Eur Arch Otorhinolaryngol,2013,270（8）:2365-2369.

[4] ZHANG H,CAI C,WANG S,et al. Extracranial head and neck schwannomas:A clinical analysis of 33 patients. Laryngoscope,2007,117（2）:278-281.

［5］WONG B L K,BATHALA S,GRANT D. Laryngeal schwannoma:A systematic review. Eur Arch Otorhinolaryngol,2017,274（1）:25-34.

［6］ROMAK J J,NEEL H B 3rd,EKBOM D C. Laryngeal Schwannoma:A case presentation and review of the Mayo Clinic experience. J Voice,2017,31（1）:129. e15-129. e18.

［7］郭伟韬. 神经鞘瘤相关遗传学机制的最新研究进展. 国际医药卫生导报,2015,21（17）:2515-2520.

［8］PLANTET M M,HAGAY C,DE MAULMONT C,et al. Laryngeal schwannomas. Eur J Radiol,1995,21（1）: 61-66.

［9］汤国雄,陶学金,朱声荣,等. 颈鞘内神经鞘瘤的诊治分析. 临床口腔医学杂志,2012,28（7）:433-434.

［10］STEFANOVIC X,GALLET DE SANTERRE O,CARTIER C,et al. A rare benign laryngeal tumor. Diagn Interv Imaging,2014,95（6）:617-619.

［11］SATO Y,IMANISHI Y,TOMITA T,et al. Clinical diagnosis and treatment outcomes for parapharyngeal space schwannomas:A single-institution review of 21 cases. Head Neck,2018,40（3）:569-576.

［12］陈定章,朱永胜,赵睿,等. 超声在颈部神经肿瘤诊断中的临床应用. 中国超声医学杂志,2014,30（10）: 865-867.

［13］TSE A,ANWAR B. Laryngeal schwannoma:Excision via a laryngofissure approach. J Surg Case Rep,2015, 2015（6）:rjv059.

［14］CADONI G,BUCCI G,CORINA L,et al. Schwannoma of the larynx presenting with difficult swallowing. Otolaryngol Head Neck Surg,2000,122（5）:773-774.

［15］MILLAS T,GRANELL J,GARRIDO L,et al. Transoral robotic approach for laryngeal schwannoma. Head Neck,2015,37（6）:E70-E73.

［16］KAYHAN F T,KAYA K H,YILMAZBAYHAN E D. Transoral robotic approach for schwannoma of the larynx. J Craniofac Surg,2011,22（3）:1000-1002.

［17］CHIU C C,CHOU S H,WU C C,et al. Obstructive laryngeal schwannoma in a young female. World J Surg Oncol,2015,13:24.

［18］TULLI M,BONDI S,SMART C E,et al. Diagnosis and treatment of laryngeal schwannoma:A systematic review. Otolaryngol Head Neck Surg,2018,158（2）:222-231.

如何个体化处理反复发作的喉部肿物？

【看图辨真相】

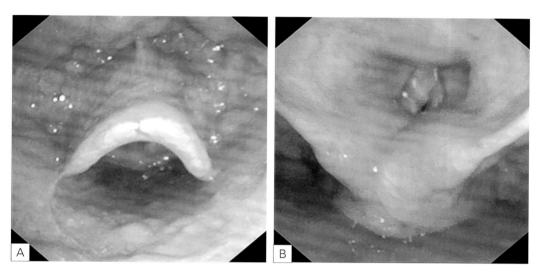

图 5-3-1　电子喉镜表现
A. 舌根、会厌及会厌谷未见明显新生物；B. 梨状窝、室带未见明显新生物。

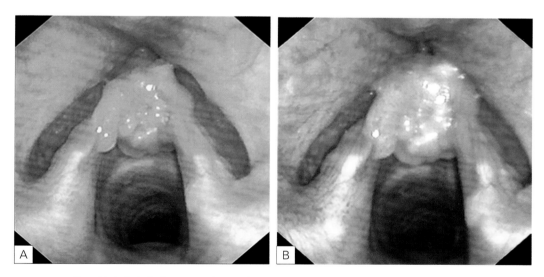

图 5-3-2　镜下前连合病变在 NBI 和白光下表现的对比
A. 电子喉镜（白光）：声门区前部灰白色肿物；B.NBI 下未见明显恶变改变。

【基本信息】　患者男性，29 岁，既往喉乳头状瘤病史。

【主诉】　声嘶 1 年余。

【查体】　双侧声带前部见灰白色乳头状新生物，双侧声带活动可，声门闭合欠佳，会厌、双侧梨状窝和室带清晰，未见明显新生物。

1. 本例病变采取何种治疗方案更合适?

2. 如手术,是采取单次完整切除还是分次切除?

3. 术后出现声带粘连并发症该如何处理?

病 例 解 析

【诊断难点】 本病结合病史、查体以及电子喉镜检查特点,诊断考虑复发性呼吸道乳头状瘤可能性大,但该病例患者为成人男性,仍需排除恶性变可能,因此术前可采取 NBI 内镜等检查和术后病理再次明确(该病例有既往史,本次电子喉镜见乳头状新生物,NBI 初步排除恶变可能)。

【治疗难点】 该病例为前连合受累的成人复发性呼吸道乳头状瘤(adult-onset recurrent respiratory papillomatosis,AORRP),病变特点是基底广,范围大,选择合适的器械和方式相当重要;前连合受累,手术是采取单次切除还是分次切除也十分考验术者的临床经验,对于是完整切除而减少复发,抑或保留部分病变避免粘连,往往困扰临床医师;若术后出现粘连并发症,又该如何应对,值得临床重视。

【治疗经过】

1. **术前准备** 术前电子喉镜完善,NBI 鉴别有无恶性变可能,确定手术方案以及所需器械,与手术室和麻醉科联系备好 CO_2 激光以及显微镜、显微器械、不同规格的支撑喉镜、较小口径的插管等设备和器械。

2. **手术过程** 选择专用的手术器械进行前连合部位的充分暴露,必要时更换喉镜或调整喉镜位置以及助手则通过多个角度进行环状软骨加压,直到充分暴露前连合。利用侧孔吸管、钝头无创吸管或喉显微钳吸引、牵拉、推压病变组织,轻柔稳定地牵引暴露病变,将 CO_2 激光对焦并调整激光点大小,先划定病变的边界(手术切缘距病变 1~2mm),保持术野干净,沿病变周围依次切开黏膜、任克间隙,沿黏膜下疏松的任克间隙进行剥离,完整切除肿瘤,如术中出血或产生烟雾可使用带无创吸引管清理,亦可尝试调大激光光斑范围进行止血将肿瘤连同基底膜以及周围少许正常组织完整切除(图 5-3-3)。

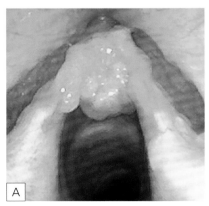 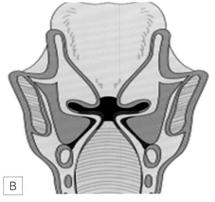 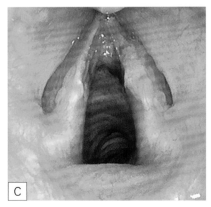

图 5-3-3 主要手术步骤
A. 病变范围累及前连合;B. 手术在基底膜以下,任克层进行;C. 第一次手术 CO_2 激光将病变完整切除术后。

3. 术后处理　常规术后声休、雾化对症处理。

【术后诊断】　成人复发性呼吸道乳头状瘤。

【随访及转归】　术后定期复查电子喉镜，术后 3 个月出现前连合粘连，而再次进行手术，行支撑喉镜下行 CO_2 激光粘连松解 + 显微缝合，术后随访 1 年愈合良好，未见肿瘤复发和粘连迹象（图 5-3-4）。

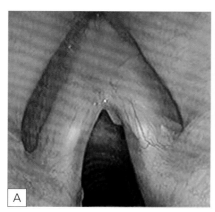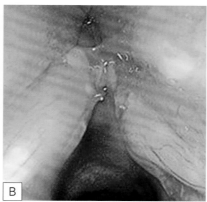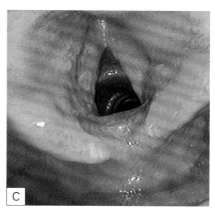

图 5-3-4　术后粘连的处理
A. 术后 3 个月出现声带粘连；B.CO_2 激光粘连松解 + 显微缝合；C. 术后定期随访未见肿瘤复发及再次粘连。

讨　　论

复发性呼吸道乳头状瘤（recurrent respiratory papillomatosis，RRP）呼吸道最常见的良性上皮性肿瘤，瘤体常表现为散在、壁薄、质脆，易出血，可发生于任何年龄，主要发生在喉部，临床上极易复发，根据年龄可分为成人型复发性呼吸道乳头状瘤（adult-onset recurrent respiratory papillomatosis，AORRP）儿童型复发性呼吸道乳头状瘤（juvenile-onset recurrent respiratory papillomatosis，JORRP）两者有各自的诊治特点，不同类型的 RRP 表现也不一样，治疗方案也有所不同[1-2]。

治疗 RRP 目前尚无特效方法，抗病毒、免疫治疗（如干扰素、西多福韦）等常用辅助治疗由于并发症、副作用或超药物使用范围等，临床上未广泛应用，最值得期望的抗 HPV 病毒疫苗则仍在研发当中。手术仍为临床上最主要的治疗方法[3,4]。既往传统的冷器械和显微吸切器因没有热损伤，能快速解除梗阻，但难以彻底清除病变，术后易复发。随着器械发展，KTP 激光、半导体激光、等离子射频为 RRP 手术治疗提供了更多的选择，但受出血控制、精确度以及操作方式等因素影响，损伤过大或肿瘤组织难以完全切除，可导致相关的并发症（如瘢痕、狭窄）和肿瘤复发[4]。CO_2 激光具有损伤小、出血少、精准度高以及非直接接触的特点，在微创治疗和完整切除方面有优势，但对于暴露条件有一定的要求，如使用不当，存在一定热损失[5]。因此，如何合适的器械和方案常常困扰临床医师。

【病因】　HPV 是 RRP 的主要致病因素，以 HPV6 和 HPV11 分型为主。其中，JORRP 可能与母亲生殖系统 HPV 感染有关，而 AORRP 则可能与幼年时 HPV 感染潜伏或不洁生活方式有关。

【临床表现】　RRP 的临床过程与年龄密切相关，JORRP 患者往往病变范围广泛，由于咽喉解剖结构较小，临床过程较 AORRP 更为糟糕，而 AORRP 患者临床过程相对缓和，症状较轻，但仍具有易复发性、侵袭性，甚至有恶变的趋势。由于病变位置特殊，RRP 常以进行性声嘶、喉鸣（甚至呼吸困难）为主要表现，如处理不及时、病变范围广、气道刺激痉挛等，可导致喉阻塞甚至危及生命，是目前临床上棘手的难题。

【辅助检查】 目前主要依靠电子喉镜、NBI 内镜、CT、MRI 等传统解剖影像检查辅助喉部肿物的诊断和治疗。

1. **电子喉镜检查** 它是一种便捷、廉价、常用的检查,对喉部肿物的定位和定性具有较大优势,且能判断出肿物表面情况及与周边重要结构之间的毗邻关系。对于初诊患者,当电子喉镜已经怀疑肿物为 RRP 时,可同步行组织病理学活检。

2. **NBI 内镜检查** 主要优势在于使黏膜浅层(表面)的微细结构和表浅的毛细血管网对比度增强,有助于发现组织细微变化,以便早期发现癌变事件和对病变性质做出鉴别,同时对于 RRP 散在多发病灶,使用 NBI 内镜有利于排查隐匿微小病变。

3. **CT 检查** RRP 早期微小病变 CT 不易发现,病灶周围喉旁间隙多正常,成人如有深部浸润需排除恶变可能。胸部 CT 也有助于发现气管、支气管病变及肺部病变。

4. **MRI 检查** RPP 的 MRI 表现为自旋回波脉冲序列呈长 T_1、长 T_2 信号。

【鉴别诊断】 主要可与喉部肿瘤鉴别,常见的如下。

1. **喉纤维瘤** 其发生部位声带前中部多见。瘤体表面光滑,大小不一,色灰白或淡红,质较硬,病变多发展较慢。

2. **喉癌** 该肿块粗糙,可呈菜花状或伴溃疡,声带运动可受限。

3. **喉淀粉样变** 其多与慢性炎症相关,表现为喉部暗红色肿块,表面光滑,质地较硬,需活检加以鉴别。

4. **喉角化症及喉白斑病** 其表面有白色锥形、斑块或斑片状突起,界限清楚,不易拭去,其周围有一较红的充血区。需活检加以鉴别。

【治疗策略】 既往手术理念以解除呼吸道梗阻为目的,多数患者往往经历多次手术干预而仍见肿瘤复发,而频繁的手术创伤又可能造成更多的损伤及并发症[6]。因此,探索更为精准、行之有效控制 RRP 的手术理念显得尤为重要。HPV 病毒种植于喉黏膜内,一定条件下 HPV 病毒刺激基底层细胞异常增殖形成瘤体,肿瘤呈散在多发生长,一般不越过基底膜[7],理论上可以逐一通过黏膜下剥离切除的方式达到临床治愈,原发病灶以外部位发生肿瘤可认为是潜伏病毒激活致新瘤体的发生,应属于肿瘤再生;实际上,病变周围看起来正常的黏膜很可能已经被 HPV 感染处于潜伏状态[8],手术无法彻底此类感染组织,肿瘤再生无法完全避免,但该手术理念却有机会降低原位病灶复发的概率,从而延长手术间隔及减少手术干预次数,达到长期缓解甚至临床治愈。CO_2 激光虽然存在一定的热损伤的,但其精准切割特点使其在黏膜下层剥离方面具有较明显优势,基于此,如何利用 CO_2 激光这种工具进行黏膜下剥离切除治疗 RRP,使患者更为获益是值得期待的,在没有更好的治疗选择之前,即使略显激进,该技术依然值得临床推广。笔者的临床团队从 2009 年率先开始运用 CO_2 激光黏膜下剥离切除术治疗 RRP 患者(图 5-3-5),疗效确切,完整的切除有助于减少因残留导致的复发,剥离式的切除使手术过程创伤更小。此外,我们也发现,对于部分病例,CO_2 激光黏膜下剥离术难度大或无法进行时,则需要联合其他器械或者调整手术方案[9-10]。总的来说,基于疾病自身、解剖结构、不同器械的特点以及暴露困难程度,对不同病例也需根据具体情况采取个体化外科处理。

1. **CO_2 激光黏膜下剥离术的难点和要点** 病变充分暴露、手术无血化操作以及找准解剖层次是 CO_2 激光黏膜下剥离术的难点和要点,多种无创吸管的交替应用及轻柔的操作是关键:牵引暴露病变,避免瘤体破损出血,使手术难度降低,精确切除的可控性大为改善,手术操作的简便性、连贯性和可重复性提高。为了减少损伤,手术目的为尽可能去除处于病毒激活状态的肿瘤组织而不损伤周围正常或病毒潜

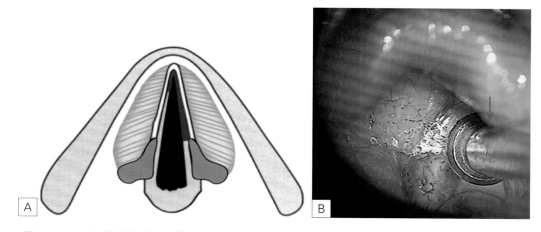

图 5-3-5 CO_2 激光黏膜下剥离术
A. 选择合适的手术间隙(红色区域为黏膜下间隙);B. 利用钝头吸管吸附牵引病变(右上方红色箭头所示)、循黏膜下组织间隙剥离肿瘤(左下方红色箭头指向激光光斑)。

伏状态的组织,激光操作时注意解剖层次清晰,黏膜下完整整块切除病变(会厌舌面、声门下区、杓区及杓会厌襞处均有疏松的黏膜下层以及声门区的任克间隙,疏松的间隙更有利于剥离),必要时于病灶下方黏膜下注射少量肾上腺素生理盐水(1∶10 000),有助于暴露基底和减少出血和应用喉电凝吸引器止血,术中需注意避免损伤靠近前连合 2mm 处,以防喉蹼形成,需要注意的是对于儿童型患者,因喉腔狭小,病变广泛,操作空间受限,技术要求更高,难度增高,对术者存在更高的规范操作培训及技术设备准入门槛要求。

2. 个体化治疗方案和策略 基于 CO_2 在黏膜下剥离切除的优势,对于声门区病变,条件允许下,可优先选择 CO_2 激光,其次是 KTP 激光,对于前连合受累病例,术中可保留部分病变组织,留待下一次手术,有助于减少前连合粘连发生和瘢痕形成,若出现粘连,可用 CO_2 激光分离并显微缝合应对;对非声门区病变操作困难以及 CO_2 激光难以到达者,则可采取光纤激光和等离子射频刀等器械;如病变范围过大,担忧一次切除可能导致的粘连则可考虑分块或分期进行;对于无法一次手术完整切除或条件限制时,为减少损伤和快速解除呼吸道梗阻,显微切割器也是理想的权宜治疗或联合治疗器械;必要时,冷、热器械可有机结合使用;最终目标是尽可能减少损伤和并发症,减少复发、提高疗效,让患者真正获益。

【随访】 术后定期复查随访是必要的,可及时发现肿瘤复发和再生,早期干预则有助于避免肿瘤恶变或因呼吸道梗阻而气管切开。结合肿瘤生长的特点及手术需要,术后 4 周可复查电子喉镜,此时即使有肿瘤复发,但病变往往局限,有利于二次手术完整剥离切除;如无复发可每 3~6 个月复查,至少随访 1 年以上[9]。

(刘其洪　雷文斌)

参 考 文 献

[1] LINDEBERG H,OSTER S,OXLUND L,et al. Laryngeal papillomas:classification and course. Clin Otolaryngol Allied Sci,1986,11(6):423-429.

[2] GEREIN V,RASTORGEV E,GEREIN J,et al. Incidence,age at onset,and potential reasons of malignant transformation in recurrent respiratory papillomatosis patients:20 years' experience. Otolaryngol Head Neck

Surg,2005,132（3）:392-394.

[3] OREN C,SONIA A,BRUNO C. Minimizing surgical management through the use of adjuvant medical therapies. Laryngoscope,2012,122（Suppl 4）:S99-S100.

[4] SILVERMAN D A,PITMAN M J. Current diagnostic and management trends for recurrent respiratory papillomatosis. Curr Opin Otolaryngol Head Neck Surg,2004,12（6）:532-537.

[5] 雷文斌,徐扬,邓洁,等. CO_2 激光在咽喉科疾病治疗中的应用进展. 临床耳鼻咽喉头颈外科杂志,2018,32（19）:1447-1450.

[6] AVELINO M A,ZAIDEN T C,GOMES R O. Surgical treatment and adjuvant therapies of recurrent respiratory papillomatosis. Braz J Otorhinolaryngol,2013,79（5）:636-642.

[7] VENKATESAN N N,PINE H S,UNDERBRINK M P. Recurrent respiratory papillomatosis. Otolaryngol Clin North Am,2012,45（3）:671-694,viii-ix.

[8] IVANCIC R,IQBAL H,DESILVA B,er al. Current and future management of recurrent respiratory papillomatosis. Laryngoscope Investig Otolaryngol,2018,3（1）:22-34.

[9] 雷文斌,刘其洪,柴丽萍,等. 成人喉乳头状瘤64例 CO_2 激光黏膜下完整剥离术. 中华耳鼻咽喉头颈外科杂志,2016,51（10）:727-732.

[10] 雷文斌,刘其洪. CO_2 激光手术治疗复发性呼吸道乳头状瘤. 山东大学耳鼻喉眼学报,2018,32（6）:8-12.

原因不明的喉气管闭锁可以微创治疗吗？

【看图辨真相】

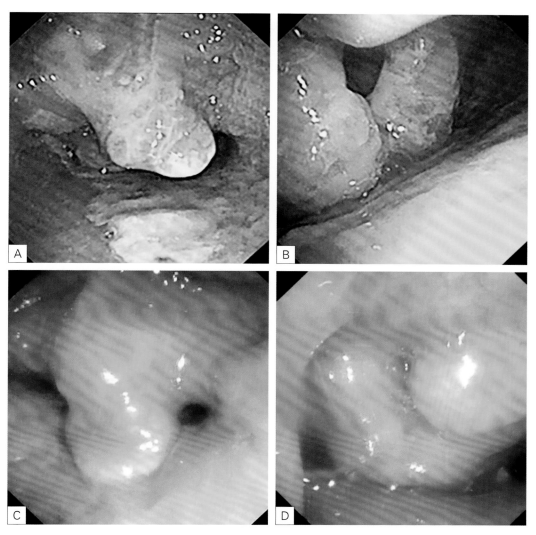

图 5-4-1　电子喉镜表现

A~B.（5 个月前）杓间区似粘连,会厌、双侧杓状软骨、喉前庭、环后区、声门区及声门下局部见溃疡。
C~D.（本次就诊）鼻咽黏膜光滑、充血,未见新生物。口咽黏膜充血,舌根淋巴组织稍增生。会厌黏膜
光滑下塌,舌面可见溃疡。下咽后壁见散在溃疡。梨状窝局部可见溃疡。双侧杓状软骨活动受限,局
部可见溃疡,喉口似闭锁,未能窥清声门结构。

【基本信息】　患者女性,51 岁。鼻咽癌放射治疗后 4 年。

【主诉】　进行性呼吸不畅、说话费力半年。

【查体】　无张口受限,间接喉镜下见会厌表面见少许溃疡,会厌下塌,遮盖喉口,不能窥及声门。颈
活动自如,无抵抗感,气管居中,甲状腺无肿大,未闻及血管杂音。颈前见金属气管套管在位,不能堵管。
全身皮肤无明显红斑或皮损。

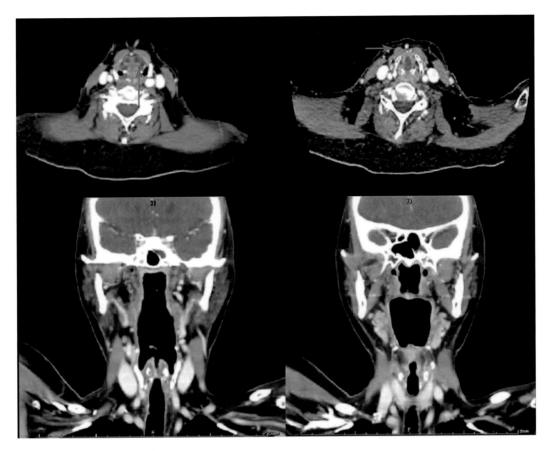

图 5-4-2 颈部增强 CT 表现

会厌前间隙软组织、双侧杓状软骨黏膜及杓会厌襞增厚,增强扫描轻中度强化(红色箭头所示)。双侧
Ⅰ区淋巴结稍增大,右侧较大者约 14mm×9mm(红色箭头所示);颈部软组织结构对称,无异常肿块
影,气管居中,未见受压移位;各肌间隙清晰,双侧咽隐窝形态正常、对称,咽侧壁无增厚,咽旁各间隙
未见异常。双侧颈动脉间隙正常,未见受压移位,未见异常肿大的淋巴结。

思考

1. 喉气管闭锁的原因是什么?

2. 下一步的治疗方案如何选择?

病 例 解 析

【诊断难点】 后天性喉气管狭窄,系多种原因损伤喉后未得到及时或正确的早期处理所致,常合
并颈段气管狭窄。常见的主要原因包括:物理或化学因素损伤(创伤、医源性损伤、误吸高热气体灼伤和
强酸、强碱化学腐蚀剂等)、特异性感染(如结核、梅毒等)、自身免疫性疾病(IgG₄ 相关性疾病)等。诊断时
需组织病理学活检明确诊断,应重点排除恶性肿瘤。

【治疗难点】

1. 早期病因诊断困难,导致患者的治疗方案无法行之有效地开展;

2. 如何治疗喉气管狭窄?

【治疗经过】

1. 电子喉镜下取喉肿物活检病理,结果示(左侧杓状软骨外侧、下咽左侧壁)炎性肉芽组织,符合溃疡形成,未见恶性特征。六胺银(-),抗酸(-),IgG(+↑),IgG$_4$少数(+),IgG$_4$/IgG<10%(图5-4-3)。

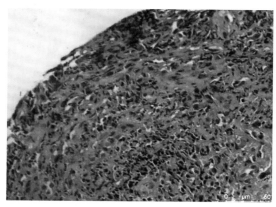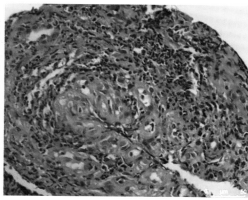

图5-4-3 电子喉镜喉肿物活检病理表现

2. 在广州市胸科医院完善痰涂片找抗酸杆菌、结核菌素纯蛋白衍生物(purified protein derivative,PPD)皮试、干扰素-γ释放试验、胸部CT等检查,排除活动性结核分枝杆菌感染。

3. 多学科会诊意见 经过影像科、肿瘤科、放射治疗科、呼吸科、风湿免疫科及耳鼻咽喉科等多学科专家的讨论评估,患者鼻咽癌(T$_3$N$_0$M$_0$)放射治疗后4年发生喉狭窄、喉闭锁,放射治疗后常合并黏膜萎缩、瘢痕狭窄形成,但致喉闭锁的临床病例罕见,两者间是否有因果关系暂无法下定论。影像学及内镜资料提示,患者喉腔狭窄,喉部软组织增厚,层次结构不清,需重点鉴别肿瘤、特殊感染、风湿免疫疾病,从系统检查来看,目前基本可排除结核感染,建议再次活检协诊,若排除特殊感染及肿瘤,建议行抗风湿治疗。

4. 入院后行全身麻醉下支撑喉镜下喉瘢痕切开 + 喉肿物活检术;术后病理:黏膜下层可见水肿,其内散在淋巴、浆细胞及中性粒细胞浸润,鳞状上皮轻度增生,但未见不典型性。Masson特殊染色示间质胶原纤维蓝染,标本抗酸(-),六胺银(真菌)(-),IgG$_4$(-),IgG 部分细胞(+)。

5. 患者喉闭锁组织病理结果排除肿瘤及特殊感染,转至风湿免疫科进一步诊治。风湿科完善相关检查检验如下。

(1)ESR 42mm/h↑;C 反应蛋白(CRP)8.73mg/L↑,血清淀粉样蛋白 A(SAA)35.80mg/L↑,免疫球蛋白 G(IgG)8.59g/L↓,κ 链 6.53g/L↓,λ 链 3.78g/L↓。

(2)免疫球蛋白四项:免疫球蛋白 G(IgG)9.11g/L↓。

(3)狼疮抗凝物质检测:狼疮抗凝物 RVVT 筛查比值 1.43↑,狼疮抗凝物 RVVT 标准化比值 1.34↑,狼疮抗凝物检测结果说明存在弱阳性 LA。

(4)血清血管紧张素转化酶测定、体液免疫七项、补体二项、磷脂抗体全套(发光法)、抗核抗体(antinuclear antibody,ANA)测定、血管炎四项、风湿病组合Ⅱ、风湿病组合Ⅰ、血清免疫固定电泳组合Ⅰ(IgG/A/M,κ,λ)、血清蛋白电泳均未见异常。

(5)甲状腺组合Ⅱ:促甲状腺刺激激素(TSH)15.990uIU/mL↑;抗甲状腺自身抗体组合:甲状腺球蛋白抗体(thyroglobulin antibody,TgAb)13.00IU/mL↑。

风湿科治疗及转归：予激素治疗为主的综合方案诊断性治疗 2 周后，症状、体征无明显改善。建议加用环磷酰胺或者甲氨蝶呤，患者及家属表示拒绝。

出院复查电子喉镜示：鼻咽：黏膜光滑、充血，未见新生物。口咽：黏膜充血、光滑。咽后壁局部见少量白膜附着。会厌黏膜光滑、塌陷。梨状窝局部可见溃疡。双侧杓状软骨活动受限，喉口似闭锁，局部见少量白膜附着，未能窥清声门结构（图 5-4-4）。

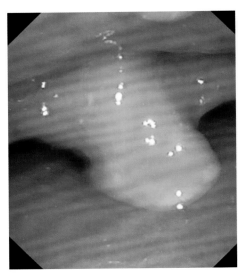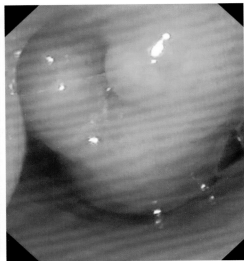

图 5-4-4 激素为主综合方案治疗后电子喉镜表现
可见喉闭锁无明显改善。

6. 患者再次以"拔除气管套管"为诉求就诊于耳鼻咽喉科门诊，再次行多学科讨论，考虑患者已多次活检排除肿瘤、结核感染等可能，按自身免疫性疾病诊断性治疗后，疗效不佳，考虑患者喉闭锁可能与放射治疗后黏膜萎缩、瘢痕形成相关，建议手术治疗。

7. 手术方式 按照国内《喉气管狭窄诊断与治疗专家共识》及国外文献对喉气管狭窄的诊疗决策建议[1,2]，本病例为 Myer-Cotton 分度Ⅳ度，优先应考虑开放颈喉-气管重建手术，但本病例的特殊之处在于：两处狭窄均较薄（<1cm），有望通过内镜治疗尽量减少患者的创伤。在手术方式上，可选择开放性手术、微创手术喉气管瘢痕松解术后旷置、T 型管置入、或显微缝合成形。参考国内外文献及本中心的诊疗经验[1,2]，总结数种喉气管狭窄常用术式及其在病例中的优缺点，详见表 5-4-1。

表 5-4-1 对本病例喉气管狭窄手术方式的优缺点

手术方式	优点	缺点
开放性手术——楔形切除瘢痕狭窄 + 端-端吻合	疗效较为确切	创伤大，术后易合并喉返神经麻痹、喉头水肿致窒息
微创手术喉、气管瘢痕松解术后旷置	不易误吸	黏膜创面大，易再次狭窄
微创手术喉、气管瘢痕松解术 + 长 T 型管置入（含喉及气管狭窄处）	再狭窄发生率低	不适感明显，T 型管停留时间长，治疗时间长，易误吸，肺炎发生率高
微创手术喉、气管瘢痕松解术 + 喉黏膜显微缝合成形 + 短 T 型管置入（仅含气管狭窄处）	再狭窄发生率低	声门下 T 型管易刺激喉黏膜致喉头水肿、窒息
微创手术喉、气管瘢痕松解术 + 喉黏膜显微缝合成形	患者生活质量高，不易误吸，安全性较高	手术精细度、技巧性、难度高，且受病例病变范围所限，适用范围较小；可能合并气管段再次狭窄

遂在全身麻醉下行支撑喉镜显微镜下 CO_2 激光喉气管瘢痕松解术 + 喉黏膜瓣错开对位缝合成形 + 喉口重建术（图5-4-5）。术中于喉口杓状软骨、喉室粘连处行十字切开、将气管闭锁狭窄处行放射状切开，进一步将喉黏膜瓣错开对位缝合成形，充分修复喉缺损黏膜面，大大减少术后再次喉瘢痕粘连狭窄的发生率。术后组织病理学检查示（喉腔瘢痕组织）送检为纤维组织，伴灶性淋巴细胞浸润。

术后第2天电子喉镜检查示会厌及双侧杓状软骨稍肿胀，喉腔内表面见假膜覆盖，未见脓性分泌物（图5-4-6）。

术后组织病理学检查示纤维组织，伴灶性淋巴细胞浸润（图5-4-7）。

【术后诊断】 从电子喉镜及颈部CT评估，喉口、颈段气管分别有两处完全闭锁，中间有液性暗区。本病例喉气管狭窄的范围及分度，参考欧洲喉科学会建议及 Myer-Cotton 法评定为IVb级，即同时累及声门上、气管两个部位的完全闭锁。

【随访及转归】

1. 患者术后口服甲泼尼龙 4mg/d 持续6周。术后随访近5个月，喉镜检查见重建喉口无明显再发狭窄，气管瘢痕松解处较前更狭窄（图5-4-8、图5-4-9）。

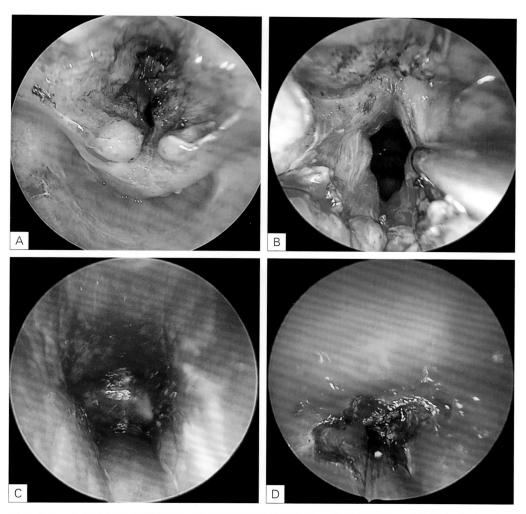

图 5-4-5　支撑喉镜显微镜下 CO_2 激光喉气管瘢痕松解术 + 喉黏膜瓣错开对位缝合成形 + 喉口重建术术中及术后所见

A. 喉瘢痕松解后杓状软骨及喉室；B. 声带水平无明显粘连；C. 颈段气管闭锁；D. 颈段气管闭锁处行放射状切开。

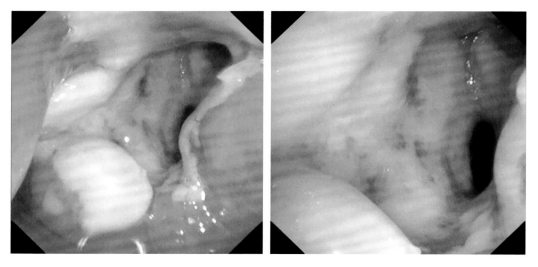

图 5-4-6 支撑喉镜显微镜下 CO_2 激光喉气管瘢痕切除术 + 喉黏膜瓣显微缝合成形 + 喉功能重建术后第 2 天复查电子喉镜表现

可见术腔内表面见假膜覆盖。

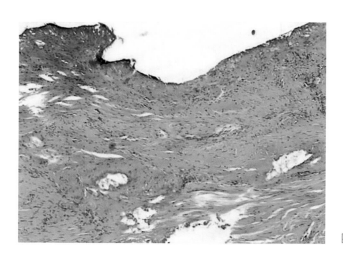

图 5-4-7 术后组织病理学表现

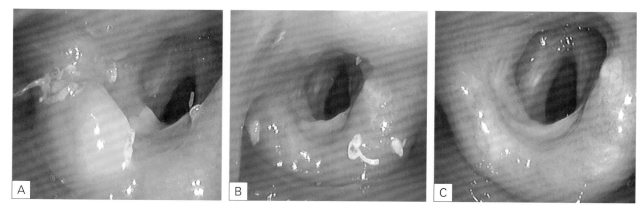

图 5-4-8 喉口狭窄术后随访喉镜表现

A. 术后 1 个月;B. 术后 3 个月;C. 术后 5 个月。

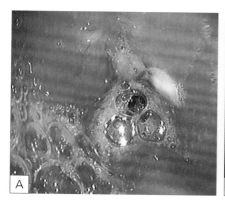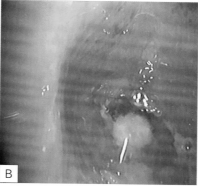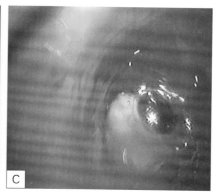

图 5-4-9　气管内狭窄术后随访喉镜表现
A. 术后 1 个月；B. 术后 3 个月；C. 术后 5 个月。

术后 **5** 个月电子喉镜：口咽黏膜充血，舌根淋巴组织稍增生，会厌黏膜光滑、下塌。双侧杓状软骨、杓间区及喉前庭创面表面见线头及白膜附着，局部瘢痕形成，喉前庭增厚。梨状窝黏膜光滑，未见积液及新生物。室带黏膜光滑、肿胀。杓间区瘢痕形成。双侧声带轻度充血、光滑、增厚，似有瘢痕形成，未见新生物，双侧声带活动稍受限，右侧明显，声门闭合可。声门下黏膜光滑。

2. 二次手术　第二次手术时间距第一次手术术后近半年，重建喉口处黏膜炎症反应基本恢复稳定，针对气管段狭窄处，行经内镜气管狭窄松解术 +T 型管置入术（图 5-4-10）。

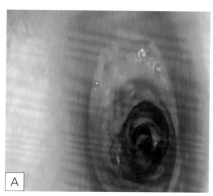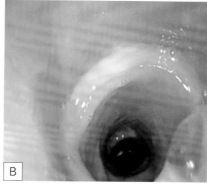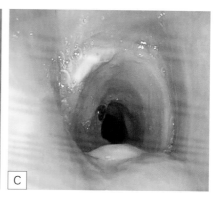

图 5-4-10　经内镜气管狭窄松解术 +T 型管置入术术后表现
A. 术后第 1 天；B. 术后第 2 周；C. 术后第 8 周。

讨　论

先天性喉狭窄-喉闭锁多见于婴幼儿，成人继发性的喉狭窄-喉闭锁，常合并有气管狭窄，治疗之前一定要进行病因筛查，尤其早期以气促为主诉就诊于内科的患者，需排除上呼吸道的相关查体及辅助检查，治疗上以手术为主[3-5]。

【病因】

1. 物理化学因素　气管插管、气管切开术后、喉外伤、放射性治疗、化学灼伤、胃食管反流等，黏膜广泛坏死和溃疡形成，愈合后形成瘢痕性狭窄甚至闭锁。

2. 特异性感染　结核、梅毒、硬结病、麻风、白喉、乳头状瘤病、组织胞浆菌病等均可引起喉咽狭窄。

3. **自身免疫性疾病**　如白塞综合征、IgG₄相关性疾病、淀粉样变性、韦格纳肉芽肿病、肉瘤、炎症性肠病、复发性多软骨炎、多动脉炎、硬皮病等，黏膜溃疡形成、粘连后，形成狭窄[6,7]。

4. **先天性异常**　常合并鼻咽、后鼻孔闭锁。

5. **特发性疾病**　经病因筛查，无法明确病因。

【临床表现】　多表现为吸气性呼吸困难，可有声嘶、喉喘鸣、慢性咳嗽、可伴有三凹征（胸骨上窝、锁骨上窝、剑突下凹陷），病程可持续数月到4年不等[8]。

【辅助检查】　患者病程早期因气道狭窄程度小，影响呼吸程度轻，易漏诊。约1/3患者易被误诊为哮喘或慢性阻塞性肺疾病。全面询问病史、查体、电子喉镜检查、颈部增强CT（薄层）检查，可明确喉气管狭窄或喉气管闭锁的范围及程度。活组织病理学检查为明确病理诊断的金标准，需重点明确或排除恶性肿瘤；若疑为特异性感染，需行血清学、病原学检查；若疑为自身免疫性疾病，需完善病理及血清学相关自身免疫指标的筛查。完善肺功能检查以便鉴别诊断。

【鉴别诊断】

1. **喉癌**　肿物肉眼呈菜花样或结节状，多发生于声带、室带或会厌处，增强CT或MRI提示强化信号，可通过组织病理学活检明确病理诊断。

2. **喉结核**　患者可合并有肺结核相关症状，如咳嗽、咯血、消瘦、低热等，喉部查体可见肉芽或增生性病变、黏膜水肿等征象，实验室检查痰涂片可找到抗酸杆菌，结核分枝杆菌培养阳性，PPD皮试、干扰素-γ释放试验、胸部CT等检查有助于鉴别诊断。

3. **喉IgG₄相关性疾病**　诊断标准为：①一个或多个气管弥漫性或肿块性肿大；②血清IgG₄水平升高（>1.35g/L）；③组织病理学检查发现淋巴细胞和IgG₄阳性浆细胞浸润（IgG₄阳性浆细胞/IgG阳性浆细胞>40%，且IgG₄阳性浆细胞>10个/高倍视野）并伴随特征性的组织纤维化及硬化。确定诊断为①＋②＋③；很可能诊断为①＋③；可能诊断为①＋②。

【喉气管狭窄分度】　喉气管狭窄的分度系统有Myer-Cotton法、McCaffrey法、Lano-Netterville法、Cohen法等，目前应用最为广泛的为Myer-Cotton法[9]，共分为4度（表5-4-2）。

表5-4-2　喉气管狭窄Myer-Cotton分度

分度	管腔堵塞比例范围	典型内镜表现
I度	0~50%	
II度	51%~70%	
III度	71%~99%	

分度	管腔堵塞比例范围	典型内镜表现
IV度	完全堵塞	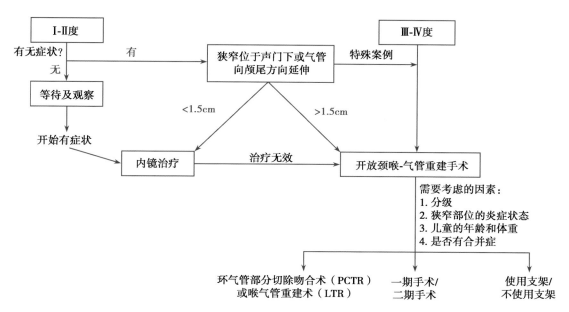

欧洲喉科学会建议在 Myer-Cotton 分度基础上加上狭窄累及范围,狭窄的部位分为 4 个:声门上、声门、声门下、气管。按狭窄累及部位的个数从任 1~4 个分别标识为 a、b、c、d。例如一喉狭窄占管径约 40%,且累及声门及声门下,则以 I b 标识。合并有其他严重全身性疾病或先天性畸形,则用"+"表示[10]。

【治疗策略】 治疗的目标是重建气道、保留部分喉功能,尽可能保留呼吸、吞咽、发声功能。对特异性感染所致喉气管狭窄或闭锁,应先治疗原发病,待病情稳定后,再行手术治疗,条件允许的患者,优先考虑内镜微创治疗。下列情况不建议内镜下治疗:①明显的软骨支架缺损;②环周状的瘢痕且长度 >1.5cm;③有多次内镜下治疗失败病史。开放手术适用于内镜下手术失败、声门下和气管 Myers-Cotton III度、IV度狭窄的患者[1]。根据不同的狭窄部位和程度,选择相应手术治疗方案,包括 CO_2 激光显微镜喉镜切除病变(伴或不伴喉黏膜瓣成形术)、支架置入术、环气管部分切除吻合术、喉气管重建术等。治疗方案的决策流程可参考图 5-4-11[2]。如有糖尿病、限制性或阻塞性肺疾病或者阻塞性睡眠呼吸暂停综合征等合并症,可能对手术转归产生显著负面影响,应在术前进行仔细评估。喉气管狭窄难度大、复发率高,为患者进行全面评估、个性化选择最优方案是提高患者生活质量的重要保障。

本病例是特殊病例,常规排除结核、肿瘤、自身免疫性疾病等病因后,手术为主要治疗手段。该病例的分度分型为IVb,对 Myers-Cotton III度、IV度狭窄病例的常规处理是首选开放颈喉-气管重建手术,而该病例特殊之处在于两处狭窄均较薄(<1cm),有望通过黏膜瓣显微缝合修复缺损组织,避免了创伤较大的

图 5-4-11 喉气管狭窄治疗决策流程图

开放手术,大大提高了患者的生活质量。术后随访近半年无再次发生喉狭窄,喉闭锁获得圆满解决,患者获益明显。本病例是国际上首例报道的应用经内镜喉显微缝合技术处理成人喉闭锁、成功重建喉口的案例。对于再次狭窄的气管段瘢痕,二期微创手术行气管瘢痕松解后,置入 T 型管,有望术后 3 个月取出 T 型管,本团队将持续随访该患者的转归。虽二期手术,但此决策减少了患者置入长 T 型管(涵盖喉口至气管狭窄段)的不适感、或发生喉头水肿致窒息的风险,大大提高了患者的安全性及生活质量,本病例为此类喉气管闭锁患者提供了临床诊疗示范。

【随访】 该类患者在拔除扩张器(T 型管)后,仍有再次狭窄可能,因此仍需定期复查至创面瘢痕稳定。

(李 航 马仁强 雷文斌)

参 考 文 献

[1] 崔鹏程,肖水芳,郑宏良,等.喉气管狭窄诊断与治疗专家共识.中华耳鼻咽喉头颈外科杂志,2018,53(6):410-413.

[2] FILAURO M,MAZZOLA F,MISSALE F,et al. Endoscopic Preoperative Assessment,Classification of Stenosis,Decision-Making. Front Pediatr,2019,7:532.

[3] PASICK L J,ANIS M M,ROSOW D E. An Updated Review of Subglottic Stenosis:Etiology,Evaluation,and Management. Curr Pulmonol Rep,2022,11(2):29-38.

[4] ARAVENA C,ALMEIDA F A,MUKHOPADHYAY S,et al. Idiopathic subglottic stenosis:a review. J Thorac Dis,2020,12(3):1100-1111.

[5] SMITH M M,COTTON R T. Diagnosis and management of laryngotracheal stenosis. Expert Rev Respir Med,2018,12(8):709-717.

[6] 钟华,黎燕,丘柳柳,等.具有侵袭性的喉 IgG_4 相关性疾病一例.中华耳鼻咽喉头颈外科杂志,2020,55(7):702-704.

[7] UMEHARA H,OKAZAKI K,MASAKI Y,et al. Comprehensive diagnostic criteria for IgG_4-related disease(IgG_4-RD),2011. Mod Rheumatol,2012,22(1):21-30.

[8] ASHIKU S K,KUZUCU A,GRILLO H C,et al. Idiopathic laryngotracheal stenosis:effective definitive treatment with laryngotracheal resection. J Thorac Cardiovasc Surg,2004,127(1):99-100.

[9] MYER C M R,O'CONNOR D M,COTTON R T. Proposed grading system for subglottic stenosis based on endotracheal tube sizes. Ann Otol Rhinol Laryngol,1994,103(4 Pt 1):319-332.

[10] MONNIER P,DIKKERS F G,ECKEL H,et al. Preoperative assessment and classification of benign laryngotracheal stenosis:a consensus paper of the European Laryngological Society. Eur Arch Otorhinolaryngol,2015,272(10):2885-2889.

具有侵袭性的喉肿物是喉癌吗？

【看图辨真相】

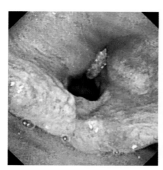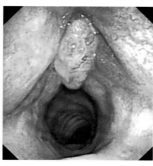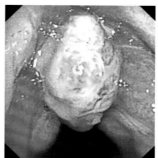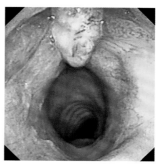

图 5-5-1　电子喉镜表现
患者治疗前电子喉镜检查所见声门前方新生肿物，累及前连合、声门上和声门下。

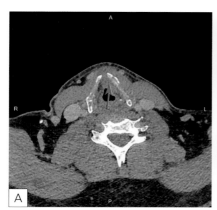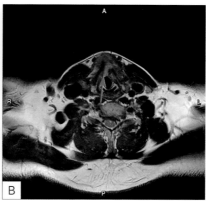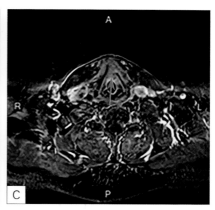

图 5-5-2　颈部增强 CT 和 MR 表现
声门前方的喉肿物突破甲状软骨板，恶性肿瘤可能（红色箭头所示）。
A. 水平位 CT；B. 水平位 MRI T₂WI；C. 水平位 MRI T₁WI 增强减影。

【基本信息】　患者男性，51 岁。既往于外院因喉前连合肿物行支撑喉镜下喉前连合良性肿物切除术，术后病理诊断为"喉前连合炎症性病变"，患者术后声音嘶哑症状改善不明显，术后 3 个月电子喉镜复查见喉前连合肿物较术前增大。

【主诉】　喉肿物术后反复声音嘶哑 1 个月余。

【查体】　间接喉镜下见双侧声带前连合处白色新生物，向上侵犯声门上，双侧声带活动良好。下咽结构对称，双侧梨状窝未见新生物。双侧颈部淋巴结未触及肿大。

病 例 解 析

【诊断难点】 本病例既往曾于外院行手术治疗,然术后喉肿物复发,外院病理提示为"炎症性病变"。然完善影像学检查发现喉肿物已突破甲状软骨板,故诊断考虑为喉恶性病变可能性大。患者的喉肿物外院病理与影像学表现冲突,明确喉肿物的最终病理诊断对于后续的治疗意义重大。明确喉肿物的病理性质推荐行电子喉镜下喉肿物活检术,但如果因为组织量较小无法最终明确诊断的可考虑行喉肿物切除活检术明确病理性质。

【治疗难点】 明确喉肿物的病理诊断对于后续的治疗至关重要。以手术治疗为主的综合治疗是喉肿物的主要治疗方式,某些特定病理类型的喉肿物需要多学科的联合诊疗。

【治疗经过】

1. 术前准备 患者术前已于电子喉镜下多次行喉前连合肿物活检术,均提示为"炎症性病变",因与影像学提示"喉恶性病变"不符,故计划行全身麻醉下喉肿物活检术。术前充分与患者及家属沟通,告知喉肿物手术切除明确病理性质的重要性,并根据最终的喉肿物病理结果制订综合治疗方案,患者及其家属签署手术知情同意书。

2. 手术过程 予患者行气管插管全身麻醉,先行支撑喉镜喉肿物活检术,术中送 2 次冷冻组织病理学检查仍提示为:炎症性病变,未见恶性特征。术中与患者家属再次沟通,患者家属经充分考虑后同意行喉肿物完整切除活检术。遂行颈外入路喉肿物切除活检术,先行气管切开术,颈前顺皮纹行 U 形切口,翻开颈阔肌皮瓣,分离颈前带状肌暴露喉部,见喉前连合肿物已突破甲状软骨板侵犯喉外,行额侧喉部分切除术,将额侧部分甲状软骨板和喉前连合肿物一并切除,后再对合双侧甲状软骨板并缝合固定,逐层缝合组织,皮下放置引流管后缝合表面皮肤,结束手术。

3. 术后处理 气管切开护理、气道湿化、颈部切口常规换药、对症处理。

【术后诊断】 (喉)IgG$_4$ 相关性疾病

病理结果示:喉前连合组织局部黏膜溃疡形成,黏膜下组织水肿,纤维结缔组织增生,伴大量慢性炎症细胞浸润,以淋巴细胞和浆细胞为主,局灶见中性粒细胞及嗜酸性粒细胞聚集,局部横纹肌萎缩,间质小血管及梭形细胞增生,病变符合喉前连合慢性炎症。特殊染色:六胺银、PAS、阿尔辛蓝(Alcian blue,AB)均未见特殊病原体。为进一步明确,遂加做 IgG 相关免疫组织化学染色,结果提示 IgG$_4$ 阳性浆细胞 60 个 / 高倍视野,IgG$_4$/IgG 约 30%(图 5-5-3)。结合患者临床表现,影像学检查和病理诊断,考虑为喉IgG$_4$ 相关性疾病。

【随访】 病理诊断明确后患者进一步就诊风湿免疫科,并完善胸腹部 CT 示:心肺未见明显异常。胃肠肝胆胰脾未见明显异常。泌尿系统未见明显异常。完善免疫球蛋白检验示:IgM 为 0.45g/L(正常参

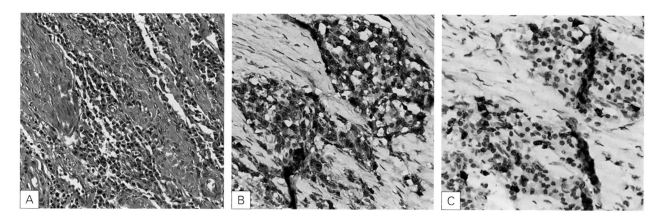

图 5-5-3　喉肿物的 HE 染色和免疫组织化学染色表现

A. 染色见黏膜下组织水肿,纤维结缔组织增生,伴大量慢性炎症细胞浸润,以淋巴细胞和浆细胞为主,局灶见中性粒细胞及嗜酸性粒细胞聚集(HE,400×);B. 见组织中大量 IgG 染色阳性细胞浸润(IHC,400×);C. 见组织中 IgG$_4$ 染色阳性细胞浸润(IHC,400×)。

考范围为 0.92~2.04g/L,下同),IgG 为 11g/L(10.13~15.13g/L);IgG$_4$ 为 1.030g/L(≤2g/L)。余 SLE 组合、风湿组合、红细胞沉降率(erythrocyte sedimentation rate,ESR)、抗磷脂抗体和血管炎四项均未见明显异常。查巨细胞病毒抗体、EB 病毒抗体、呼吸道病原体和结核相关检测均为阴性。排除激素使用禁忌后予患者使用甲泼尼龙 40mg、每天 1 次静脉滴注共 7 天,期间予环磷酰胺 400mg,每周 1 次静脉滴注,患者无明显不适。术后 1 个月电子喉镜检查示:双侧杓状软骨及环后区黏膜充血、稍肿胀。左侧杓状软骨活动受限,右侧杓状软骨活动好,声门前部创面表面见线头及白膜附着,声门下黏膜光滑,气管套管上方未见肉芽。堵管后患者呼吸通畅,遂予患者拔除气切套管封闭气管瘘口。风湿免疫科住院 7 天后准予患者出院,继续予口服泼尼松 40mg、每天 1 次晨起顿服,每隔两周减少 5mg,最后以 5mg/d 维持治疗。每周 1 次静脉滴注环磷酰胺 400mg 维持治疗,激素和环磷酰胺共治疗 20 周。术后 3 个月患者耳鼻咽喉门诊复诊,自诉声音嘶哑较前明显改善,对治疗效果满意。复查电子喉镜示:双侧杓状软骨及环后区黏膜充血、稍肿胀,双侧杓状软骨活动良好,声门前部瘢痕形成,未见新生物(图 5-5-4)。复查颈部淋巴结超声示:双侧颈部未见异常肿大淋巴结。目前门诊规律随访中,无不适主诉。

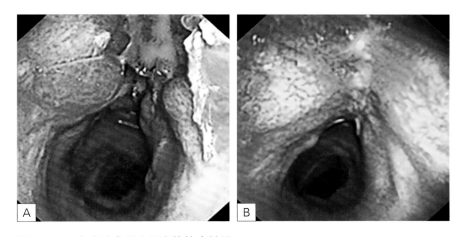

图 5-5-4　患者治疗后电子喉镜检查结果

A. 术后 1 个月见声门前方肿物已切除,未见肿物复发,声门前部创面表面见线头及白膜附着;B. 术后 3 个月见声门前方未见肿物复发,局部瘢痕增生。

讨　论

IgG$_4$ 相关性疾病首先由日本的 Hamano 等[1]于 2001 年报道,其报道的病例为自身免疫性胰腺炎,Kamisawa 等[2]于 2003 年提出了 IgG$_4$ 相关性疾病的概念,又称为 IgG$_4$ 多器官淋巴细胞增生综合征,是一种由免疫介导的慢性、系统性、自身炎性反应性疾病,通常累及包括胰腺(自身免疫性胰腺炎)、唾液腺和泪腺(米库利兹综合征)、肺(间质性肺炎)、肾(间质性肾炎)、腹膜后间隙(腹膜后纤维化)和垂体在内的多个器官或组织。

【病因】　目前 IgG$_4$ 相关性疾病的病因仍不太明确,多认为与自身免疫状态异常相关。

【临床表现】　IgG$_4$ 相关性疾病多表现为一个或多个器官弥漫性或肿块性增大,患者多以相关器官的功能障碍就诊。其诊断标准为:①一个或多个器官弥漫性或肿块性增大;②血清 IgG$_4$ 水平升高(>1.35g/L);③病理组织学检查发现淋巴细胞和 IgG$_4$ 阳性浆细胞浸润(IgG$_4$ 阳性浆细胞/IgG 阳性浆细胞 >40%,且 IgG$_4$ 阳性浆细胞 >10 个 / 高倍视野)并伴随特征性的组织纤维化及硬化。确定诊断:①＋②＋③;很可能诊断:①＋③;可能诊断:①＋②。然这个诊断标准对于胰腺、唾液腺、泪腺和肾脏的 IgG$_4$ 相关性疾病诊断敏感性较高,对于其他部位的 IgG$_4$ 相关性疾病的诊断具有一定的参考意义[3]。喉部 IgG$_4$ 相关性疾病发病率不高,目前并没有专门针对该病的固定命名以及相关流行病学的调查,亦没有标准化的诊断标准。患者常常因"声音嘶哑"症状就诊于耳鼻咽喉科,临床上易与其他喉部病变的症状类似,患者主要表现为"喉肿物"且其他器官受累症状不明显,容易被误诊为喉恶性肿瘤。

【辅助检查】　IgG$_4$ 相关性疾病的辅助检查仍以常规检查为主,如 CT、MR、超声和病理学检查,血清 IgG$_4$ 水平对于疾病的诊断具有一定的提示意义。本例患者的喉部影像学显示喉肿物破坏甲状软骨板,故临床上怀疑恶性可能性大,遂多次予电子喉镜活检,然活检结果均为良性炎性病变,未见恶性特征,支撑喉镜喉肿物活检仍未能明确诊断,这就为喉肿物的诊断增加了迷惑性。为最终明确诊断,该患者接受了气管切开＋额侧喉部分切除＋喉功能重建术,术后石蜡病理及相关的免疫组织化学染色结果高度提示为喉部 IgG$_4$ 相关性疾病,与患者的临床症状相结合后本例患者最终诊断为喉部 IgG$_4$ 相关性疾病,可与喉癌和其他喉良性病变相鉴别。本例患者术后检测血清中 IgG$_4$ 并未升高,然而外周血中 IgG$_4$ 的升高对于 IgG$_4$ 相关性疾病诊断的阳性预测值只有 34%[4],外周血中正常水平的 IgG$_4$ 并不能完全排除 IgG$_4$ 相关性疾病的诊断。

【鉴别诊断】　需与喉乳头状瘤、喉癌、喉淀粉样变等疾病相鉴别。

【治疗策略】　病理诊断明确诊断后治疗上以全身使用糖皮质激素为主,必要时予免疫抑制剂治疗。患者术后接受糖皮质激素加免疫抑制剂治疗后效果明显,规律随诊未见肿物复发。

【随访】　喉部 IgG$_4$ 相关性疾病为多学科共同诊疗的疾病,建议患者需要在耳鼻咽喉科和风湿免疫科门诊规律随诊,该患者在门诊随诊未见肿物复发。回顾此病例,对于既往曾行手术治疗后复发的新生喉部肿物,当影像学出现骨质破坏等侵袭性恶性特征时,患者在考虑喉恶性病变的同时,更应考虑喉部 IgG$_4$ 相关性疾病的可能性。外周血 IgG$_4$ 及 IgG 水平的检测可以作为初步的筛查方法,但最终确定诊断需要依赖组织病理学检查。治疗上以糖皮质激素为主,必要时选择免疫抑制剂治疗。在以后的研究中应该详细阐明 IgG$_4$ 相关性疾病的发病机制,制订喉部 IgG$_4$ 相关性疾病的诊断标准,从而实现更好的治疗。

(钟　华　雷文斌)

参 考 文 献

[1] HAMANO H,KAWA S,HORIUCHI A,et al. High serum IgG$_4$ concentrations in patients with sclerosing pancreatitis. N Engl J Med,2001,344(10):732-738.

[2] KAMISAWA T,FUNATA N,HAYASHI Y,et al. A new clinicopathological entity of IgG$_4$-related autoimmune disease. J Gastroenterol,2003,38(10):982-984.

[3] UMEHARA H,OKAZAKI K,MASAKI Y,et al. Comprehensive diagnostic criteria for IgG$_4$-related disease (IgG$_4$-RD),2011. Mod Rheumatol,2012,22(1):21-30.

[4] CARRUTHERS M N,KHOSROSHAHI A,AUGUSTIN T,et al. The diagnostic utility of serum IgG$_4$ concentrations in IgG$_4$-related disease. Ann Rheum Dis,2015,74(1):14-18.

喉旁质韧肿物是什么来源？

【看图辨真相】

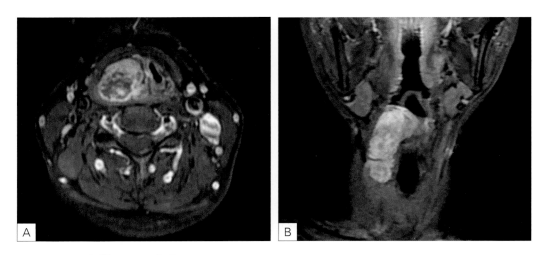

图 5-6-1　颈部增强 MRI 表现

A. 肿瘤内部密度不均匀,颈内静脉被压迫不显影;B. 肿瘤与甲状腺界线不清,向内压迫梨状窝。

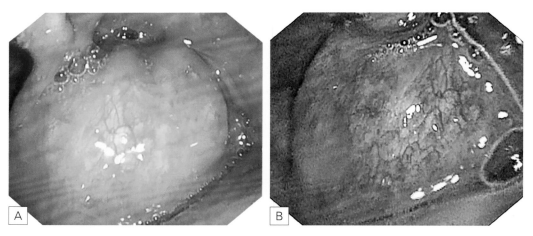

图 5-6-2　电子喉镜表现

A. 右侧梨状窝内侧壁隆起,表面光滑;B. NBI 模式下毛细血管袢未见异常。

【基本信息】　患者女性,46 岁。

【主诉】　体检发现右侧颈部肿物 5 天。

【查体】　右侧颈部可触及一约 3cm×5cm 大小肿块,质地韧,边界清,位置固定不易推动。口咽部双侧扁桃体无肿大。右侧梨状窝内侧壁可见黏膜隆起,表面光滑,右侧声带活动差,声带闭合可。

　　1. 如图位置的颈部肿块我们考虑倾向良性还是恶性？

　　2. 肿瘤的来源于什么组织？是甲状腺肿瘤吗？

　　3. 术前右侧声带活动差是什么原因？

病 例 解 析

　　【诊断难点】　本病结合影像学及辅助检查特点，肿瘤边缘光滑，MRI 提示 T_1 低信号，DWI 高信号，增强呈环形强化，甲状腺右叶内类圆形长 T_1 长 T_2 信号，增强明显强化，电子喉镜可见右侧声带运动受限，初步诊断考虑为右侧甲状腺癌侵犯喉旁及咽后间隙可能。术前无穿刺病理，需做好术中冷冻病理的准备。

　　【治疗难点】　该病治疗难点在于肿瘤位于喉旁，向内突入梨状窝，推挤甲状软骨及杓状软骨，导致杓状软骨移位，外侧有重要的颈总动脉。术后有发生喉返神经麻痹、咽瘘及喉水肿、喉阻塞的可能，需要做好术中梨状窝破损修复的预案及术后呼吸困难行紧急气管切开的准备。

　　【治疗经过】

　　1. 术前准备　检测甲状腺功能未见异常，电子喉镜提示右侧声带外展受限，声带闭合可。

　　2. 手术过程　沿环状软骨水平皮纹做大弧形切口，翻起颈阔肌皮瓣，分离胸锁乳突肌前缘，断开右侧肩胛舌骨肌及右侧胸骨甲状肌，暴露瘤体。见右侧甲状腺肿大伴有多发结节，紧贴甲状腺上极位于咽下缩肌内侧可见质韧肿物，表面光滑、色黄、被膜完整。结扎甲状腺上动脉，于峡部断开甲状腺，沿右侧甲状腺被膜分离腺叶组织，寻找喉返神经，追踪喉返神经至入喉处，完整切除右侧腺叶及峡部，送快速冷冻回报为甲状腺乳头状癌。断开右侧咽下缩肌，充分游离喉旁瘤体，并可见梨状窝菲薄的黏膜组织。沿肿瘤钝性剥离，可见肿瘤根蒂位于右侧喉返神经入喉分支处，完整切除肿瘤，再次送快速冷冻，病理提示神经鞘膜瘤（图 5-6-3）。

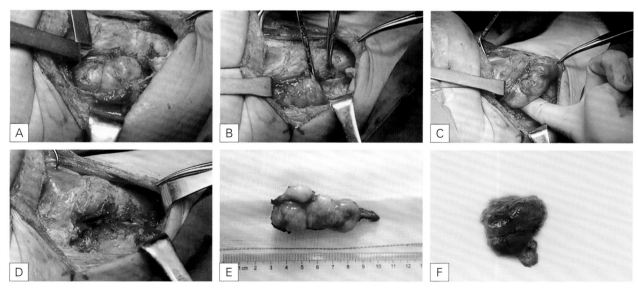

图 5-6-3　主要手术步骤

A. 显露瘤体；B. 分离喉返神经，切除甲状腺；C. 沿肿瘤被膜钝性分离瘤体；D. 肿瘤完整切除后；E. 切除的神经鞘瘤，被膜完整，质韧、色黄；F. 切除的右侧甲状腺。

3. 术后处理 注意患者呼吸情况,床旁备气管切开包,伤口常规换药、对症处理。

【术后诊断】 (右侧)喉返神经鞘瘤伴右侧甲状腺乳头状癌。

其中神经鞘瘤的免疫组织化学染色结果为:S-100(+)、Vimentin(+)、Syn(-)、NF(-)、Ki67(+)、SMA(+)、Desmin(-)、H-Caldesmon(-)、CD34(-)。

【随访及转归】 目前已随访8个月余,患者切口愈合良好,轻微声嘶,无饮食呛咳,无其他不适主诉,电子喉镜检查:右侧声带位于旁中位,颈部B超提示肿瘤已切除。目前仅给予甲状腺素片治疗。

讨 论

神经鞘膜瘤(neurilemmoma)是发自周围神经施万细胞(Schwann cell)的良性肿瘤,恶变极少,好发于青壮年。根据病理学不同分为Antini A型、Antoni B型两型。Antoni A型细胞丰富,细胞核排列成平行的栅栏状;Antoni B型细胞较少,组织松散,有液泡[1]。其可发生于任何有神经纤维分布的组织和器官,10%~15%的神经鞘瘤发生于头颈部,尤其好发于交感神经和迷走神经,发生于喉返神经、喉上神经、鼻睫神经者罕见[1,2]。喉神经鞘瘤仅占喉部良性肿瘤的0.1%~1.5%[3],常见于声门上区,好发于杓会厌襞的后方、室带、声带。其大部分起源于喉上神经,多见于喉上神经内支穿过甲状舌骨膜处,少数起源于喉返神经。

【病因】 神经鞘瘤的发病原因尚不明确,有研究称神经鞘瘤起源于施万细胞,另一种研究称神经鞘瘤起源于神经鞘的成纤维细胞,目前尚未定论。目前诱发因素倾向于肿瘤抑制基因缺失,故神经鞘瘤患者后代发生神经鞘瘤的风险要高于一般人群。

【临床表现】 神经鞘瘤生长缓慢,可以长期没有任何的临床症状和体征,明显可以触及的肿块可能是较为明显的唯一体征,多为单发肿物。随着瘤体的增大,压迫周围组织器官,可能会出现咽部异物感、吞咽困难、呼吸困难等症状,还会伴随神经功能症状出现:来自颈交感神经者可出现Horner征,来自迷走神经者可出现声音嘶哑,来自舌下神经者可有伸舌偏斜症状。常需与副神经节瘤、脂肪瘤、鳃裂囊肿、血管瘤、甲状腺肿瘤等疾病鉴别诊断。

【辅助检查】 目前主要依靠B超、CT、MRI、窄带成像等检查辅助颈部肿物的诊断。

1. B超检查 肿瘤呈圆形或椭圆形,界清,回声均匀。神经鞘瘤可见明显的被膜,肿瘤内部少可见出血囊变,囊变区形态不规则[4]。

2. CT检查 CT扫描可见均匀密度或稍低密度圆形或类圆形肿块,边缘光滑,呈膨胀性生长,无浸润性改变,内可伴有点状、片状、环形等多种强化表现,肿瘤过大会产生囊变坏死表现。增强扫描病灶可见特征性不均匀点状增强,强化点可弥漫分布。依据颈部动静脉与肿瘤位置毗邻关系可判断肿物起源:若肿物向外推挤颈内动静脉且与之紧贴,则考虑为颈交感神经来源;若肿瘤向内挤压颈内动脉,向外推挤颈内静脉,则考虑为迷走神经来源。

3. MRI检查 MRI检查有助于了解肿瘤的神经起源,评估病变的范围以及与周围结构的关系。MRI扫描可见肿瘤沿神经干走行,T_1WI低信号,密度与周围肌肉组织相近;T_2WI表现为不均匀高信号,内部呈近似水样斑片样信号,周围高信号,瘤体周围组织受压变形、信号紊乱,被膜在T_1与T_2像均为等低信号,增强扫描被膜无强化或呈轻度强化。肿瘤上下两极脂肪影或神经束周围共同包绕的脂肪形成脂肪尾征。MRI是诊断神经鞘瘤首选的影像学检查方法。

4. 窄带成像技术 其是一种新型的、无创的内镜影像强化技术,能够利用光滤过技术,区别出血红蛋白吸收窄波光后不同的显色特点,增强黏膜表面及黏膜下的毛细血管对比度,有利于肿瘤分型与肿瘤范围的判断[5]。

【鉴别诊断】

1. 甲状腺恶性肿瘤　常表现为局限于甲状腺一叶或峡部的孤立的无痛性肿块,可缓慢生长多年而无任何症状,多因体检发现颈部肿块而就诊,晚期可因为肿块增大压迫邻近组织而产生的一系列症状和体征,如声音嘶哑、吞咽受阻、呼吸困难等。影像学检查和细针抽吸病理可明确诊断。

2. 颈部淋巴结恶性肿瘤　大多发生于中年以上人群,表现为一侧或双侧颈部进行性增大的无痛性肿块。发病初期多为单发,肿块较小,质地硬,活动度较差,晚期肿块呈多发、结节融合,可出现坏死、溃破。淋巴结原发性肿瘤(如淋巴瘤)需要病理活检和免疫组织化学染色检查,以明确肿瘤细胞病理类型。转移性淋巴恶性肿瘤,需要内镜全面检查以及影像学尤其是 PET/CT 检查,明确原发病灶部位,然后活检组织病理确诊。

【治疗策略】　颈部神经鞘瘤对放化疗不敏感,手术是唯一有效的治疗方法[6]。手术入路可以根据患者肿瘤所在的位置、大小及患者症状进行选择。常见的手术入路包括:经颈侧切开入路、经颈侧腮腺入路、经口入路、经颈侧-下颌骨联合入路等,而经颈侧切开入路是当前最常用的手术入路[7]。肿瘤切除应在保留肿瘤被膜完整的前提下彻底切除干净,对于包绕肿瘤的神经纤维束应仔细分离,可辅助显微镜下解剖分离,最大限度保留神经功能。头颈部神经鞘瘤的手术治疗预后良好,术后神经功能损害者,可给予神经营养药、激素等治疗以期恢复。

本例患者为同侧喉旁喉返神经鞘瘤合并甲状腺乳头状癌,术前没有穿刺病理结果,诊断极其困难,本例患者临床初步诊断是甲状腺侵犯喉及咽后间隙,因为从病史和影像学分析,肿瘤与同侧甲状腺关系密切,可以用单一疾病解释患者的特征。然而该患者临床罕见,在相邻部位生长两种完全不同组织类型的肿瘤。术前电子喉镜判断声带活动受限,由于同侧环杓关节受肿瘤推挤,术前患者声嘶也不明显,因此无法判断声带活动受限的具体原因。术后患者电子喉镜检查提示右侧声带麻痹,故只能推测术前喉返神经已经麻痹,由于有肿瘤的推挤,声带内移,所以患者声音术前并没有表现出明显声嘶。围手术期难以确定声嘶的具体原因是神经鞘瘤本身或手术刺激相关,因此今后应当增加术前喉肌电图的检查及术中应用喉返神经监测,有助于评估声带的运动。

【随访】　神经鞘瘤目前推荐每年至少复查 1 次。本例患者合并甲状腺乳头状癌,术后需要行 TSH 抑制治疗,并根据甲状腺功能的具体情况进行随访,在 TSH 抑制治疗初始阶段,应每 4~6 周检查甲状腺功能,TSH 达标后 1 年内每 2~3 个月、2 年内每 3~6 个月、5 年内每 6~12 个月复查甲状腺功能,以维持 TSH 于目标范围。此外每年至少进行一次颈部 B 超检查和 TG 水平测定,复发高危者至少每年 2 次。

(孙海勇　于爱民)

参 考 文 献

[1]　BADAWI R A,SCOTT-COOMBES D. Ancient schwannoma masquerading as a thyroid mass. Eur J Surg Oncol,2002,28(1):88-90.

[2]　李文,张虹婷,张红英. 杓状会厌皱襞多发性神经鞘瘤一例. 中华耳鼻咽喉头颈外科杂志,2012,47(3):250-251.

[3]　CHIU C C,CHOU S H,WU C C,et al. Obstructive laryngeal schwannoma in a young female. World J Surg

Oncol,2015,13:24.

[4] 王振常,郭启勇.中华临床医学影像学头颈分册.北京:北京大学医学出版社,2016:558-562.

[5] 邓敏鑫,卢仲明,李韵娴,等.窄带成像内镜检查在喉癌和癌前病变诊断中的应用.中国耳鼻咽喉头颈外科,2018,25(12):635-638.

[6] EBMEYER J,REINEKE U,GEHL H B,et al. Schwannoma of the larynx. Head Neck Oncol,2009,1:24.

[7] PAPADOGEORGAKIS N,PETSINIS L,GOUTZANIS L,et al. parapharyngeal space tumors:Surgical approaches in a series of 13 case. Int J Oral Maxillofac Surg,2010,39(3):243-250.

声嘶 10 年的喉旁占位如何诊治?

【看图辨真相】

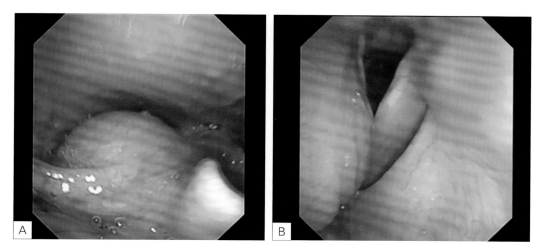

图 5-7-1　喉镜检查表现
A. 右侧梨状窝内侧壁可见一表面光滑肿物;B. 右侧室带饱满隆起,表面光滑。

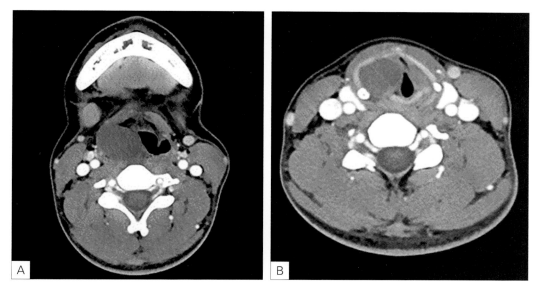

图 5-7-2　颈部增强 CT 表现
A. 右侧杓会厌襞低密度占位,边界清,无明显强化;B. 肿物累及喉旁间隙,右侧甲状软骨板受压变形。

【基本信息】　患者女性,23 岁。

【主诉】　声嘶 10 余年,体检发现右侧喉旁占位 3 个月。

【查体】　右侧室带饱满隆起、表面光滑,右侧梨状窝受挤压。双侧声带光滑、右侧声带活动受限,双侧杓状软骨光滑。颈部未触及明显肿大淋巴结。

思考

1. 肿块跨越咽喉交界处,源于喉部还是下咽的可能性更大些?
2. 如需手术治疗,如何选择手术方式?

病 例 解 析

【诊断难点】 本病结合喉镜及影像学特点,诊断不难,首先考虑右侧喉旁间隙囊肿(位于喉旁间隙的单发肿物,边缘光滑,形状规则,增强 CT 显示囊肿样物,囊液密度均匀,无明显强化)。

【治疗难点】 由于喉旁间隙紧邻喉内外肌及相应运动神经,手术切除过程应尽量避免损伤上述结构以最大限度保护发音功能。此外,肿块紧邻下咽,手术易破入咽腔则会有继发咽瘘风险,故而需要仔细操作,减少咽腔缺损范围,减少咽瘘感染机会。最后由于术腔在喉旁,要做好预防性气管切开准备,以防止术后出血发生窒息。

【治疗经过】

1. 术前准备 常规全身麻醉准备。

2. 手术过程 按照肿物在体表的投影设计右颈部弧形切口,翻起颈阔肌瓣,自舌骨切断胸骨舌骨肌、甲状舌骨肌,见肿物自右侧舌甲间隙膨出;自甲状软骨板后缘切断咽下缩肌,分离并切除部分甲状软骨板,暴露肿物,沿肿物边缘分离,彻底切除囊肿及囊壁组织,下咽黏膜破损处予以分层缝合,严密止血后逐层关闭创面。颈前予以预防性气管切开(图 5-7-3)。

3. 术后处理 抗炎对症处理,1 周后拔除气管切开套管。

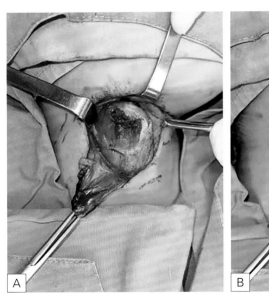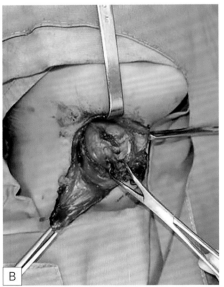

图 5-7-3 手术步骤及术中所见
A. 翻起颈阔肌瓣,暴露喉体;B. 切断胸骨舌骨肌、甲状舌骨肌。

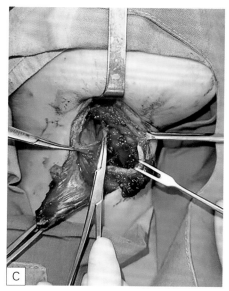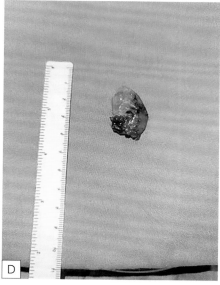

图 5-7-3（续）

C. 切除部分甲状软骨板，分离暴露囊肿，完整切除；D. 切除的囊肿，囊壁完整，内含黄色液体。

【术后诊断】 （喉旁间隙）囊肿

病理报告：（喉旁间隙）囊肿，内衬假复层纤毛柱状上皮，囊壁肉芽组织慢性炎。

【随访及转归】 目前已随访半年余，声嘶较术前好转，目前随访中。

讨 论

喉旁间隙又称声门旁间隙（paraglottic space），左右各一，位于甲状软骨翼板内膜和甲杓肌之间，上通会厌前间隙，下达三角形膜。喉小囊（laryngeal saccule）是由喉室前端向上外伸展形成的盲袋结构，内含黏液腺分泌黏液润滑声带。喉小囊的异常扩张，突入到喉旁间隙是喉旁间隙囊肿的成因[1]。

【病因】 喉旁间隙囊肿的病因尚不明确，目前认为其可分为先天性及继发性。先天性喉旁间隙囊肿见于喉小囊先天性异常扩张者，继发性喉旁间隙囊肿常见于乐器吹奏者、喉肿瘤患者等喉内压力升高的人群[1,2]。然而，许多患者相较正常人并无明显的致病因素。

【临床表现】 喉旁间隙囊肿较小时可无症状，随着肿物体积增大压迫声带、室带、梨状窝等咽喉部结构可导致声嘶、异物感、咳嗽、喉喘鸣、呼吸困难等症状。喉旁间隙囊肿症状无特异性，声带息肉、白斑，会厌囊肿，喉良、恶性肿瘤等均可出现相似症状。此外，喉旁间隙囊肿无特殊特征。因此，仅根据症状体征很难做出喉旁间隙囊肿的诊断。

【辅助检查】 目前喉旁间隙囊肿的诊断借助于喉镜、CT 及 MRI 检查。

1. 喉镜 喉镜检查快速简便，能够直视会厌、梨状窝、声带、室带等结构及间隙，从而对喉部疾病做一个初步诊断。当喉镜检查发现喉部结构异常，有占位性病变时应行影像学检查。

2. CT 检查 CT 检查的优势在于其良好的空间分辨率，能够清晰地显示包括喉旁间隙在内的喉部软骨结构。临床上常用增强 CT 来初步区分良、恶性喉部疾病。喉旁间隙囊肿在增强 CT 上表现为甲状软骨内侧类圆形肿物，密度稍低但均匀，强化不明显。

3. MRI 检查　MRI 检查的优势在于其能更好地显示软组织结构。喉旁间隙囊肿在 MRI 表现为 T_1 序列低信号,T_2 序列高信号,强化不明显的类圆形肿物,肿物周围可见囊壁。

【鉴别诊断】　喉旁间隙囊肿需与该部位的其他疾病相鉴别,如喉旁间隙神经鞘瘤、横纹肌瘤,喉癌等恶性肿瘤累及喉旁间隙。喉旁间隙神经鞘瘤症状、喉镜、影像学表现均与喉旁间隙囊肿相似,瘤体发生囊性变时更难区分,确诊依赖病理学检查[3]。喉旁间隙横纹肌瘤非常少见,其在增强 CT 上表现为均匀高密度肿物,边界清晰,在 MRI T_1、T_2 序列较肌肉信号稍高,轻度强化[4]。喉恶性肿瘤在喉镜下可见新生物,影像学上表现为不规则肿物,强化明显,侵犯甲状软骨板时常有骨质破坏。

【治疗策略】　手术切除是喉旁间隙囊肿的首选治疗方式。虽然它是良性病变,然而由于其压迫效应,建议尽早切除。喉旁间隙囊肿切除手术的关键点在于良好地暴露喉旁间隙,在不破坏喉的框架结构,不损伤喉黏膜的情况下将囊肿完整切除。手术的方式一般选择颈外切口经甲状软骨侧切入路,根据囊肿的大小及部位,选择切开或者切除部分甲状软骨以暴露囊肿,可以有多种甲状软骨切除方式[5-10]（图 5-7-4）。

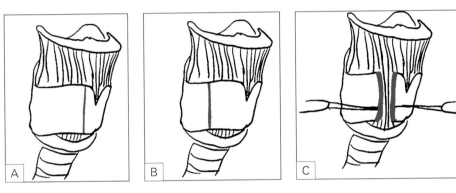

图 5-7-4　喉旁间隙入路示意图
A. 甲状软骨板前侧方入路;B. 甲状软骨板后侧方入路;C. 甲状软骨板切开后暴露喉旁间隙。

操作时尽量靠内侧以免损伤喉上动脉,切除囊肿后应缝合甲状软骨板或回复软骨膜修复缺损。该术式能够使术者在直视下切除囊肿,手术创伤小,几乎无手术并发症。Martinez Devesa 等学者报道喉镜下 CO_2 激光切除喉囊肿可行,且患者恢复快,大部分患者不需要气管切开,无手术并发症,无体表手术瘢痕[11]。具体选择何种术式需根据囊肿的大小、位置及术者的经验决定。本例中囊肿较大,位置深,喉镜下操作难以达到良好暴露并完整切除,且容易损伤喉黏膜,因此选择颈外切口经甲状软骨侧切入路。

【随访】　喉旁间隙囊肿为良性疾病,除观察有无疾病复发以外,术后随访主要针对手术可能出现的并发症如喉狭窄等。

（薛继尧　陶　磊）

参 考 文 献

［1］　PORTER P W,VILENSKY J A. The laryngeal saccule:clinical significance. Clin Anat,2012,25(5):647-649.

［2］　AMIN M,MARAN A G. The aetiology of laryngocoele. Clin Otolaryngol Allied Sci,1988,13(4):267-272.

［3］　TRITTER AG,SADOUGHI B. Transoral laser microsurgical excision of a laryngeal schwannoma located in the paraglottic space. Laryngoscope,2021,131(12):2729-2731.

［4］ LIANG G S,LOEVNER L A,KUMAR P. Laryngeal rhabdomyoma involving the paraglottic space. AJR Am J Roentgenol,2000,174(5):1285-1287.

［5］ LEWIS D D. Discussion on ventricle of larynx. Ann Otol Rhinol Laryngol,1914,24:129-138.

［6］ NEW G B. Treatment of cysts of the larynx. Arch Otolaryngol,1942,36(5):687-690.

［7］ MOSALLAM I. The laryngocele. J Laryngol Otol,1967,81(5):483-494.

［8］ MALIS D J,SEID A B. Fold-down thyroplasty:a new approach for congenital lateral saccular cysts. Laryngoscope,1998,108(6):941-943.

［9］ NETTERVILLE J L,COLEMAN J R,CHANG S,et al. Lateral laryngotomy for the removal of Teflon granuloma. Ann Otol Rhinol Laryngol,1998,107(9 part 1):735-744.

［10］ THOME R,THOME D C,DE LA CORTINA R A. Lateral thyrotomy approach on the paraglottic space for laryngocele resection. Laryngoscope,2000,110(3 part 1):447-450.

［11］ MARTINEZ DEVESA P,GHUFOOR K,LLOYD S,et al. Endoscopic CO_2 laser management of laryngocele. Laryngoscope,2002,112(8 part 1):1426-1430.

影响发音和吞咽的喉部球形肿物

【看图辨真相】

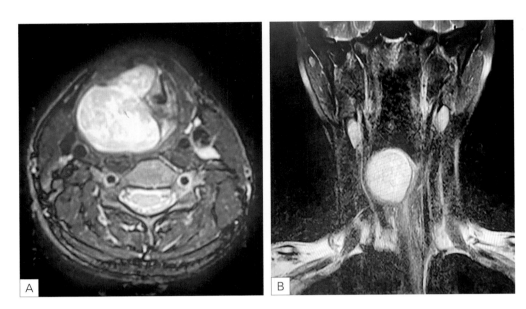

图 5-8-1　MRI 检查表现
A. 水平位 MRI T$_2$WI 的表现；B. 冠状位 MRI T$_2$WI 的表现。

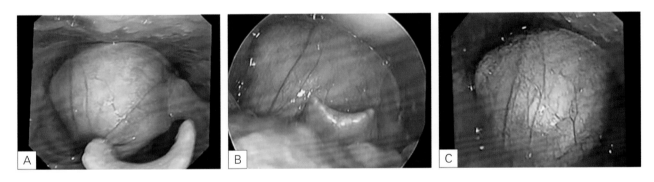

图 5-8-2　直接喉镜检查表现
A. 声门区暴露欠佳，右侧声带似固定；B. 右侧杓状软骨后端外侧及右侧环后区巨大肿物；C. 窄带成像未见上皮内乳头样毛细血管袢（IPCL）表现的斑点。

【基本信息】　患者女性，15 岁。

【主诉】　发现右侧颈部肿块伴声嘶、吞咽不畅 1 年。

【查体】　右侧颈部可触及疑似肿块，质地韧，位置固定不易推动，有搏动感，伴轻压痛。口咽部双侧扁桃体无肿大。喉咽部双侧声带活动良好，双侧梨状窝清晰。

【辅助检查】

1. 颈部超声检查（外院）　右侧颈部 44mm×36mm 低回声，与甲状腺右侧叶分界不清。

2. **甲状腺功能检查** TT$_3$、TT$_4$、FT$_3$、FT$_4$、TSH、TGAb 均在正常范围。

3. **细针抽吸检查(外院)** 少量纤维样细胞,性质待定。

4. **MRI检查** 右侧梨状窝、喉旁间隙、环后区肿块,大小约 3.6cm×3.8cm×4.2cm。不均匀高信号,涉及右侧会厌、杓状软骨、室带、声带及甲状腺内上缘,环状软骨、右侧甲状软骨板受压。

思考

1. 肿块的性质倾向良性还是恶性?

2. 肿块是否与甲状腺相关?

3. 手术入路的选择?

病例解析

【**诊断难点**】 患者病史进展缓慢,结合影像学检查(表面光滑、界限清晰),考虑为良性肿瘤可能性大。MRI提示肿块似乎有完整被膜,但在甲状腺部位似乎又有粘连。因此考虑是喉、下咽本身来源或者甲状腺来源皆有可能,从肿块性质考虑神经鞘瘤、副神经节瘤、脂肪瘤、甲状腺囊腺瘤等均需考虑。病理是最终确诊依据。

【**治疗难点**】 肿瘤在喉旁间隙范围较大,此区域内主要有迷走神经、喉返神经、喉上神经,均与发音关系密切。其次肿瘤与喉腔关系紧密,术后有喉狭窄风险。因此,手术关键在于尽量避免周围重要神经及喉组织损伤,减少声嘶及喉狭窄等并发症机会。

【**治疗经过**】

1. 右侧 L 形切口,翻开皮瓣于胸锁乳突肌前缘暴露颈内静脉。

2. 切开颈阔肌,见喉旁间隙肿瘤隆起于右侧喉部,解剖表面筋膜组织后见肿块位于甲状软骨板内侧。

3. 沿肿瘤四周由外向内解离肿块,至右侧梨状窝处完整切除,未进咽腔。

4. 严密止血后,放置引流,关闭创面(图 5-8-3)。

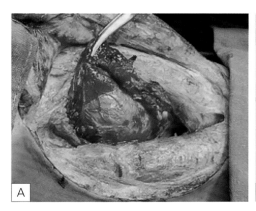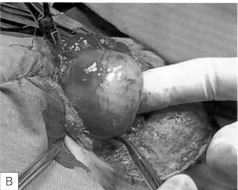

图 5-8-3 手术步骤及术中所见
A. 切开颈阔肌,见喉旁间隙肿瘤;B. 肿瘤四周钝性剥除。

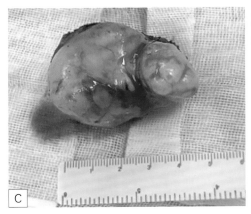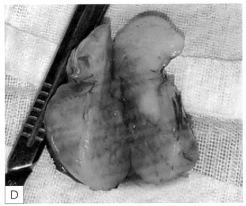

图 5-8-3（续）

C.肿瘤形态；D.肿瘤剖面。

【术后诊断】 （喉部）神经鞘瘤。

免疫组织化学检查：Vimentin（＋），S100（－），GFAP（－），CD34（＋），EMA（－），SOX-0（＋），NF（－）。

【随访及转归】 切口愈合良好，暂无复发，术后本科定期随访。

讨 论

神经鞘瘤（neuinoma，neurilemoma）又称施万细胞瘤（Schwannomas），是由施万细胞产生的良性神经源性肿瘤，在周围神经肿瘤中占 46% 左右，多发年龄为 25~50 岁，无明显性别差异[1]。主要发生于大神经干和四肢的屈侧，头颈部神经鞘瘤是颅外最常发生的部位，占 25%~45%[2]，肿瘤有被膜，呈膨胀性生长[3]，多生长缓慢（生长速度为每年 2.75~3.00mm），极少恶变，颈丛及颈交感、迷走神经多汇集于咽旁间隙及颈侧，以此发生于以上两个部位的头颈部神经鞘瘤常见[4]。因长期没有任何的临床症状和体征，早期诊断较难。肿瘤表现为单发的缓慢增长的无痛性肿块，晚期可表现为邻近器官受累及神经受压。本病易误诊，需与副神经节瘤、脂肪瘤、鳃裂囊肿、血管瘤、转移癌或血肿机化等疾病鉴别诊断。神经鞘瘤的生长可压迫周围神经，但一般不对周围组织造成浸润性破坏，组织病理学活检有助于疾病的诊断。其发病机制可能与 INI1（SMARCB1）和 LXTR1 基因的突变失活有关[5]。

头颈部神经鞘瘤常见于声门上区，好发于杓会厌襞的后方、室带、声带，涉及第Ⅴ对、第Ⅶ对、第Ⅸ对、第Ⅹ对、第Ⅺ对、第Ⅻ脑神经及交感神经、迷走神经、颈丛、臂丛等[6]，颅底部位的脑神经来源以及小的分支神经者均非常少见。喉部神经鞘瘤大部分起源于喉上神经，多见于喉上神经内支穿过甲状舌骨膜处，少数起源于喉返神经。

【病因】 主要来自遗传家族史，以 22 号染色体上的 SMARCB1 失活的致病性变体是导致分裂症的最常见原因，占 40%~50% 家族性神经鞘瘤[7]，而在没有 SMARCB1 失活的致病性变体中以 LZTR1 失活的致病变体最为常见[8]。

【临床表现】 肿瘤生长缓慢，可以长期没有任何的临床症状和体征，明显可以触及的肿块可能是较为明显的唯一体征，早期临床诊断较难进行，但仍有症状可以参考[9]。

1. 疼痛 超过半数，近 2/3 的患者有慢性疼痛，与肿瘤本身无关而是来源于复杂的神经性和痛觉性的特征。

2. 可触及的无痛性肿块。

3. 其他症状　与神经所在部位有关,可能导致局部麻木、虚弱和肌肉萎缩。

【辅助检查】

1. **喉镜检查**　可直接观察肿瘤与周围组织的关系。

2. **CT检查**　低密度区中伴有团状高密度改变,可伴有点状、放射样、团状、环形等多种强化表现,肿瘤过大会产生囊变坏死表现。增强扫描病灶可见特征性的1~4mm的点状增强,可位于肿瘤的中心也可弥漫分布。依据颈部动静脉与肿瘤位置毗邻关系可判断肿物起源:若肿物向外推挤颈内动静脉且与之紧贴,则考虑为颈交感神经来源;若肿瘤向内挤压颈内动脉,向外推挤颈内静脉,则考虑为迷走神经来源可能性较大[10]。

3. **MRI检查**　首选的影像学检查方法。与肌肉信号相似的T_1WI低信号,T_2WI表现为不均匀高信号。T_2像部分肿物内部呈近似水样斑片样信号,周围高信号,瘤体周围组织受压变形、信号紊乱,被膜在T_1与T_2像均为等低信号,增强扫描被膜无强化或呈轻度强化,边缘可清楚显示脊髓与肿瘤的分界,与周围组织分界清[11-12]。

4. **超声检查**　颈部超声提示神经鞘瘤有被膜,边缘清晰的肿物,内部低回声多见,有鼠尾征表现[13]。

5. **组织病理学检查**　此为确诊金标准。神经鞘瘤由Antoni A(束状型)和Antoni B(网状型)组成,不同神经瘤这两种细胞区占比不同[14]。

6. **基因检测**　*SMARCB1*和*LZTR1*。

【鉴别诊断】　根据声音嘶哑以及颈部肿物,需要以下列疾病相鉴别:

1. **颈部副神经节瘤**　最常见的颈动脉体瘤通常表现为无痛、逐渐增大的肿块,位于下颌角以下的颈部上部。后期,由于迷走神经或交感神经受到压迫可出现吞咽困难、声音嘶哑或霍纳综合征,通过尿肾上腺素或尿儿茶酚胺浓度升高可以与神经鞘瘤鉴别,切记不可做细针抽吸。

2. **颈部脂肪瘤**　由脂肪组成,无症状,缓慢增大且柔软的肿块,可以发生在颈部的任何位置。脂肪瘤是柔软的,边界不明确。可以活检明确。

3. **第3鳃裂囊肿**　于胸锁乳突肌的前方,且比第2鳃裂囊肿在颈部更低。这些畸形在咽部的甲状舌骨膜或梨状窝处结束。有反复炎症发生的可能,且可能会有皮肤上的瘘口。喉镜下见瘘口或CT检查见到窦道可以进行明确。

【治疗策略】　神经鞘瘤对放射治疗和化学治疗不敏感,手术治疗是主要方法,手术切除后可痊愈,极少复发[15]。手术方式可查看第三篇"咽旁间隙"中"伴有声嘶的咽旁间隙肿瘤如何处理?"章节的治疗策略,这里侧重手术入路选择。

手术入路可以根据患者肿瘤所在的位置、侵犯的范围以及病理的类型进行选择(表5-8-1),肿瘤切除应在保留神经完整的前提下彻底切除干净。对于包绕肿瘤的神经纤维束应仔细分离,必要时可辅助显微外科技术及鼻内镜。术中刺激迷走神经可能会引起严重的心血管功能紊乱,因此对迷走神经来源的肿瘤需术中仔细操作,尽量减少神经刺激及损伤。头颈部神经鞘瘤的手术治疗预后良好,一般认为切除肿瘤被膜可减少复发,但剥离被膜时需谨慎,损伤神经术后可能会出现相应的神经功能障碍。一般神经鞘瘤的血运不丰富,无须常规行DSA检查,但瘤体较大的头颈部神经鞘瘤术前2~3天可行DSA检查并进行选择性动脉栓塞以减少术中出血风险[16]。头颈部神经鞘瘤虽大多为良性肿瘤,但也有极低的恶变率(1%~13%)可能发生,有必要进行基因检测以明确诊断,对恶变者应采用扩大手术切除,术后辅以放射治疗,但预后总体较差。术后神经功能损害者,可给予神经营养药、激素等治疗以期恢复。

表 5-8-1　神经鞘瘤发生部位及其手术入路选择[18]

病变部位	常用手术入路	操作要点
口咽侧壁、咽旁间隙[17]及颈侧、腮腺	经口内入路、经颈侧入路、经颈颌入路、经腮腺入路	经口内入路可用于瘤体较小位置表浅者,经颈侧入路较前者暴露更好,适用于瘤体较大者,经颈侧入路简便安全,术中可视情况使用内镜及显微系统减少创伤,可用手指钝性暴露分离切除肿瘤
颈椎管内外	经颈前外侧入路、经后正中入路	Ⅰ型:椎管外肿瘤直径 >4cm 者采用经前外侧入路 绝大多数Ⅱ型、Ⅲ型:后正中入路,硬脊膜缺损需严密修补
鼻腔、鼻窦	经鼻内镜鼻腔入路、鼻内镜联合开放式手术治疗	瘤体较小者术中单纯采用鼻内镜,术中无切口,损伤小,但需注意充分暴露,细心分离,瘤体较大者可在鼻侧上唇正中切开做外切口暴露术野
耳下腮腺区	经腮腺入路	肿瘤与面神经无法完全分离时应切开被膜,尽量沿被膜分离肿瘤,保留面神经,若术中离断神经,应尽早吻合神经
翼腭窝、颞下窝	经上颌骨切除入路、上颌骨翻转术、侧方入路的 Fisch 颞下窝入路、上颌骨外旋术、鼻内镜联合上颌骨入路	翼腭窝的巨大肿瘤可采用鼻内镜手术联合上颌窦根治术,该入路充分暴露上颌窦、翼腭窝、颞下窝术野,内镜操作减少损伤,并发症少,对于侵犯颅内的肿瘤需联合颅底外科手术治疗
颅底	单纯鼻内镜入路(翼突入路、经双鼻腔入路、经泪前隐窝入路等),鼻内镜联合上颌窦入路	瘤体较大可选鼻内镜联合上颌窦前壁开窗术式,开放上颌窦后壁时,若上颌动脉被肿瘤推挤向前,尽早仔细剥离,损伤后即使电凝止血防止出血影响视野,辅助单极电凝逐层切开肿瘤被膜,剥离子沿囊壁钝性分离,瘤体较大采取囊内减压 + 囊壁切除,术中可能发生脑脊液漏,需填塞修补
喉部、梨状窝、气管	支撑喉镜手术、喉正中裂开术、甲状软骨侧切术	避免软骨暴露尽量保留喉功能,小的瘤体可在支撑喉镜或悬吊喉镜下切除,大者可行喉正中裂开术及甲状软骨侧切术

　　【随访】　有症状的肿物:每年将至少进行一次影像学检查,如有多部位肿瘤,则应该使用全身 MRI 检测。无症状的肿物:一般不需要随访,但若有 SMARCB1 致病体和 LZTR1 致病体则需实行脑部和脊椎 MRI 检查。

（刘会勤　陶　磊）

参 考 文 献

[1] WANG B,YUAN J,CHEN X,et al. Extracranial non-vestibular head and neck schwannomas. Saudi Med J, 2015,36(11):1363-1366.

[2] ARSHI A,TAJUDEEN B A,ST J M. Malignant peripheral nerve sheath tumors of the head and neck:Demographics,clinicopathologic features,management,and treatment outcomes. Oral Oncol,2015,51(12):1088-1094.

[3] BONDI S,LIMARDO P,TOMA S,et al. Non-vestibular head and neck schwannomas:a 10-year experience. Eur Arch Otorhinolaryngol,2013,270(8):2365-2369.

[4] ZHANG H,CAI C,WANG S,et al. Extracranial head and neck schwannomas:a clinical analysis of 33 patients. Laryngoscope,2007,117(2):278-281.

[5] 郭伟韬. 神经鞘瘤相关遗传学机制的最新研究进展. 国际医药卫生导报,2015,21(17):2515-2520.

[6] 古庆家,李祥奎,何刚. 头颈部神经鞘瘤的诊断和治疗(附 34 例报告). 临床耳鼻咽喉头颈外科杂志, 2010,24(18):856-858.

[7] HULSEBOS T J,KENTER S B,JAKOBS M E,et al. SMARCB1/INI1 maternal germ line mosaicism in

schwannomatosis. Clin Genet,2010,77（1）:86-91.

［8］ PIOTROWSKI A,XIE J,LIU Y F,et al. Germline loss-of-function mutations in LZTR1 predispose to an inherited disorder of multiple schwannomas. Nat Genet,2014,46（2）:182-187.

［9］ MERKER V L,ESPARZA S,SMITH M J,et al. Clinical features of schwannomatosis:A retrospective analysis of 87 patients. Oncologist,2012,17（10）:1317-1322.

［10］BASER M E,FRIEDMAN J M,EVANS D G. Increasing the specificity of diagnostic criteria for schwannomatosis. Neurology,2006,66（5）:730-732.

［11］汤国雄,陶学金,朱声荣,等. 颈鞘内神经鞘瘤的诊治分析. 临床口腔医学杂志,2012,28（7）:433-434.

［12］王一,李姗姗,尹相媛,等. 周围神经鞘瘤的 CT 和 MRI 分析. 医学影像学杂志,2012,22（1）:71-74.

［13］袁芳,薛恩生,林礼务,等. 超声检查在颈部神经鞘瘤中的诊断价值:2013 中国（北京）超声医学学术大会 ［C］,北京,2013.

［14］杨帆,陈贤翔,朱吉发,等. 周围神经鞘瘤超声表现与病理特征的对照研究. 中国现代医学杂志,2018,28（2）:121-123.

［15］SINKKONEN S T,HILDEN O,HAGSTROM J,et al. Experience of head and neck extracranial schwannomas in a whole population-based single-center patient series. Eur Arch Otorhinolaryngol,2014,271（11）:3027-3034.

［16］郝大鹏,满凤媛,王振常,等. 颈动脉间隙内颈动脉体瘤和神经鞘瘤的影像学鉴别诊断. 中国医学影像技术,2010,26（2）:258-261.

［17］罗显,吴平,何剑,等. 咽旁隙肿瘤手术入路探讨. 中国耳鼻咽喉颅底外科杂志,2017,23（3）:212-216.

［18］高俊潇,邱前辉. 头颈部神经鞘瘤的诊断与手术治疗. 国际耳鼻咽喉头颈外科杂志,2019,43（4）:216-219.

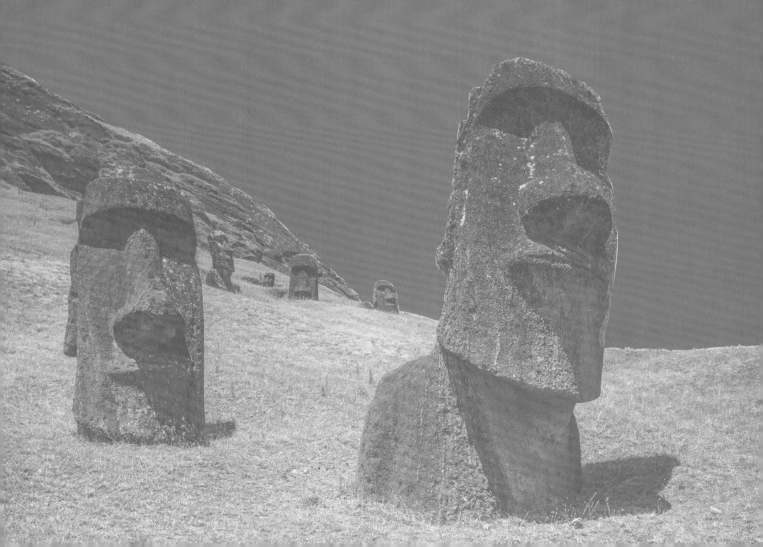

颈段气管肿物的临床处理和思考

【看图辨真相】

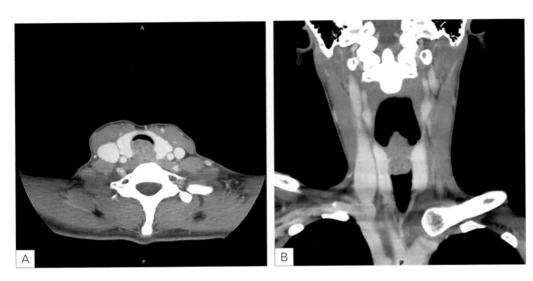

图 6-1-1 颈部增强 CT 表现
A. 轴位显示气管上段（C_{6-7} 水平）后壁菜花样肿物，呈不均匀强化；B. 冠状位显示肿物未向气管外侵犯。

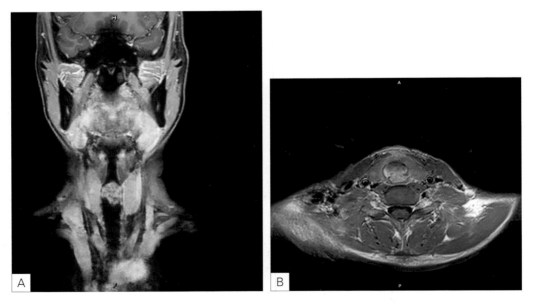

图 6-1-2 颈部增强 MRI 表现
A. 冠状位显示气管上段肿物，边界尚清，呈不均匀强化；B. 轴位显示肿物突向气管腔并致局部气道严重狭窄。

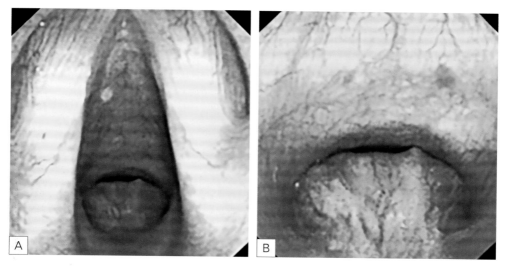

图 6-1-3　电子喉镜检查表现
A. 声门下可见气管上段肿物，表面光滑；B. 近距离观察可见肿物明显堵塞气道。

【基本信息】　患者女性，26 岁，已婚。

【主诉】　反复气喘、咳嗽 3 个月。

【查体】　生命体征稳定，Ⅰ~Ⅱ度吸气相呼吸困难。间接喉镜下见声门下隆起，肿物下界未窥及。

思考

1. 如图位置的肿块倾向良性还是恶性？

2. 是否需要活检明确病理诊断？

3. 是否需要气管切开？喉功能是否能够保留？

病 例 解 析

【诊断难点】　本病例结合病史、内镜表现和影像学特点，诊断考虑为颈段气管肿物，以恶性肿瘤（上皮或唾液腺来源）可能性大（肿瘤边界尚清楚，呈不均匀强化，表面光滑），但确诊有赖于组织病理学活检。

【治疗难点】　该病治疗难点首先在于需要肿物活检，明确病理诊断，但肿物主体位于气管上段，局部气道狭窄，活检有出血窒息的风险，需做好低位气管切开的准备。更重要的是，对于考虑病变为恶性肿瘤、刚刚结婚的年轻女性，如何制订个体化的治疗方案——既实现肿瘤的根治，又最大限度地保留呼吸、嗓音等喉功能。

【治疗经过】

1. 组织病理学活检及治疗方案的制订　考虑活检可能继发窒息风险，行预防性气管切开术。术中经气管切开口在直视下钳取肿物，送组织病理学活检。结果提示小唾液腺来源的低度恶性肿瘤（腺样囊性癌）。术前 PET/CT 检查提示气管上段局限肿物,无远处转移征象。根据患者病变范围,经多学科会诊讨论,本病例治疗方案考虑手术治疗。术后根据组织病理学检查(切缘、淋巴结等)结果以及患者个人意愿,决定是否辅助放射治疗。

2. 手术过程 术前经由气管切口进行气管内插管全身麻醉。术中行气管环形袖状切除—端-端吻合术(图 6-1-4)。解剖保护双侧喉返神经;从环状软骨与气管连接处切开气管,在气管插管上缘 1cm 离断气管,分离气管与食管,距离肿物切缘约 0.5cm,将气管上段连同肿物完整切除(环形袖状切除)。肿物大小约 3.3cm×2.5cm×2.8cm。术中冷冻病理结果提示切缘均为阴性。游离上下两环的气管,将环状软骨与气管端端吻合。保留气管切开状态。

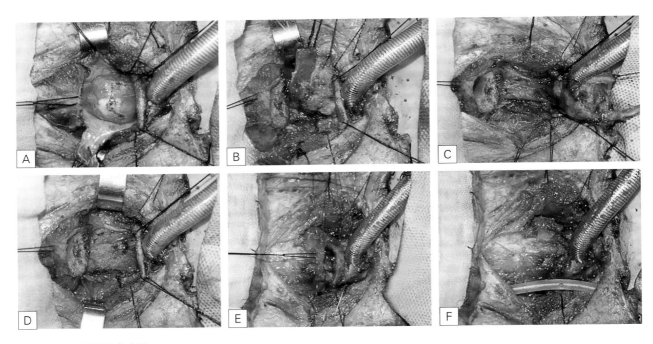

图 6-1-4 主要手术步骤
A. 暴露气管后壁肿物;B. 分离气管与食管间隙;C. 暴露双侧喉返神经;D. 完整切除气管肿物;E. 气管端端吻合;F. 保留气管切开,吻合口多层组织减张缝合。

3. 术后处理 常规换药、对症处理。术后 1 个月行辅助放射治疗。

【术后诊断】 (颈段气管)腺样囊性癌。

病理报告:(气管肿物)大体为腺样囊性癌,异形细胞 CK(+),CK(+),腺上皮 CD117(+),EMA 部分细胞(+);肌上皮 Calponin(+),Actin(+),P63(+),S-100 少数细胞(+);Ki-67 约 20%(+)。

【随访及转归】 出院时告知患者腺样囊性癌复发风险高,嘱定期返院复诊。术后 5 个月,患者呼吸平顺,气管通畅,予拔除气管套管。目前已定期随访 3 年余,切口愈合良好,随访中(图 6-1-5、图 6-1-6)。术后复查颈部和胸部 CT,结果未见肿瘤复发。患者言语能力和日常活动良好,恢复正常生活。

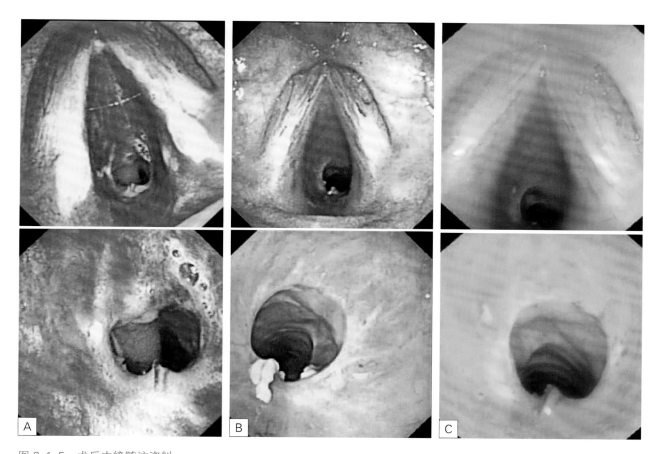

图 6-1-5　术后内镜随访资料

A. 术后 3 个月,见吻合口通畅;B. 术后 15 个月,见气管套管已拔除,吻合口无明显狭窄;C. 术后 27 个月,气道通畅且未见肿瘤复发。

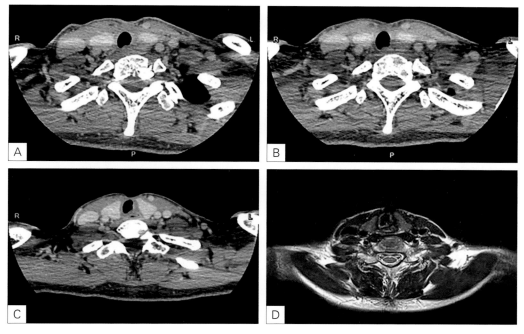

图 6-1-6　术后影像学随访资料

A. 术后 3 个月;B. 术后 6 个月;C. 术后 1 年;D. 术后 3 年,均未见肿瘤复发及吻合口狭窄。

颈段气管肿物包括炎症性肿物、良性肿瘤和恶性肿瘤。炎症(肉芽肿等)和良性肿物(乳头状瘤等)在临床上较常见,通过药物或微创手术治疗,多数可获得良好的效果。原发于气管的肿瘤约占呼吸道肿瘤的 1%,60%~80% 为恶性肿瘤[1]。

气管腺样囊性癌(tracheal adenoid cystic carcinoma,TACC)为临床少见的唾液腺来源的低度恶性肿瘤,约占气管恶性肿瘤的 30%[2]。肿瘤起源于呼吸道黏膜下的腺体,病理上分为管状型、筛状型和实体巢状型三种亚型;表达腺上皮和/或肌上皮标记。下气道来源的腺样囊性癌可发生于气管、支气管或肺泡。肿瘤生长相对较缓慢,早期以局部浸润为主,有嗜神经生长的特性,后期可发生远处转移(以肺、骨、肝脏最常见)。

【病因】　腺样囊性癌的病因和发病机制仍未明确。通常认为个体遗传特质和环境等多因素相互作用所致。部分头颈部腺样囊性癌的患者染色体存在 t(6;9)(q22-23;p23-24)转位,导致 NFIB 基因和 MYB 基因融合。MYB-NFIB 基因融合是腺样囊性癌的重要标记,MYB 及其靶基因表达的失衡是腺样囊性癌发病的关键机制[3]。

【临床表现】　气管腺样囊性癌多发于 40~50 岁年龄,男女比例不定,大部分患者无吸烟史。气管解剖结构(管腔大、具有弹性)和肿瘤生长特性(相对缓慢),使该病早期表现缺乏特异性。患者可无明显症状,或仅出现咳嗽、咳痰、呼吸困难、声音嘶哑、吞咽困难等,极易造成漏诊、误诊而延误治疗。患者可因症状的不同,就诊于耳鼻咽喉头颈外科、呼吸科、胸外科等科室。一旦发生气道梗阻,可危及生命[4]。因此,早期发现气管肿物和积极的气道管理尤为重要。

【辅助检查】　气管腺样囊性癌的早期诊断有赖于内镜和影像学检查。临床上可通过电子/纤维喉镜或纤维支气管镜检查发现肿物;颈部和胸部 CT/MRI 检查可辅助明确肿物的范围和性质。确诊需要组织病理学活检。建议根据患者症状、全身情况、气道阻塞程度等,选择合适的活检手段(内镜下活检、支撑喉镜下活检等)和麻醉方式(表面麻醉或全身麻醉)。必要时,可以采取低位气管切开手术(多用于气管上段肿物),避免活检继发的窒息风险。

【鉴别诊断】　主要与原发于气管的良、恶性、炎性肿物鉴别,常见的有:

1. **气管鳞状细胞癌**　多发于男性患者,与吸烟可能有关。肿物表面粗糙。诊断有赖病理检查。

2. **气管乳头状瘤**　其多发于婴幼儿,成人也可出现。常有喉乳头状瘤的病史。肿物表面粗糙,诊断有赖病理检查。

3. **气管结核**　其多有肺结核病史,可为肺结核杆菌经气道播散至气管、支气管。结核相关检查(痰涂片、PPD、结核抗体等)及组织病理学检查可辅助鉴别。

【治疗策略】　气管腺样囊性癌总体治疗效果较好,文献报道 5 年生存率或 10 年生存率可达50%~100%[4-7];部分患者可较长时期带瘤生存[8]。治疗方式包括手术治疗、放射治疗、化学治疗,介入消融治疗以及靶向治疗等。建议根据患者情况,多学科讨论制订个体化的治疗方案。

手术治疗为气管腺样囊性癌的首选治疗,以局部根治性切除为原则。术后放射治疗可提高术后切缘阳性的疗效[9]。手术切除范围根据肿瘤部位而定,中上段气管以气管袖状切除+端端吻合为标准术式;累及近段气管行气管联合声门下部分喉切除,至少保留一侧肿瘤未累及喉返神经;累及远段气管行气管联合气管隆嵴切除,可伴或不伴相应肺组织切除[4-7]。一般切除 4~6cm 长度的气管,可行气管端-端吻合[10]。目前不推荐肿瘤扩大切除和淋巴结清扫[9,11]。

气管腺样囊性癌综合治疗中放射治疗的介入时机、治疗作用及获益人群等问题尚有争议。放射治疗对气管腺样囊性癌有一定敏感性[5]；术前放射治疗可以使肿瘤缩小，增加手术完全切除率，但可能增加后续手术的难度。因此，单独放射治疗可以用于无法手术的患者。术后放射治疗适合于切缘阳性，或者预防性治疗。手术与放射治疗结合，可使大部分患者获得较好的效果。

对于不可手术或术后复发转移性气管腺样囊性癌，化学治疗或纤维支气管镜下的介入消融治疗可能使患者获益。靶向治疗的临床效果有待观察研究。

【随访】 总体而言，气管腺样囊性癌恶性程度较低，手术或手术联合放射治疗可取得较好的生存效果，但远处转移对患者生存影响较大。因此，建议患者在诊治过程中，需要密切随访。气管肿物的诊治，原则是在维持气道通畅的条件下，根据病理学检查结果，制订个体化的综合治疗方案。

（陈垲钿　雷文斌）

参 考 文 献

[1] ALONGI F,DI M N,MOTTA M,et al. Adenoid cystic carcinoma of trachea treated with adjuvant hypofractionated tomotherapy. Case report and literature review. Tumori,2008,94（1）:121-125.

[2] CHARLTON P,PITKIN L. Airway compromise due to adenoid cystic carcinoma obstructing the distal trachea: a review of current management and clinical trials. BMJ Case Rep,2015,bcr2014204063.

[3] PERSSON M,ANDRÉN Y,MARK J,et al. Recurrent fusion of MYB and NFIB transcription factor genes in carcinomas of the breast and head and neck. Proc Natl Acad Sci USA,2009,106（44）:18740-18744.

[4] HONINGS J,GAISSERT H A,VAN DER HEIJDEN H F,et al. Clinical aspects and treatment of primary tracheal malignancies. Acta Otolaryngol,2010,130（7）:763-772.

[5] BITTNER N,KOH W J,LARAMORE G E,et al. Treatment of locally advanced adenoid cystic carcinoma of the trachea with neutron radiotherapy. Int J Radiat Oncol Biol Phys,2008,72（2）:410-414.

[6] SUZUKI T. What is the best management strategy for adenoid cystic carcinoma of the trachea? Ann Thorac Cardiovasc Surg,2011,17（6）:535-538.

[7] 何东杰,余宗艳,李瑞,等. 头颈部腺样囊性癌的临床特征及预后分析. 中国肿瘤临床与康复,2021,28（11）:1281-1284.

[8] WANG X,ZHAO J,FANG X,et al. Adenoid cystic carcinoma,low-differentiation carcinoma,squamous cell carcinoma:a rare evolution of a tracheal malignancy within 27 years. J Clin Oncol,2011,29（17）:e509-e511.

[9] HONINGS J,GAISSERT H A,WEINBERG A C,et al. Prognostic value of pathologic characteristics and resection margins in tracheal adenoid cystic carcinoma. Eur J Cardiothorac Surg,2010,37（6）:1438-1444.

[10] REA F,ZUIN A. Tracheal resection and reconstruction for malignant disease. J Thorac Dis,2016,8（Suppl 2）: S148-S152.

[11] MACCHIARINI P. Primary tracheal tumours. Lancet Oncol,2006,7（1）:83-91.

声门下肿物的诊治思考

【看图辨真相】

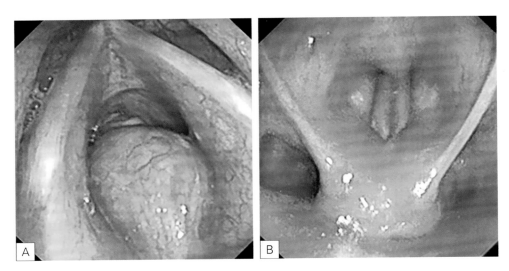

图 6-2-1　电子喉镜图片
A. 声门后方光滑肿物突出堵塞声门下；B. 双侧声带闭合好。

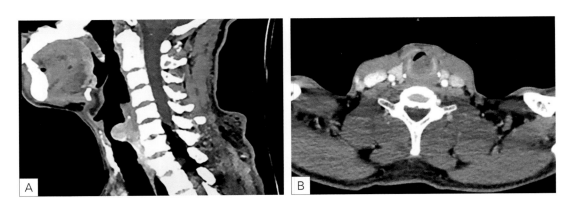

图 6-2-2　颈部增强 CT 表现
A. 声门区后方突出的类圆形肿物，表面光滑伴轻度增强；B. 可见肿物堵塞大部分声门下区。

【基本信息】　患者男性，59 岁。

【主诉】　声嘶 4 个月，加重伴呼吸困难 2 个月。

【查体】　双侧声带活动正常，闭合良好，无充血或苍白，无肿胀，声门区后方见赘生物凸出喉腔，杓状软骨活动正常，未见赘生物。

思考

1. 如图位置的肿块倾向良性还是恶性?
2. 是否需要穿刺或活检明确病理?
3. 是否需要气管切开?

病 例 解 析

【诊断难点】 本病结合影像学特点,诊断考虑为喉部良性肿物可能性最大,入院后急诊行了气管切开解决呼吸困难,后续的难点在于肿物表面光滑,活检难以保证取到有决定意义的组织。

【治疗难点】 该病治疗难点在于需要手术治疗获得根治及明确病理诊断的目的,但肿物性质不明,若为恶性肿瘤则因侵犯其位于声门下侵犯环状软骨板浅面,需要做喉全切除术,若是良性肿瘤,喉全切除或喉部分切除创伤大,代价太高,从 CT 上看肿物与后方环状软骨及气管关系密切,不排除术后粘连狭窄可能,若行经颈部分气管及肿物切除术,有需要喉-气管吻合可能,手术难度大,并发症多,因此术前判断性质尤为重要。

【治疗经过】

1. 术前准备 患者气管切开后,行电子喉镜下活检提示:多形性腺瘤。

2. 手术过程 经支撑喉镜暴露喉腔及肿物,见肿物堵塞气管约 80%,后界与环状软骨相接,吸管探查发现其存在清晰左右边界,中间为蒂部,有可能行经口 CO_2 激光整块切除肿物,于是决定整块切除活检,术中暴露肿物左右缘,沿肿物边侧约 0.2cm 切开黏膜,深达软骨,术中病变暴露好,术野清晰,肿物连同部分正常组织完整切除。实现诊断性活检切除,术后病理如为良性,治疗一次完成,如为恶性,再根据病理进行放化疗或喉全切除术。

3. 术后处理 常规换药、对症处理。

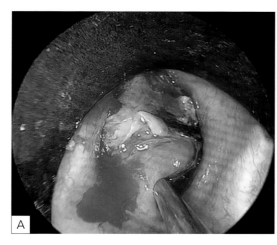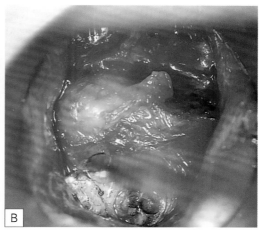

图 6-2-3 主要手术步骤
A. 探查肿瘤边界;B.CO_2 激光沿肿瘤被膜切除。

声门下肿物的诊治思考 ■ 153

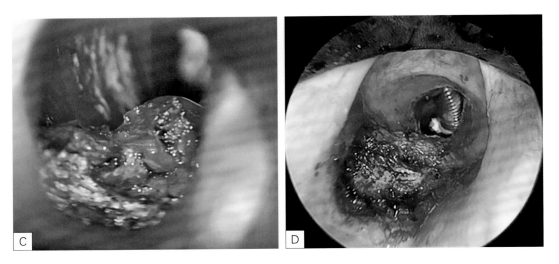

图 6-2-3（续）
C. 肿瘤完整切除后见声门下通畅；D. 拉拢缝合声门下黏膜缩小创面。

【术后诊断】 （声门下）多形性腺瘤。

【随访及转归】 目前已随访 1 年余，患者切口愈合良好，声门下未见新生物（图 6-2-4）。

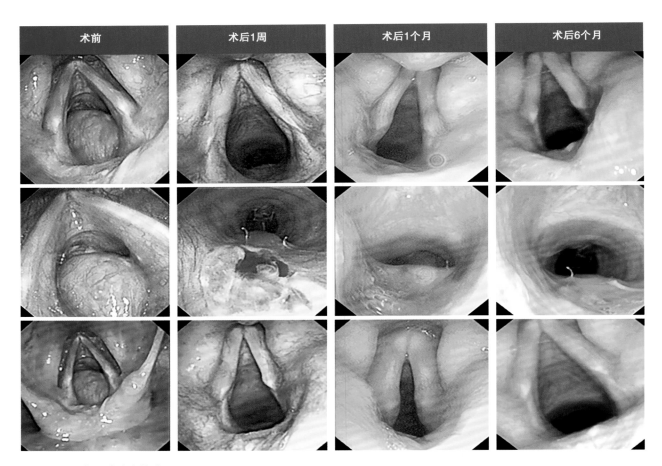

图 6-2-4 术后随访喉镜表现

多形性腺瘤（pleomorphic adenoma）是最常见的唾液腺肿瘤类型。这种肿瘤有上皮和黏液软骨样组织，由两种不同胚层组织混合构成。大多数肿瘤始于主要唾液腺之一（腮腺 80% 或下颌下腺 10%），也可以在皮肤和肺中找到。多形性腺瘤生长缓慢，可以在没有治疗的情况下达到非常大的尺寸。多形性腺瘤也可发生在口腔邻近部位如鼻腔、鼻窦、咽部和皮肤（称软骨样汗腺瘤，chondroid syringoma），也可发生在发育过程中易位的唾液腺组织如副腺体、颈淋巴结、下颌骨中的易位腺体组织。发生在喉的多形性腺瘤文献报道不足 30 例[1]。

【病因】　多形性混合瘤的病因目前尚不明确。可能由多种内在及外在因素相互作用下导致细胞基因突变的结果。部分多形性腺瘤有染色体 3p21、8q12、12q13-15 重排以及 *PLAG-1*、*HMGI-C* 基因表达。许多病毒与唾液腺肿瘤发生相关，在人多形性混合瘤中已经证实有 SV40 的序列。细胞遗传学发现多形性腺瘤有复杂的核型异常，约占 70% 的肿瘤。目前发现 3 种主要遗传学异常：伴 8q12 重排（39%）、伴 12q13-15 重排（8%）、不累及 8q12 或 12q13-15 的散发性、克隆性变化（23%）。8q12 异常的靶基因是 *PLAG1*，编码一种发育调节的、小分子泛素相关修饰物蛋白化和磷酸化锌指转录因子，通过识别一种双向共同序列调节多个靶基因的表达。累及 8q12 的易位多由于启动子交换导致 *PLGA1* 激活过表达，使 *PLAG* 靶基因表达失调。

最近一项基因组范围小 RNA 表达研究发现，多形性腺瘤中的小 RNA 表达明显上调。其中有 5 个基因上调小 RNA 与肿瘤相关基因组区接近。过表达的小 RNA 靶基因预测分析显示其多数与肿瘤发生相关的信号通路如 WNT，MAPK 和 JAK-STAT 相关。尤为重要的是本组病例有 *PLAG1* 基因过表达，而且可能被这些小 RNA 调节。肿瘤中 12q14-15 重排的靶基因是高迁移率族蛋白基因（high mobility group protein gene，HMGA2），*HMGA2* 编码一种结构转录因子，通过修饰 DNA 的构型启动基因表达。多数 HMGA2 的断裂点在第三大内含子内，导致 DNA 结合域和高度酸性的羧基末端结合域分离。在含 ins（9；12）和 t（3；12）的多形性腺瘤中，已经鉴定了两个融合基因 *HMGA2-NFIB* 和 *HMGA2-FHIT*。

最近在多形性腺瘤研究中发现 WNT 抑制因子 1（*WIF1*）基因是一个新的 *HMGA2* 融合的伴侣基因，融合后导致 *HMGA2* 过表达、*WIF1* 低表达。而在正常唾液腺组织 *WIF1* 高表达、*HMGA2* 不表达。提示多形性腺瘤的发生可能与这两个基因的表达失调有关。还有的研究显示多形性腺瘤中扩增基因常为 *HMGA2* 和 *MDM2*，并且二者均有高表达。这种扩增和高表达连同其他的细胞遗传学异常一起与多形性腺瘤恶变有关。目前鉴定的一些含 *PLGA1* 和 *HMGA2* 融合的基因都是肿瘤特异性的，因此可能作为多形性腺瘤的诊断标志。这些融合可用 RT-PCR 或者间期荧光原位杂交检测。近来在 4 种组蛋白赖氨酸甲基化转移酶（HMT）的研究还发现有三种（SETB1，Eu-HMTase 和 SET08）在肿瘤组织中较邻近正常组织水平高。此外，还发现部分肿瘤出现 *p16* 启动子甲基化，提示甲基化在多形性腺瘤的发生上可能起作用。另外在多形性腺瘤标本中检测到特殊 SV40 序列，PCR 检测阳性者再通过免疫组织化学检测到多形性腺瘤细胞核表达 SV40 Tag 抗原，结果提示该病毒在多形性腺瘤发生上起一定作用。人防御素 1（human beta-defensin，hBD-1）在多形性腺瘤表达明显较正常腺体低，提示其可能是潜在的抑癌基因。*P53* 突变在多形性腺瘤不常见，但在恶性多形性腺瘤中较多见。p53 蛋白阳性病例数从阴性至 30% 不等，大部分较低。多数多形性腺瘤的 DNA 含量为二倍体，异倍体较少见。

【临床表现】 文献报道喉的多形性腺瘤症状特异性不明显,包括声嘶、呼吸困难、咽干、喘息、睡眠打鼾等。也是因为非特异性症状,误诊率、漏诊率相当高,曾经有报道一例喉多形性腺瘤多次就诊急诊室,以哮喘发作治疗,延误诊治 2 年之久[2]。因此,呼吸困难或反复喘息发作的患者,全面的耳鼻咽喉查体、喉镜检查尤为重要[3]。

【辅助检查】 目前主要依靠电子喉镜、CT、MRI 等传统解剖影像检查,病理检查尤为重要。对于有呼吸困难的患者,需要根据呼吸困难的程度行气管切开,若暂时不需要气管切开,而患者术中有插管困难、麻醉难以通气的情况,亦需在全身麻醉前行气管切开。

1. 电子喉镜检查 电子喉镜检查是一种便捷、廉价的检查,对喉部占位性病变的初步诊断有重要作用,可以观察声带的闭合情况,肿物的表面性质,最重要的是可以行活检术。但若患者已经出现呼吸困难,则建议行气管切开后再行活检,避免诱发或加重呼吸困难,甚至引起窒息。

2. CT 检查 CT 检查的优势是有较好的空间分辨率,减少了神经等软组织的影响,并且可以更好地评估是否有骨质的破坏。CT 上多形性腺瘤表现为边界清楚的圆形或类圆形肿块或结节,部分可呈不规则分叶状,边界不清,与周围结构粘连,与其被膜不完整或结节状穿透被膜生长有关,肿瘤绝大多数密度均匀,少部分中央部或偏中央部可见低密度区,钙化少见,强化不均匀。

3. MRI 检查 MRI 检查的优势是有更好的软组织对比度。多形性腺瘤信号不均匀,瘤体内可见条索状低信号的胶原纤维间隔。T_1WI 上呈低信号,T_2WI 上信号明显增高且信号不均匀是多形性腺瘤的特点。

4. 病理检查 大体病理标本可见肿瘤剖面多呈灰白色,或灰黄色,多呈实性,部分可有白色致密索条。较多的肿瘤可见切面黏滑、呈半透明的区域,有的肿瘤可见浅蓝色透明的软骨样组织或黄色的小圆形角化物。部分肿瘤内可形成大小不等的囊腔,内含透明黏液。较大的肿瘤内偶见钙化,有骨样硬度。显微镜下肿瘤包含上皮成分、黏液样组织和软骨样组织。

【鉴别诊断】 主要与喉肿物相鉴别,常见的有:

1. 喉、气管囊肿 其可生长在声门区或气管,圆形或类圆形表面光滑肿物,但一般不会巨大影响呼吸,MRI 检查的 T_2WI 通常为均匀的高信号,T_1WI 为等低信号。

2. 喉癌 声门下型喉癌,多生长迅速并在短时间内引起呼吸困难,但肿物通常为菜花状表面粗糙,可带蒂或广泛浸润声门下,可引起声音嘶哑及声带活动障碍。

【治疗策略】 多形性腺瘤首选手术切除,本个案肿瘤位置堵塞气道,应首先缓解喉阻塞症状,在保证气道安全的前提下,进行后续治疗。文献报道大部分由喉裂开手术切除肿瘤。本例患者遵循近代微创外科,创口小、疼痛轻、恢复快、住院时间短、出血少的理念,经支撑喉镜经口入路切除肿物,并通过显微缝合减少黏膜缺损的创面,患者获得良好的疗效,是这类良性病变微创治疗一种可行手段。手术方案的选择和就诊医院或医师熟悉的手术方式及设备有关。

【随访】 目前无常规随诊方案,本例患者术后前 3 个月每月复诊 1 次,后面每 3 个月复诊 1 次,复诊需行喉镜检查,至今随诊 1 年未见复发迹象。

(邓　洁　雷文斌)

参 考 文 献

[1] MOTAHARI S J,KHAVARINEJAD F,SALIMI S,et al. Pleomorphic adenoma of the larynx:A case report. Iran J Otorhinolaryngol,2016,28(84):73-77.

［2］ DATARKAR A N,DESHPANDE A. Giant parapharyngeal space pleomorphic adenoma of the deep lobe of parotid presenting as obstructive sleep apnoea:A case report & review of the diagnostic and therapeutic approaches. J Maxillofac Oral Surg,2015,14（3）:532-537.

［3］ ARGAT M,BORN I A,MAIER H,et al. Pleomorphic adenoma of the larynx. Eur Arch Otorhinolaryngol,1994, 251（5）:304-306.

声门下无症状的肿物，需要治疗吗？

【看图辨真相】

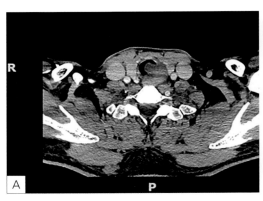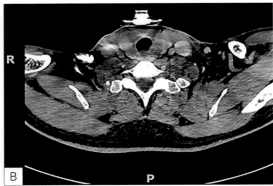

图 6-3-1　颈部增强 CT 表现
A. 第一次活检前影像；B. 行气管切开及支撑喉镜活检 3 个月后影像，见左侧声门下区肿物，密度较均匀，累及颈段气管，向外累及左侧气管食管沟、甲状腺内侧，相应环状软骨气管软骨吸收破坏。肿物范围无明显变化。

【基本信息】　患者男性，53 岁。

【主诉】　咽异物感伴发现声门下气管内肿物半年。

【查体】　气管切开后，金属气管筒在位、堵管中，患者呼吸平稳。颈部可见手术瘢痕。全身体格检查无明显异常发现。

思考

1. 如图位置的肿块倾向良性还是恶性？
2. 进一步的治疗方案是什么？

病 例 解 析

【诊断难点】　该病例诊断声门下肿物不难，关键在于如何明确病理性质，活检手术是首要考虑的。本病例在半年前因咽部异物感至外院就诊后发现声门下气管内肿物，当时考虑良性肿瘤可能。后至笔者所在医院行支撑喉镜下活检及内镜辅助活检各 1 次，组织病理学检查分别提示"间叶源性肿瘤不除外""梭形细胞肿瘤，低度恶性可能"，病理标本经复旦大学附属肿瘤医院病理科会诊后仍无法确定病理类型并建议切除更多组织再次送检行组织病理学检查。由于经气管微创活检获取组织量有限，为取得更多组织标本，团队决定行开放手术活检，并行左侧甲状腺切除术（术中于左侧甲状腺体背侧与近喉返神经入喉处见肿瘤样物，与喉返神经粘连，累及气管及部分食管；沿喉返神经解剖并游离肿块，全切左侧甲状腺),术后病理标本经会诊确认为"低度恶性肌成纤维细胞肉瘤"。

【治疗难点】 该病例治疗难点在于获得准确的病理学诊断,因肿瘤在影像学及临床表现上与良性肿瘤无法明确鉴别,且肿瘤生长于颈段气管及声门下,因此无法采取过度保守的观察随访,但又不能贸然行局部切除手术或扩大根治性切除术。

【治疗经过】

1. 术前准备 发现患者声门下新生物后,考虑肿瘤体积较大,为防止肿瘤进展产生喉阻塞,于第一次支撑喉镜活检时行预防性气管切开术。在三次活检确认病理类型后,与患者及家属充分沟通,为达到最大根治效果,行喉全切除术。患者三次活检具体情况见表 6-3-1。

表 6-3-1 历次活检情况

活检序数	手术方式	病理形态描述	免疫组织化学染色
第一次	气管切开 + 支撑喉镜下内镜辅助活检	(左侧声门下)黏膜及肉芽组织慢性炎,间质内梭形细胞增生、有轻度异型,夹杂淋巴细胞、浆细胞浸润	Vimentin(+),S100(-),SMA(-),Desmin(+),PGM-1(+),CD34(-),ALK(部分+),Ckpan(-),Ki67(5%+),MyoD1(-),Myogenin(-),Caldesmon(-),EMA(-),STAT(-)
第二次	支撑喉镜下内镜辅助活检	(左侧声门下)梭形细胞肿瘤,有肌源性分化,细胞轻度异型,间见炎症细胞浸润	Vimentin(+),S100(-),SMA(-),Desmin(+),PGM-1(部分+),CD34(-),ALK(部分+),Ckpan(-),Ki67(5%+),MyoD1(-),Myogenin(-),Caldesmon(-),HHF35(-)
第三次	左侧甲状腺切除	(左侧甲状腺)肌成纤维细胞性肿瘤,低度恶性,在甲状腺内穿插、浸润性生长	Vimentin(+),S100(-),SMA(-),Desmin(+),CD34(-),ALK(-),Ckpan(-),Ki67(3%+),MyoD1(-),Myogenin(-),Caldesmon(-),HHF35(-),SOX-10(-)

2. 手术过程 切除喉体至第 3 气管环,充分保留黏膜切缘,梨状窝黏膜保留完整,术中见肿瘤向喉外生长,似侵犯左侧颈段食管浆膜层。彻底切除肿瘤及喉体,切除残余的左侧甲状腺部分组织;肿瘤位于左侧声门下、侵犯环状软骨,约 3cm×2cm 大小,突向喉外(图 6-3-2)。

3. 术后处理 常规换药、对症处理。

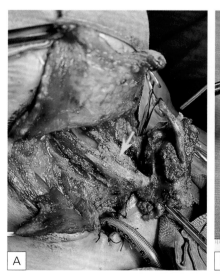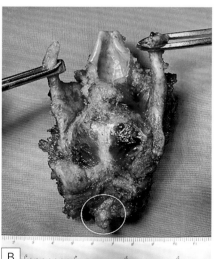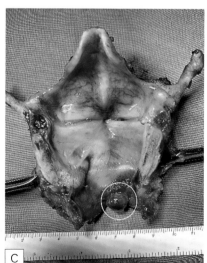

图 6-3-2 主要手术步骤
A. 切除肿瘤及全部喉,食管肌层(黄色箭头所指)完整保留;B. 全喉标本背面观,肿瘤突出于气管软骨外;C. 全喉标本内面观,肿瘤表面尚光滑。

【术后诊断】 (喉)低度恶性肌成纤维细胞肉瘤

病理学检查:(全喉)低度恶性肌成纤维细胞肉瘤,小区包绕神经组织,肿瘤位于左侧声门下区及气管内,距下切缘2.0cm,深部经环状软骨板及第1气管环间隙达喉前方及甲状腺组织内,表面附有肌肉组织。肿瘤大小为2.5cm×2.0cm×1.5cm。免疫组织化学染色示Vimentin(+),S100(−),SMA(−),Desmin(+),PGM-1(部分+),CD34(−),ALK(−),Ckpan(−),Ki67(5%-10%+),Caldesmon(−),MyoD1(散在+),HHF35(部分+),EMA(−),SOX-10(−)。

【随访】 目前患者已完成术后放射治疗,笔者所在科室及放射治疗科持续随访中,暂无复发迹象。

讨　论

成人软组织恶性肿瘤相对罕见,其中头颈部占5%~15%,占头颈部恶性肿瘤的1%。软组织肿瘤种类繁多,其中头颈部软组织肉瘤以恶性纤维组织细胞瘤、纤维肉瘤、血管肉瘤等更常见[1]。低度恶性肌成纤维细胞肉瘤(low-grade myofibroblastic sarcoma,LGMS)首先由Mentzel等[2]于1998年报道,随后逐步被大家所认识,并在2013年的WHO《软组织与骨肿瘤分类(第4版)》中被列为一种独立的肿瘤类型。

【病因】 LGMS的病因尚不明确,缺乏流行病学数据,根据目前所报道的案例,倾向于认为LGMS在头颈部更常见,并以中老年男性更多见[3],但Chan等[4]通过对2001年至2012年SEER数据库的数据进行回顾性分析,认为LGMS在女性更为多见,四肢发病率高于头颈部。目前笔者所知的外文文献中记录的头颈部LGMS约60例,并以发生在口腔及舌更为多见[3,5,6]。

【临床表现】 头颈部LGMS没有特异性的症状和体征,通常首先可表现为局部无痛性的肿块,进而因局部压迫及侵犯周围组织而产生相应症状。当LGMS发生在喉部,可因阻塞喉口而产生咳嗽、吞咽障碍及间断的呼吸困难[7];可因侵犯声门产生声嘶[3]甚至持续性的发声困难[8]。

【辅助检查】 在影像学方面,因LGMS通常无被膜,因此肿块常呈分叶状或不规则状,并可表现出三个主要特点[9]:局部侵袭性、局部转移性及钙化,但这些特点不具有特异性。

病理学检查是诊断LGMS诊断的金标准。肌成纤维细胞是一种同时具有平滑肌样和成纤维细胞特征的细胞[10]。肿瘤无被膜,边界不清,呈浸润性生长,在光镜下,细胞主要形态为长梭形、胖梭形和星形,细胞质嗜酸性或嗜双性,细胞核细长,可有少量、局灶的核异型性,核分裂象可见,但异常核分裂象及坏死较少见。免疫组织化学检查方面,LGMS通常表达肌源性特征,而上皮源性、血管源性、神经源性标记表达往往为阴性。波形蛋白(vimentin)是间叶源性肿瘤较为特异性的标志物。LGMS通常表达Vimentin,其余肌源性标志物中常表达的有α-SMA(α-smooth muscle actin)、MSA(muscle-specific actin)、Desmin、Calponin和Actin,但通常不表达caldesmon(一种平滑肌分化的标志物);根据Vimentin、α-SMA及Desmin的表达情况可将LGMS分为三种类型[2],即VA型(vimentin+SMA)、VD型(vimentin+desmin)和VAD型(vimentin+SMA+desmin)。LGMS不表达间变性淋巴瘤激酶(anaplastic lymphoma kinase,ALK),极少表达CD34(血管肉瘤中多见的上皮源性标记)和S-100蛋白(神经源性肿瘤中多见)。

【鉴别诊断】 LGMS需要与多种梭形细胞的软组织肿瘤进行鉴别。

1. 横纹肌肉瘤 该病在儿童更多见,可表达Desmin、Myogenin和MyoD112,但LGMS通常不表达Myogenin和MyoD1。

2. 平滑肌肉瘤 该肿瘤可同时表达Calponin和h-Caldesmon12,而LGMS通常不表达h-Caldesmon。

3. 其他成纤维细胞分化肿瘤 其中炎性肌成纤维细胞瘤(inflammatory myofibroblastic tumor,IMT)

为最易混淆的一种。综合目前的病例报道资料显示,肺外 IMT 以儿童、青年多见,女性患者偏多;头颈部 IMT 的临床症状与 LGMS 相似,影像学表现上可呈现挤压式生长或浸润性生长,而 LGMS 的局部侵袭性似乎更高[12];在光镜下,IMT 的肿瘤细胞之间多有炎性细胞浸润,特别是淋巴细胞和浆细胞,而 LGMS 没有这一特点;免疫组织化学方面,IMT 除了可以表达 Vimentin、Desmin 及 α-SMA,可特异性表达 ALK[11]。如 Li 等[13]的研究中 IMT100% 表达 ALK,Cook 等[14]则在 73 例 IMT 病例中发现了约 60% 的 ALK 表达。但笔者所在单位既往的 4 例喉 IMT 研究中,没有发现 ALK 的表达[15]。因此,研究者认为 LGMS 的诊断仍为一种结合了流行病学、临床表现、病理结果的排除性诊断。

【治疗策略】 LGMS 的治疗尚无统一的标准,但普遍的经验是先进行完整的病灶切除,并保证阴性切缘。有文献认为安全切缘应该为 2cm[16],但这对于头颈部的 LGMS 来说显然是有困难的。LGMS 易复发,但病程常呈惰性,远处转移较少。在接受手术治疗的情况下,Goncalves 等[6]的研究显示头颈部 LGMS 的复发率约为 39.2%,这与 10 年前 Tomohiro 等[5]的研究中 38.2% 的复发率相似。然而 Tomohiro 等[5]总结显示,复发率并非取决于切除范围的大小,而更多取决于原发肿瘤的位置,如位于鼻腔鼻窦的 LGMS 复发率可达到 80%。LGMS 对放化疗不敏感[17],因此仅在无法保证安全切缘的情况下可尝试进行放化疗[8],以期降低复发率。颈淋巴结清扫术仅部分病例需进行[18],这并不是常规的治疗手段。

本病例肿瘤主要生长在颈段气管和喉部声门下区域,由于肿瘤在肉眼下及术前影像上侵及了食管及左侧甲状腺(喉返神经入喉处),因此手术中应尽可能切除疑似肿瘤的组织,最终剥除了部分食管浆膜层,而为了患者的生存质量完整保留了食管肌层,因此,此处的切缘不能算是绝对安全,出于抑制复发的考虑,本例患者仍将继续接受放射治疗。

此外,本病例做出 LGMS 的病理诊断也是充满曲折的。患者两次支撑喉镜内镜辅助下取少量组织病理学活检,组织病理学检查示梭形细胞增生、轻度异形、夹杂淋巴细胞、浆细胞浸润,且免疫组织化学染色结果显示 Vimentin(+)、Desmin(+)、ALK(部分+)。这些都提示了肿瘤有 IMT 的可能;而之后切除部分甲状腺组织及进行喉全切除后,才确定病理类型为 LGMS。这样的情况曾经也有发生[7,12],说明这类软组织肿瘤需要有一定深度的取材才能做出明确的病理诊断。廖非非等[19]曾报道了一例喉 IMT 多次手术后复发的病例,该患者最终行喉全切除术,术后组织病理学检查确诊为 LGMS。胡春燕及 Wang 等[9,10]报道了,IMT 在多次复发后可能进展为 LGMS。虽然这种演变的机制尚不明确,但研究者认为,在每一次做出 IMT 或是 LGMS 的诊断时应当非常慎重。目前来说,这两种疾病的临床表现及治疗原则大致相同,但由若是 ALK 表达阳性的 IMT,则患者还可以在手术无法进行的情况下选择尝试 ALK 激酶抑制剂克唑替尼进行靶向治疗[20]。

本文报道了一例罕见的发生于气管及声门下,并局部侵犯周围组织的 LGMS。LGMS 作为一种头颈部软组织恶性肿瘤,没有特异性的临床表现,诊断主要依靠病理及免疫组织化学染色,治疗手段首选根治性的手术切除。由于对放化疗不敏感,因此术后可根据切缘情况进行选择。该肿瘤虽然远处转移及淋巴结转移发生的概率低,但有一定的复发率,因此所有 LGMS 的患者术后都需要进行密切的随访,警惕复发,做到早发现、早治疗。该患者的后续情况,团队也将继续紧密跟踪。

【随访】 发生于头颈部,特别是声门下气管内的 LGMS 罕见,目前尚无循证医学支持的随访数据。LGMS 的生物学性质较为惰性,除发生于鼻腔鼻窦外,头颈部的 LGMS 在广泛切除后,复发及远处转移案例罕见。但由于其低度恶性的特性,仍建议每 3~6 个月进行颈部 CT 的随访。

(孙桉融 吴春萍)

参 考 文 献

[1] MENTZEL T,DRY S,KATENKAMP D,et al. Low-grade myofibroblastic sarcoma：analysis of 18 cases in the spectrum of myofibroblastic tumors. Am J Surg Pathol,1998,22（10）:1228-1238.

[2] MENTZEL T,DRY S,KATENKAMP D,et al. Low-grade myofibroblastic sarcoma：analysis of 18 cases in the spectrum of myofibroblastic tumors. Am J Surg Pathol,1998,22（10）:1228-1238.

[3] KORDAC P,NIKOLOV D H,SMATANOVA K,et al. Low-grade myofibroblastic sarcoma of the larynx：case report and review of literature. Acta Medica（Hradec Kralove）,2014,57（4）:162-164.

[4] CHAN J Y,GOOI Z,WONG E W,et al. Low-grade myofibroblastic sarcoma：A population-based study. Laryngoscope,2017,127（1）:116-121.

[5] YAMADA T,YOSHIMURA T,KITAMURA N,et al. Low-grade myofibroblastic sarcoma of the palate. Int J Oral Sci,2012,4（3）:170-173.

[6] GONÇALVES J M,MAROLA L H G,VIEIRA D S C,et al. The challenging diagnosis of low-grade myofibroblastic sarcoma：A case report and literature update. Oral Oncol,2022,126:105762.

[7] 吴晃,王辉,鲁常青,等. 低度恶性肌纤维母细胞肉瘤 3 例临床病理观察. 诊断病理学杂志,2016,23（1）:36-39.

[8] 程可佳,汪审清,周水洪,等. 喉低度恶性肌纤维母细胞肉瘤一例. 中华耳鼻咽喉头颈外科杂志,2010,45（10）:868-869.

[9] WANG L,LI L X,CHEN D Q,et al. Low-grade myofibroblastic sarcoma：Clinical and imaging findings. BMC Med Imaging,2019,19（1）:36.

[10] 胡春燕,王纾宜,朱莉,等. 头颈部纤维母/肌纤维母细胞性肿瘤临床病理分析. 中国眼耳鼻喉科杂志,2015,15（3）:189-193.

[11]《软组织和骨肿瘤免疫组织化学检测专家共识（2022 版）》编写专家委员会. 软组织和骨肿瘤免疫组织化学检测专家共识（2022 版）. 中华病理学杂志,2022,51（3）:183-189.

[12] NIEDZIELSKA I,JANIC T,MROWIEC B. Low-grade myofibroblastic sarcoma of the mandible：a case report. J Med Case Rep,2009,3:8458.

[13] LI X Q,HISAOKA M,SHI D R,et al. Expression of anaplastic lymphoma kinase in soft tissue tumors：an immunohistochemical and molecular study of 249 cases. Hum Pathol,2004,35（6）:711-721.

[14] COOK J R,DEHNER L P,COLLINS M H,et al. Anaplastic lymphoma kinase（ALK）expression in the inflammatory myofibroblastic tumor：a comparative immunohistochemical study. Am J Surg Pathol,2001,25（11）:1364-1371.

[15] 汤玮晶,陶磊.4 例喉炎性肌纤维母细胞瘤临床表现与组织病理学特点分析.中国耳鼻咽喉颅底外科杂志,2020,26（4）:426-430.

[16] MURAKAMI Y,TSUBAMOTO H,HAO H,et al. Long-term disease-free survival after radical local excision of low-grade myofibroblastic sarcoma of the vulva. Gynecol Oncol Case Rep,2013,5:34-36.

[17] KELLER C,GIBBS C N,KELLY S M,et al. Low-grade myofibrosarcoma of the head and neck：importance of surgical therapy. J Pediatr Hematol Oncol,2004,26（2）:119-120.

[18] SCHRÖDER S,STENGEL B,RADTKE A,et al. Myofibroblastische Sarkome des Larynx：Fallbericht und Ubersicht [Myofibroblastic sarcoma of the larynx：a case report and review]. HNO,2009,57（12）:1311-1316.

[19] 廖非非,初令. 喉炎症性肌纤维母细胞瘤并恶性变一例. 中华耳鼻咽喉头颈外科杂志,2020,55（7）:704-706.

[20] SCHÖFFSKI P,SUFLIARSKY J,GELDERBLOM H,et al. Crizotinib in patients with advanced,inoperable inflammatory myofibroblastic tumours with and without anaplastic lymphoma kinase gene alterations (European Organisation for Research and Treatment of Cancer 90101 CREATE):a multicentre,single-drug,prospective, non-randomised phase 2 trial. Lancet Respir Med,2018,6 (6):431-441.

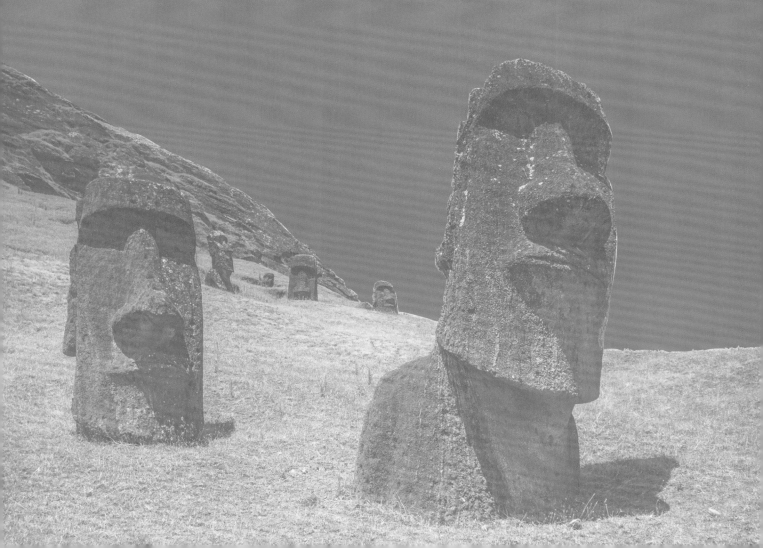

第七篇

颈前区
Anterior Neck Region

颈前巨大肿物 20 年,从何入手?

【看图辨真相】

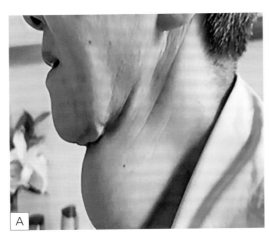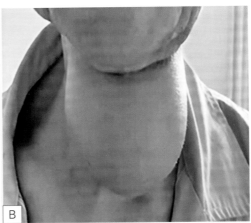

图 7-1-1 患者体格检查
A. 左侧面观;B. 前面观。

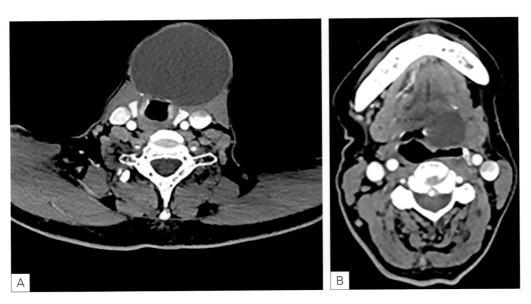

图 7-1-2 增强 CT 表现
A. 颈前中线偏左见一椭圆形低密度肿块,部分凸向喉腔,密度较低、均匀,增强后被膜轻度强化;
B. 会厌、左侧杓会厌襞受压向后移位,左侧梨状窝变浅。

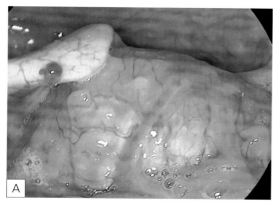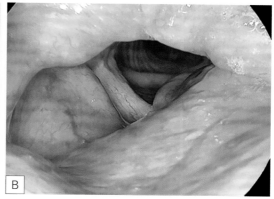

图 7-1-3 电子喉镜表现

A.左侧舌根及会厌谷隆起,会厌喉面左侧隆起;B.左侧杓会厌襞隆起,右侧杓状软骨光滑,左侧室带前段突起,右侧室带光滑,双侧声带光滑,活动好。

【基本信息】 患者女性,73 岁,高血压病史。

【主诉】 发现颈前肿物逐渐增大 20 余年。

【查体】 颈前正中见球形肿物,直径约 7cm,质地软,边界清,活动度好,无压痛,局部皮肤无红肿,无破溃。肿物可随吞咽上下活动。无吞咽困难,无气促,无声嘶。

思考

1. 是否需要行穿刺活检?
2. 手术中有哪些注意事项?
3. 是否需要行气管切开?

病 例 解 析

【诊断难点】 该部位肿物主要为甲状舌管囊肿或甲状腺来源肿块,结合患者体征以及 B 超检查结果(甲状腺未见明显异常,峡部前上方见囊性光团)和 CT 检查结果(可符合甲状舌管囊肿表现,会厌、左侧杓会厌襞、左侧甲状软骨板受压移位),可初步诊断为甲状舌管囊肿。

【治疗难点】 该病例颈前肿物为囊性病变,如何完整切除并避免残留导致复发是手术的关键。由于肿物范围较大,手术中应尽可能细心操作避免进入咽腔及造成周围血管神经组织损伤。同时,因影像学提示肿物突入喉腔,需评估是否需要行气管切开预防术后肿胀导致的呼吸困难。

【治疗经过】

1. 术前准备 常规术前准备,检测甲状腺功能正常,注意控制血压。

2. 手术过程 颈前做弧形切口,分离皮下、筋膜等组织至肿块,发现肿块巨大,沿舌骨下方突入会厌前间隙及舌盲孔处。充分暴露游离肿块并溯源至舌骨,彻底切除肿块以及受累的舌骨中段。探查创面未与咽腔相通,关闭伤口。术中评估气道结构完整,出血控制良好,未行气管切开(图 7-1-4)。

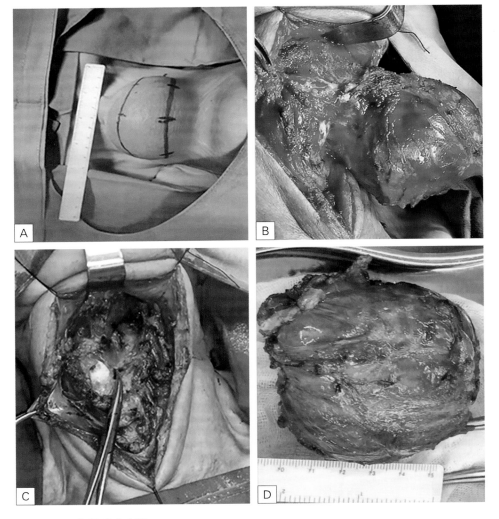

图 7-1-4　主要手术步骤
A. 标记手术切口；B. 完整游离囊肿并溯源至舌骨；C. 彻底切除囊肿后；D. 肿瘤以及切除部分舌骨体和舌根组织。

3. 术后处理　常规换药处理，注意观察引流情况以及患者呼吸情况。

【术后诊断】　甲状舌管囊肿。

病理报告：(颈前)囊肿，内衬假复层柱状上皮，部分区域有鳞状上皮化，囊壁灶区见变性的组织细胞、浆细胞瘤样增生，并向腔内突出，周围纤维及肉芽组织增生，炎症侵及周围肌肉、脂肪结缔组织。

【随访及转归】　目前持续随访中，无复发，甲状腺功能无异常。

讨　论

甲状舌管囊肿(thyroglossal cyst，TGC)是最常见的先天性颈部肿块之一[1]。尽管 70% 的 TGC 病例是在儿童中发现，但也有研究表明，在 0~10 岁和 40~50 岁之间存在两个发病高峰[1-3]。然而，其性别分布仍存在争议[3]。虽然大部分 TGC 位于舌骨下方，但部分 TGC 位于舌骨水平或舌骨上方，少数病例位于舌根[4,5]。

【病因】　作为胚胎内第一个发育的内分泌器官，甲状腺原基在妊娠第 4 周末期从舌盲孔开始下降，舌盲孔位于舌前三分之二和舌后三分之一的交界处。约在妊娠第 7 周,甲状腺下降到达其最终的位置,通常位于环状软骨下方[3]。在这个过程中,沿甲状腺原基迁移和下降的轨迹形成了甲状舌管[2]。在妊娠的第 7 周到第 10 周,甲状舌管一般会内卷退化,仅在舌根处留下凹陷。如果甲状舌管的任何部分退化不全,残留的上皮细胞可在甲状舌管通道沿线的任何地方形成囊肿[3]。

【临床表现】 TGC 通常表现为颈部中线无痛、无症状的柔软肿块,随着舌伸出和吞咽而移动。然而,舌内型 TGC 可引起喉喘鸣、呼吸阻塞和吞咽困难[4]。大多数 TGC 是孤立性的[3],双囊性或多囊性的报道较少[6]。此外,一些研究人员发现,在接受头颈癌放射治疗的患者中,原本处于亚临床隐匿状态的TGC 可能在放射治疗过程中以囊肿的形式表现出来。在这些情况下,应特别注意将它们与转移灶区分开来[4,7,8]。

【辅助检查】 术前成像的意义在于确认诊断,确定颈部是否存在正常功能的甲状腺组织以及囊肿内是否存在恶性成分的可能性[4,9]。一般建议 B 超、CT 检查、MRI 检查互相结合。

1. B 超检查 B 超检查一般提示圆形或椭圆形囊性包块,或有分隔,其内可有实性结构;囊肿内壁不规则;随患者吞咽上下移动;囊肿内无血流信号[10,11]。

2. CT 检查 TGC 一般表现为低密度,可有分隔,增强扫描无强化。

3. MRI 检查 T_1WI 呈低信号,T_2WI 呈高信号,增强扫描无强化[12]。

【鉴别诊断】 一般来说,TGC 的鉴别诊断包括皮样或表皮样囊肿、皮脂腺囊肿、鳃裂囊肿、异位甲状腺、淋巴结病、囊性湿疹、血管瘤、脂肪瘤、支气管囊肿和结核性淋巴结炎等[2,3]。较常见的鉴别诊断如下:

1. 皮样或表皮样囊肿 皮样或表皮样囊肿是先天性的囊性畸形病变,一般发生在胚胎融合区域[13,14]。皮样或表皮样囊肿在头颈部发病率较低(1.6%~7%)[13]。皮样或表皮样囊肿常位于舌根或前颈部皮下组织浅层,不随吞咽上下移动。而 TGC 常位于前颈部更深的部位,见于带状肌深面并与舌骨紧密相连,随吞咽上下移动[14]。

2. 鳃裂囊肿 鳃裂囊肿是颈部常见的先天性病变,发病前多有上呼吸道感染病史[14]。它们通常位于颈前外侧,毗邻胸锁乳突肌的表面、颈动脉间隙外侧和下颌下腺后方,常伴有窦道或瘘管[14]。

3. 异位甲状腺 异位甲状腺可位于甲状舌管的任何部位,90% 的异位甲状腺位于舌根。需注意的是,70%~80% 的异位甲状腺患者缺少正常位置的甲状腺组织,切除后需终身服药[14]。B 超检查、CT 检查、细针抽吸细胞学检查以及甲状腺核素扫描可资鉴别[15]。

【治疗策略】 Sistrunk 术式是 TGC 的经典术式,做颈部切口后暴露颈部肿块和舌骨,随后去除肿块和舌骨的中间部分以及后方舌根的部分组织[2,16]。Sistrunk 术式显著降低了 TGC 的复发率[5]。研究表明感染期手术、术中囊肿破裂、多囊性 TGC、技术缺陷和术前缺乏影像学检查是影响 TGC 预后的独立危险因素[17,18]。

国内学者根据术中所见瘘管走行及与舌骨的关系将儿童 TGC 进行分型:Ⅰ型为瘘管与舌骨无紧密联系,而是从舌骨的上方或下方通过;Ⅱ型为瘘管与舌骨表面连接,但可完整分离;Ⅲ 型为瘘管于舌骨中穿行。对Ⅰ型和Ⅱ型行保留舌骨的改良 Sistrunk 术,对Ⅲ型行切除舌骨的传统 Sistrunk 术。所有分型均要求完整切除囊肿和瘘管,并追至舌盲孔处。结果表明,保留舌骨的改良 Sistrunk 术并未增加患者的复发率[19]。瘘管上皮残留是导致术后复发的重要因素,因此研究者建议在Ⅰ型和Ⅱ型瘘管手术中,一定要保持瘘管的完整性,术中观察到瘘管或囊壁有破损,可适当多切除部分周围组织,以避免瘘管上皮残留[19]。也有学者使用小切口内镜辅助下行 TGC 切除术,保留舌骨的同时减小了切口[20]。然而台湾学者研究表明传统 Sistrunk 术的复发率显著低于改良 Sistrunk 术(单纯囊肿切除术,手术中未发现瘘管与舌骨紧密连接)[21]。因此,改良 Sistrunk 术的应用仍值得商榷。

值得注意的是本例中喉镜显示舌根部左侧舌根及会厌谷隆起,在某些无颈部异常的舌型 TGC 中较难与会厌囊肿鉴别。一般情况下,舌型 TGC 的黏膜被膜厚度更厚,而会厌囊肿的被膜较薄、较透明;此外,舌型 TGC 多位于舌根中线处的舌盲孔后,而会厌囊肿位置更低一些,常位于会厌谷、会厌软骨的舌面等部位[22]。影像学检查中,TGC 与舌骨的密切关系是鉴别诊断的关键特征,最终诊断依赖于组织病理学检查[5]。对于舌型 TGC 来说,一些其他术式也有应用,包括超声引导下无水乙醇硬化治疗[23]、支撑喉镜下并显微镜下舌型 TGC 开放术、支撑喉镜下并显微镜下舌型 TGC 切除术[22]、内镜下手术[24]以及经口机器人手术[25]等。

【随访】 该肿块为良性,完整切除后不易复发,如有术后并发症或可疑残留等情况,可定期复查。

(郭　洋　徐成志)

参 考 文 献

[1] BROUSSEAU V J,SOLARES C A,XU M,et al. Thyroglossal duct cysts:presentation and management in children versus adults. Int J Pediatr Otorhinolaryngol,2003,67(12):1285-1290.

[2] HUSSAIN A,SAJJAD H. Anatomy,head and neck,thyroid thyroglossal duct. Treasure Island(FL):StatPearls,2021.

[3] THOMPSON L D. Thyroglossal duct cyst. Ear Nose Throat J,2017,96(2):54-55.

[4] CHOU J,WALTERS A,HAGE R,et al. Thyroglossal duct cysts:anatomy,embryology and treatment. Surg Radiol Anat,2013,35(10):875-881.

[5] AMOS J,SHERMETRAO C. Thyroglossal Duct Cyst. Treasure Island(FL):StatPearls,2021.

[6] LEED H,YOON T M,LEE J K,et al. Double thyroglossal duct cysts in an adult. J Craniofac Surg,2017,28(1):e90-e91.

[7] SINGH S,ROSENTHAL D I,GINSBERG L E. Enlargement and transformation of thyroglossal duct cysts in response to radiotherapy:imaging findings. Am J Neuroradiol,2009,30(4):800-802.

[8] SRINIVASAN A,HAYES M,CHEPEHA D,et al. Rare presentation of thyroglossal duct cyst after radiation therapy to the neck. Australas Radiol,2007,51 Suppl:B180-B182.

[9] SARMENTO D J,ARAUJO P P,DA SE J,et al. Double thyroglossal duct cyst involving the floor of the mouth and sublingual gland region. J Craniofac Surg,2013,24(2):e116-e119.

[10] INAREJOS C E,OYEWUMI M,PROPST E J,et al. Thyroglossal duct cysts in children:Sonographic features every radiologist should know and their histopathological correlation. Clin Imaging,2017,46:57-64.

[11] 李晓红,常芬琴,郭瑛,等. 甲状舌管囊肿的超声诊断. 延安大学学报(医学科学版),2008,6(2):52-55.

[12] 王振常,鲜军舫,王振常,等. 头颈部影像学:耳鼻咽喉头颈外科卷. 北京:人民卫生出版社,2014.

[13] PUPIC-BAKRAC J,PUPIC-BAKRAC A,BACIC I,et al. Epidermoid and dermoid cysts of the head and neck. J Craniofac Surg,2021,32(1):e25-e27.

[14] PATEL S,BHATT A A. Thyroglossal duct pathology and mimics. Insights Imaging,2019,10(1):12.

[15] 乔婧,王可心,张杰,等. 舌根部异位甲状腺1例及异位甲状腺临床诊疗思路. 口腔颌面外科杂志,2021,31(1):65-68.

[16] SISTRUNK W E. The surgical treatment of cysts of the thyroglossal tract. Ann Surg,1920,71(2):121-122.

[17] ROSS J,MANTEGHI A,RETHY K,et al. Thyroglossal duct cyst surgery:A ten-year single institution

experience. Int J Pediatr Otorhinolaryngol,2017,101：132-136.

［18］RIGHINI C A,HITTER A,RRYT E,et al. Thyroglossal duct surgery. Sistrunk procedure. Eur Ann Otorhinolaryngol Head Neck Dis,2016,133（2）：133-136.

［19］陆颖霞,谷庆隆,梁洁琼.儿童甲状舌管囊肿分型及舌骨选择性保留的探讨.中国微创外科杂志,2020,20（11）：1012-1015.

［20］殷潇,薛敏燕.小切口内镜辅助下甲状舌管囊肿切除术.中国耳鼻咽喉头颈外科,2019,26（5）：277-278.

［21］ZHU Y S,LEE C T,OU C Y,et al. A 16-year experience in treating thyroglossal duct cysts with a "conservative" Sistrunk approach. Eur Arch Otorhinolaryngol,2016,273（4）：1019-1025.

［22］叶京英,张俊波.舌甲状舌管囊肿的诊断和治疗.中华耳鼻咽喉头颈外科杂志,2012,47（11）：966-968.

［23］汪松,潘登,齐炜炜,等.超声引导下无水乙醇硬化治疗舌根部甲状舌管囊肿10例.介入放射学杂志,2020,29（2）：194-196.

［24］DRUSIN M A,PEREIRA N M,MODI V K. Intralingual thyroglossal duct cyst excision. Laryngoscope,2021,131（1）：205-208.

［25］TURHAN M,BOSTANCI A. Robotic resection of lingual thyroglossal duct cyst in an infant. J Robot Surg,2019,13（2）：331-334.

不断复发溃烂的颈前肿物，从何入手？

【看图辨真相】

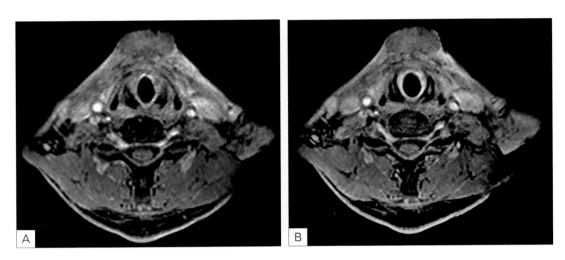

图 7-2-1　颈部增强 MRI 表现
A. 颈前皮下可见软组织肿块，增强扫描可见强化；B. 喉气管黏膜增厚，未见明显结节及肿块。

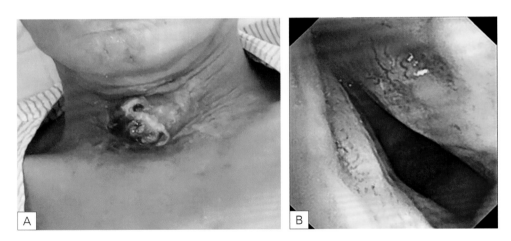

图 7-2-2　颈前肿物外观及电子喉镜表现
A. 颈前正中可见软组织肿物，表面溃烂；B. 电子喉镜示左侧声带水肿，右侧声带肿胀明显，表面血管扩张，右侧声带外展受限，声门下未见新生物。

【基本信息】　患者男性，60 岁。

【主诉】　发现颈前肿物 2 年余。

【既往史】　颈前肿物手术及活检的组织病理学检查均提示为低分化鳞状细胞癌。

【查体】　颈前正中可见大小约 4cm×5cm 肿物，表面隆起呈球形并溃烂，质硬，活动度差，边界不清。鼻咽、口咽部未见新生物，双侧扁桃体无肿大。左侧声带水肿，右侧声带肿胀明显，表面血管扩张，右侧声带外展受限。声门下未见新生物。双侧梨状窝清晰。

1. 颈前鳞状细胞癌的病理来源,喉上皮还是甲状腺鳞状上皮化?

2. 颈前低分化鳞状细胞癌综合治疗(手术 + 放射治疗 + 化学治疗 + 靶向治疗 + 免疫治疗)后仍复发,还有什么治疗手段?

3. 手术扩大切除范围,术后颈部缺损采取什么修复方式?

病 例 解 析

【诊断难点】 本病例综合 2 年的曲折诊治病史,结合既往的影像、内镜检查和病理结果,诊断为颈前低分化鳞状细胞癌综合治疗(手术 + 放射治疗 + 化学治疗 + 靶向治疗 + 免疫治疗)后复发,肿瘤来源倾向于喉部恶性肿瘤颈部侵犯。由于患者多次甲状腺肿物切除及不规范治疗病史,前期多次误诊为甲状腺癌(详见表 7-2-1)。

表 7-2-1　患者诊疗经过

时间	医院	诊断	治疗方式	病理
2017 年 4 月	娄底某医院	甲状腺峡部结节	无	无
2017 年 5 月	广州某医院	甲状腺炎;声嘶	药物治疗	甲状腺组织
2017 年 6 月	广州某医院	甲状腺肿物	甲状腺癌姑息切除术	低分化浸润鳞状细胞癌
2017 年 6 月	广州某医院	声门下喉癌颈部淋巴结转移(喉镜示声门下肿物未活检)	无	病理会诊提示颈前肿物符合低分化鳞癌
2017 年 6 月	北京某医院	喉癌并颈部转移	多西他赛 120mg+ 表柔比星 60mg D2-3+ 重组人血管内皮抑制素 30mg D1-7 化学治疗一周期,**颈前肿物进行性增大**	无
2017 年 7~8 月	娄底某医院	颈部低分化鳞状细胞癌	氟尿嘧啶 7.0g+ 卡铂 500mg+ 帕姆单抗 200mg 化学治疗两个周期。**声嘶好转,肿物缩小**	无
2017 年 10 月	北京某医院	喉癌并颈部转移	根治性放疗(喉部 74.06Gy,气管 73.12Gy+ 尼妥珠单抗 6 次)**放射治疗后肿物明显消退**	少许鳞状细胞癌 PD-L1(−),PD-1(−),EGFR(+)
2018 年 8~9 月	北京某医院	颈前肿物	帕博利珠单抗 100mg 两周期。**因免疫性肝炎停止**	无
2018 年 10 月	娄底某医院	颈部低分化鳞状细胞癌	安罗替尼 8mg+ 尼妥珠单抗 200~400mg+ 帕博利珠单抗治疗两周期。病灶缩小	无
2018 年 11~12 月	娄底某医院	颈部低分化鳞状细胞癌	白蛋白紫杉醇 + 帕博利珠单抗 100mg 3 周期	无
2019 年 1 月	娄底某医院	颈部低分化鳞状细胞癌	帕博利珠单抗 100mg,**出现免疫性肝炎**	无
2019 年 4~5 月	娄底某医院	颈部低分化鳞状细胞癌	白蛋白紫杉醇单药化学治疗 3 周期	无

【治疗难点】 该病治疗难点在于肿瘤侵犯范围广,需要手术扩大范围切除,切除后缺损较大,需胸大肌皮瓣或其他游离带血管蒂的肌皮瓣修复。且患者既往已行多次多种方案化学治疗和根治量的放射治疗,且接受过多种靶向药物治疗和PD-1免疫治疗。术后咽瘘、皮瓣坏死、大出血等并发症可能性很大。

【治疗经过】

1. 术前准备 术前增强CT检查、MRI检查均显示喉软骨未见骨质破坏,喉旁间隙清晰,喉部软组织普遍增厚,双侧声带位于旁正中位。电子胃镜检查全食管未见新生物。PET/CT检查结果未见远处转移。结合既往喉部肿物病史及治疗史,不能保喉,故手术选择复发性喉癌喉全切除+双侧颈淋巴结清扫+残余甲状腺切除+右侧胸大肌皮瓣颈部缺损修复术。

2. 手术过程 沿肿瘤边界外围2cm设计切口,切开颈部皮肤、皮下组织,向两侧分别游离打开颈动脉鞘、清扫双侧Ⅱ~Ⅳ区淋巴结,从上至下游离松动喉体、切除残余甲状腺,将肿瘤大体连同全喉及清扫的颈部淋巴组织整块切除。将残余咽部黏膜缝合重建下咽部。切取右侧胸大肌皮瓣,向上翻转修复颈部缺损(图7-2-3)。

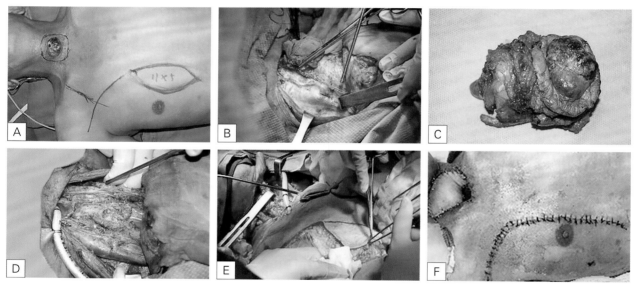

图7-2-3 主要手术步骤
A.标记切除范围及皮瓣设计;B.将瘤体及清扫的颈部淋巴结及全喉整块切除;C.切除的肿瘤、全喉及淋巴结整块标本;D.切除肿瘤后颈部缺损;E.切取胸大肌皮瓣;F.胸大肌皮瓣翻转修复颈部缺损。

3. 术后处理 常规换药、对症处理。

【术后诊断】 复发性喉癌(低分化鳞状细胞癌)。病理报告:①符合(颈前)中-低分化鳞状细胞癌,未见明确脉管内癌栓及神经侵犯,送检组织四周及基底切缘均未见癌。免疫组织化学染色:癌细胞P16核(+),CD34、D2-40示脉管(+)。②喉组织仅见局部黏膜下小灶低分化鳞状细胞癌浸润灶,最大浸润深度约1.5mm,周围伴多量淋巴细胞浸润及灶性炎性肉芽组织增生。两侧舌骨、两侧梨状窝、会厌断端及环状软骨断端均未见癌。③(右侧颈部淋巴结)淋巴结未见癌(0/12)。④(左侧颈部淋巴结)淋巴结未见癌(0/7)。

【随访及转归】 目前已随访2年余,患者切口愈合良好,无复发(图7-2-4),甲状腺及甲状旁腺功能在随访中。

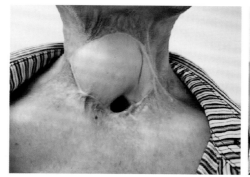
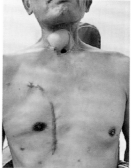

图 7-2-4　术后随访

讨　论

【病因】　根据 Skandalakis 的颈部肿块 80% 法则:对于颈部非甲状腺肿块,80% 是肿瘤,其中 80% 是恶性肿瘤;在恶性肿瘤中,80% 是转移性恶性肿瘤。因此,颈部恶性肿瘤在诊断上应明确是颈部原发还是转移性恶性肿瘤。而大部分颈部转移性恶性肿瘤的原发病灶来源于鼻腔鼻窦、口腔、口咽、喉部、下咽部、下颌下腺、腮腺、甲状腺等头颈部位[1]。临床上发现颈部肿物后,除了颈部彩超及颈部增强 CT,应经过仔细询问病史、详细查体以及一系列可行的内镜检查、MRI 检查、PET/CT 检查、可疑组织活检等检查以判断原发灶部位,从而获得准确诊断[2]。经过上述全面检查仍未能明确肿瘤原发部位的颈部转移癌,则需要按照指南指引进一步诊治[1-4]。

【临床表现】　本病例在就诊时已经经过多家医院的多种方案治疗,包括颈部甲状腺手术、多种方案化学治疗、根治性放疗、多种靶向药物治疗及多次 PD-1 免疫治疗,除颈前溃烂肿物外,伴有声音嘶哑,无吞咽困难。电子喉镜检查喉部并未发现明显肿物。既往史中颈部肿物切除术后病理为低分化鳞状细胞癌,外院电子喉镜声门下肿物的组织病理学活检为鳞状细胞癌。

【辅助检查】　本例病理结果已确诊为鳞状细胞癌。需进行颈部、胸部增强 CT、MRI 扫描判断颈部恶性肿瘤的范围以及其与周围重要器官的关系,颈部淋巴结转移情况,判断喉部侵犯范围,评估是否有保喉治疗的机会。同时需进行电子胃镜检查,了解下咽及食管是否受累。PET/CT 检查评估肿瘤是否存在远处转移。

【鉴别诊断】　诊断颈前原发性甲状腺鳞状细胞癌侵犯,或喉鳞状细胞癌侵犯甲状腺是本病例的难点。由于正常甲状腺组织中不存在鳞状上皮,因此原发性甲状腺鳞状细胞癌的组织来源尚无定论,理论假说包括:①胚胎残留理论;②鳞状上皮化生学说。胚胎残留理论认为在胚胎发育过程中,残留的甲状舌管的鳞状上皮组织移行入腺体,恶变形成鳞状细胞癌。但文献报道中原发性甲状腺鳞状细胞癌患者并没有同时存在甲状舌管囊肿,似乎并不支持胚胎残留理论。鳞状细胞化生学说认为在甲状腺炎症、腺瘤、乳头状癌等因素的刺激下,甲状腺滤泡上皮细胞过度增生,发生鳞状上皮化生,当鳞状细胞继续转化时,最终可导致鳞状细胞癌。本病例在就诊笔者所在医院时已经经过多家医院多种方案治疗,包括颈部甲状腺手术、多种方案化学治疗、根治性放疗、多种靶向药物治疗及多次 PD-1 免疫治疗,除颈前溃烂肿物外,喉部并未发现明显肿物。在未获得全面资料前,判断为颈前甲状腺低分化鳞状细胞癌侵犯喉部,还是喉低分化鳞状细胞癌颈前及甲状腺转移难度较大。但在结合病史资料后诊断应考虑为喉部低分化鳞状细胞癌颈部转移更准确。理由如下:①患者在 2017.6 行甲状腺手术前已经出现声嘶症状,且术后电子喉镜发现声门下粗糙肿物;②甲状腺手术后病理为低分化鳞状细胞癌,而甲状腺恶性肿瘤病理中鳞状细胞癌少见[5],无甲状腺鳞状细胞化生的刺激因素;③2017.10肿瘤经化学治疗缩小后,完成喉部新生物活检,病理提示为鳞状细胞癌;④经铂类方案化学治疗后声嘶症状改善、喉部肿物缩小。

本病例在鉴别诊断方面还需与食管鳞状细胞癌颈前侵犯相鉴别,症状上无吞咽困难等表现,电子胃镜及MRI均未见食管新生物,可排除食管来源的鳞状细胞癌。

【治疗策略】 回顾既往诊治经过,由于该患者的强烈保喉意愿,本病例在前期诊治上存在以下可讨论之处,第一,前期诊断上未进行原发灶相关检查即进行甲状腺手术治疗;第二,电子喉镜发现声门下肿物,因肿物过大压迫气管未取喉部病理,直至2017.10肿瘤经化学治疗缩小后完成喉部病理提示为鳞状细胞癌;第三,经根治性放疗后肿瘤复发可手术切除者,应首选挽救性手术治疗,而非选择化学治疗、免疫治疗及靶向药物治疗;第四,尽管美国国立综合癌症网络(national comprehensive cancer network,NCCN)的新指南[1,6]已将帕博利珠单抗(PD-1单抗)列入R/M HNSCC一线治疗方案,PD-L1表达阴性的患者也可作为后线方案选择,但在2017年的NCCN指南中PD-1单抗仅为二线方案,且治疗后多次出现免疫相关性肝炎值得重视[7-8];第五,第一次化学治疗没有选择一线推荐的铂类化疗方案,而是选择了二线+抗血管表皮因子靶向药物化疗;第六,后续的靶向药物治疗包括安罗替尼、尼妥珠单抗亦不是头颈鳞状细胞癌一线靶向治疗药物。

根据NCCN指南推荐,在经过多种方案治疗仍有复发的情况下,挽救性手术是唯一可能根治的手段,应作为首选治疗方案[9]。本病例由于肿瘤侵犯范围广,需要进行包括全喉切除的扩大范围切除,切除后缺损较大,需胸大肌皮瓣或其他游离带血管蒂的肌皮瓣修复。

【随访】 本病例术后病理报告为中-低分化鳞状细胞癌,未见明确脉管内癌栓及神经侵犯,送检组织四周及基底切缘均未见癌。手术切缘阴性,达到根治手术的目的。术后根据NCCN指南建议终身跟踪随访,包括治疗后2年内每3个月进行体格检查、电子喉镜检查、术后半年影像学基线检查及后续每年一次影像学检查。甲状腺及甲状旁腺功能亦在随访中复查。此后5年内每半年复查一次,终身复查随访。

(文译辉 雷文斌)

参 考 文 献

[1] National Comprehensive Cancer Network. Head and Neck Cancers(Version 3.2021). NCCN 2021.

[2] 温树信,张庆丰,王鑫.原发灶不明的颈部淋巴结转移癌诊治策略.临床耳鼻咽喉头颈外科杂志,2019,33(11):1014-1016.

[3] 张宝根,倪晓光.窄带成像内镜在头颈部肿瘤诊断中的应用.癌症进展,2019,17(2):125-127,161.

[4] MAGHAMI E,ISMAILA N,ALVAREZ A,et al. Diagnosis and management of squamous cell carcinoma of unknown primary in the head and neck:ASCO Guideline. J Clin Oncol,2020,38(22):2570-2596.

[5] 李丽娅,易红良.侵犯喉气管的甲状腺癌治疗研究进展.中华耳鼻咽喉头颈外科杂志,2016,51(9):716-720.

[6] BURTNESS B,HARRINGTON K J,GREIL R,et al. Pembrolizumab alone or with chemotherapy versus cetuximab with chemotherapy for recurrent or metastatic squamous cell carcinoma of the head and neck(KEYNOTE-048):A randomised,open-label,phase 3 study. Lancet,2019,394(10212):1915-1928.

[7] BRAHMER J R,LACCHETTI C,SCHNEIDER B J,et al. National comprehensive cancer network. management of immune-related adverse events in patients treated with immune checkpoint inhibitor therapy:American

Society of Clinical Oncology Clinical Practice Guideline. J Clin Oncol,2018,36(17):1714-1768.

[8] 郝捷,李进,程颖,等. 中国临床肿瘤学会(CSCO)免疫检查点抑制剂相关的毒性管理指南. 北京:人民卫生出版社,2021:1-140.

[9] AU J K,ALONSO J,KUAN E C,et al. Primary squamous cell carcinoma of the thyroid:A population-based analysis. Otolaryngol Head Neck Surg,2017,157(1):25-29.

喉结前的肿块伴疼痛,如何诊治?

【看图辨真相】

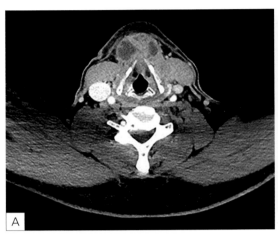 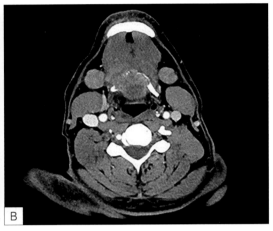

图 7-3-1　颈部增强 CT 表现

A. 肿块内部密度不均匀,局部可见低密度病灶,增强后肿块明显不均匀强化,大小约 4cm×4.7cm×3.3cm,边界欠清楚;B. 肿块上缘位于舌骨体部后方,舌骨体部分吸收破坏。

【基本信息】　患者男性,58 岁。

【主诉】　发现颈前肿物 2 个月,迅速增大伴疼痛 1 个月。

【查体】　患者呼吸稍急促,其余生命体征平稳,无明显三凹征,无发绀。颈前正中舌骨至甲状软骨前方肿块,表面皮肤稍红,皮温轻微升高,无溃破,肿块边界清,质地中等,形状尚规则,大小约 5cm×4cm,活动度差,有压痛。气管居中,双侧甲状腺未及肿大或结节,颈部未及其他肿块或肿大淋巴结。

思考

1. 是否需要穿刺活检判断肿块性质?

2. 还有哪些需要完善的辅助检查?

3. 如果您来接诊,初步的治疗方案是什么?

病 例 解 析

【诊断难点】　患者发病部位是颈前正中舌骨至甲状腺区域水平肿块,首先考虑为甲状舌管囊肿可能性大。但 CT 提示有恶性表现(如不均匀强化),入院前曾在外院行 B 超引导下细针抽吸活检,病理提示见"可疑肿瘤细胞,不排除甲状腺来源"。由于肿块位置在颈前正中,又有红、肿、热、痛表现,甲状舌管囊肿伴感染、甲状腺肿物伴感染囊性变、恶性肿瘤伴坏死炎性等情况需考虑。

【治疗难点】 该病例治疗难点在于,术前有囊肿恶变的倾向,但由于穿刺病理的模糊结论,不能给出准确的诊断;且甲状舌管囊肿癌变的病例少见,目前尚无循证医学支持的诊疗指南提供明确的诊疗指引,因此,对于肿块切除的范围,是否需要同期切除甲状腺,是否需要同期行颈部淋巴结清扫等都没有标准的答案。

【治疗经过】

1. **术前准备** 完善甲状腺功能及其他常规血液学检查,未见异常;由于肿块突入舌根咽腔且患者有气道阻塞表现,肿块性质不明确且体积较大,术后出血、感染风险高,应做好预防性气管切开准备。

2. **手术过程** 术中于肿块舌骨和环状软骨之间做 U 形切口,分离皮下、筋膜等组织至肿块,肿块位于甲状软骨上切迹上方,包裹舌骨体。肿块剥离过程中脓腔破裂,脓液外溢,取部分脓液及分泌物送细菌培养 + 药敏试验(无细菌生长)。彻底切除肿块及部分包绕的周围组织并切除所累舌骨全程,肿块大小约 4cm×5cm(图 7-3-2)。甲状腺锥状叶与肿块粘连,予切除甲状腺锥状叶及甲状腺峡部,行气管切开。

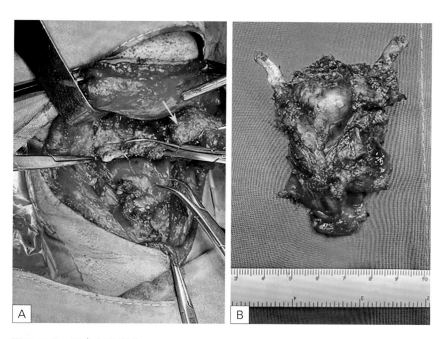

图 7-3-2　手术主要图片
A. 术中可见肿块(黄色箭头所指处)破坏舌骨,甲状软骨完整;B. 完整切除肿块、被破坏的舌骨及表面附着粘连的肌肉组织;肿块上缘位于舌骨体部后方,舌骨体部分吸收破坏。

3. **术后处理** 常规换药、对症处理。

【术后诊断】 甲状舌管鳞状细胞癌,甲状腺乳头状微癌。

病理报告:①(颈正中)鳞状细胞癌,分化中等,小区呈腺样结构,肿瘤大小 6cm×4.5cm×3.5cm,侵及肌肉组织。免疫组织化学染色:CKpan(+),P63(+),Ki67(部分区域 20%~30%+),CD34(-),EGFR(+),P40(+),HHF35(-),P53(+),P16(-),CK7(-),EBER(-)。②(甲状腺峡部)乳头状微癌,最大径 0.3cm。IHC:TTF-1(+),Tg(部分 +),CK19(+),CD56(-),Ki67(2%+),Galectin-3(+),HBME-1(+),TPO(-)。

【随访及转归】 患者术后 1 周顺利出院,开始 TSH 抑制治疗,并至放射治疗科就诊行术后放射治疗。目前患者放射治疗结束,在头颈外科及放射治疗科持续随访中。

讨　论

甲状舌管囊肿是最常见的颈部先天性肿块之一,其癌变概率约1%。在已报道的癌变病例中,约92%病理类型为乳头状癌,约4.3%为鳞状细胞癌,其余更为罕见的病理类型包括黏液表皮样癌、腺鳞癌等。

【病因】　关于甲状舌管囊肿癌变的发生主要有两种假说:①转移性假说,即认为甲状舌管囊肿中的癌变组织是由甲状腺的癌变组织转移而来。但由于在同期行甲状舌管囊肿切除及全部(或部分)甲状腺切除的病例中,仅在约23.4%的标本中同时发现合并甲状腺癌,因此该假说尚不能成立。②更主流的为原发性假说,即认为甲状舌管囊肿癌变组织为原本囊肿中残留的甲状腺组织,这一观点可由"甲状腺癌及甲状舌管癌变中乳头状癌占大多数"验证,而鳞状细胞癌可能由甲状舌管囊肿组织中的柱状细胞化生癌变而来。在本例病例中,癌变的甲状舌管囊肿组织病理类型为鳞状细胞癌,而同期切除的甲状腺锥状叶中发现的微癌组织为乳头状癌,这一病理结果也可以侧面印证,甲状舌管囊肿癌变是原发性病变的可能更大。

【临床表现】　甲状舌管囊肿癌变的术前诊断率不高,临床表现无特异性,与甲状舌管囊肿症状相似,即颈前中线部位无痛性缓慢增大的肿块为主;许多癌变病例都是在常规囊肿切除术后病理中发现。当然,当患者颈前的肿块有迅速增大、疼痛、活动固定等表现,或伴有声嘶、吞咽困难、呼吸困难,或影像学检查有恶性表现甚至颈部异常淋巴结时,应考虑到甲状舌管囊肿恶变的可能性。

【辅助检查】　甲状舌管囊肿癌变的术前检查可有颈部B超、颈部增强CT或增强MRI等;其影像学特点可概括为以下几点:①超声上可表现为囊实性改变、囊壁内结节状,伴血流信号及微钙化灶等。②增强CT或MRI上见病灶边界不清、密度不清或混杂信号,囊壁上有钙化灶,增强时可见边缘强化等。术前细针抽吸活检可能对提高术前的明确诊断有帮助。Das等[1]认为,细针抽吸的诊断率仅为66%左右,而Lancini等[2]认为在超声引导下对囊肿内的实性组织进行穿刺,其诊断的敏感度及特异度可达100%。回顾本病例,患者术前的细针抽吸结果仅提示不可排除甲状腺来源的肿瘤细胞,该结果尚不可明确提示恶变,亦不可提示病理类型;但患者短期内加重的临床表现及影像学检查的描述,都提示了其甲状舌管囊肿恶变的可能。

【鉴别诊断】　甲状舌管囊肿癌变在术前诊断困难,需要与甲状舌管囊肿伴感染、甲状腺乳头状癌喉前淋巴结转移及囊性变,以及甲状腺锥状叶乳头状癌伴囊性变等进行鉴别。确诊仍依靠完整的肿物切除及病理学检查。

【治疗策略】　甲状舌管癌的治疗尚无统一的标准和指南,但几乎无争议的,Sistrunk术式仍是甲状舌管囊肿癌变的标准术式和基础术式。而是否需要同期行甲状腺全部或部分切除、是否行颈部淋巴结清扫、术后是否需要辅助放射治疗、放射性碘治疗及促甲状腺激素抑制治疗都尚无统一标准。目前的观点大多认为,当术前已有检查提示同时合并甲状腺占位、淋巴结转移者,应同期行甲状腺切除及侧颈淋巴结清扫;若术前未提示淋巴结转移及甲状腺占位的患者,当肿瘤直径大于4cm或存在周围组织侵犯者,也可考虑行淋巴结清扫[2,3]。甲状舌管囊肿癌变的术后辅助放射性碘治疗及促甲状腺素抑制治疗通常可遵照甲状腺乳头状癌的相关指南。但由于甲状舌管癌的病理类型为鳞状细胞癌时,由于缺乏足够多的病例,目前认为,当有切缘阳性、多发淋巴结转移、癌变组织的囊外生长及侵犯周围组织时,应考虑行术后放射治疗,且绝大多数甲状舌管鳞状细胞癌患者都在术后接受了放射治疗[2,4]。回顾英文文献中已报道的甲状舌管鳞状细胞癌合并甲状腺乳头状癌病例（表7-3-1）后发现，现存的对甲状舌管鳞状细胞癌合并甲状腺乳头状癌的治疗尚不统一，都是个性化的、探索性的及经验性的；结合目前有详细报道的病例来看，对该患者进行了扩大的Sistrunk术，并要求患者继续术后放射治疗及甲状腺激素抑制治疗是合理和适当的，术后密切随访并根据病情的变化及时做出治疗方案的调整；补充性的手术、放射性碘治疗及化学治疗也可能适时纳入治疗方案。

【随访及转归】 甲状舌管囊肿癌变病例罕见，通常是在术后病理中发现，尚无明确的预后数据。目前的病例报道显示，若病理类型为乳头状癌，其复发率低，预后好于甲状腺癌；若病理类型为鳞状细胞癌，则更为罕见，有随访至术后15年无复发的病例，也曾有病例在术后5个月时复发，并在接受放射治疗后2周死亡[4]。值得欣慰的是，几例已详细报道的相似病例中，尚无复发的病例（表7-3-1）；且甲状舌管鳞状细胞癌及合并的甲状腺乳头状癌是否为同时发生的疾病，还是偶然发现的两种不同的癌变也尚不可知；加之甲状腺乳头状癌的治疗方案成熟，预后较好，对目前该患者的治疗预后，应保持密切随访。

表 7-3-1　甲状舌管鳞癌合并甲状腺乳头状癌病例总结

序号	年份	作者	治疗方案	随访情况
1	1986	Ronan 等[5]	甲状腺切除＋局部肿物切除	无
2	1996	Kwan 等[6]	Sistrunk 术＋甲状腺次全切除＋放射性碘治疗＋辅助放射治疗	随访3年无复发
3	2011	Gomi 等[7]	Sistrunk 术＋颈淋巴结清扫＋辅助放射治疗＋甲状腺激素抑制治疗	随访10个月无复发
4	2020	Puccini 等[8]	Sistrunk 术＋甲状腺切除＋右侧颈淋巴结清扫＋辅助放化疗＋甲状腺激素抑制治疗	随访26个月无复发

（孙桉融　陶　磊）

参 考 文 献

[1] DAS D K,GEORGE S A,MOHAMMAD T,et al. Papillary carcinoma in thyroglossal duct cyst：Diagnosis by fine-needle aspiration cytology and immunocytochemistry. Diagn Cytopathol,2018,46（9）:797-800.

[2] LANCINI D,LOMBARDI D,PIAZZA C. Evidence and controversies in management of thyroglossal duct cyst carcinoma. Curr Opin Otolaryngol Head Neck Surg,2021,29（2）:113-119.

[3] RAYESS H M,MONK I,SVIDER P F,et al. Thyroglossal duct cyst carcinoma：A systematic review of clinical features and outcomes. Otolaryngol Head Neck Surg,2017,156（5）:794-802.

[4] HUANG Q,SHEN Y,WANG A Y,et al. Squamous cell carcinoma arising from a thyroglossal duct cyst：A case report and review of the literature. SAGE Open Med Case Rep,2018,6:2050313X18767050.

[5] RONAN S G,DEUTSCH E,GHOSH L. Thyroglossal duct carcinomas：light and electron microscopic studies. Head Neck Surg,1986,8（3）:222-225.

[6] KWAN W B,LIU F F,BANERJEE D,et al. Concurrent papillary and squamous carcinoma in a thyroglossal duct cyst：a case report. Can J Surg,1996,39（4）:328-332.

[7] GOMI K,KITAGAWA N,USUI Y,et al. Papillary carcinoma with extensive squamous metaplasia arising from thyroglossal duct cyst in an 11-year-old girl：significance of differentiation from squamous cell carcinoma：a

case report. J Pediatr Surg,2011,46（4）:e1-e4.

［8］ PUCCINI M,ROFFI N,PUCCI V. Synchronous squamous cell carcinoma and papillary thyroid carcinoma
arising from the thyroglossal duct remnant:Case report and a review of the literature. SAGE Open Med Case
Rep,2020,8:2050313X20917846.

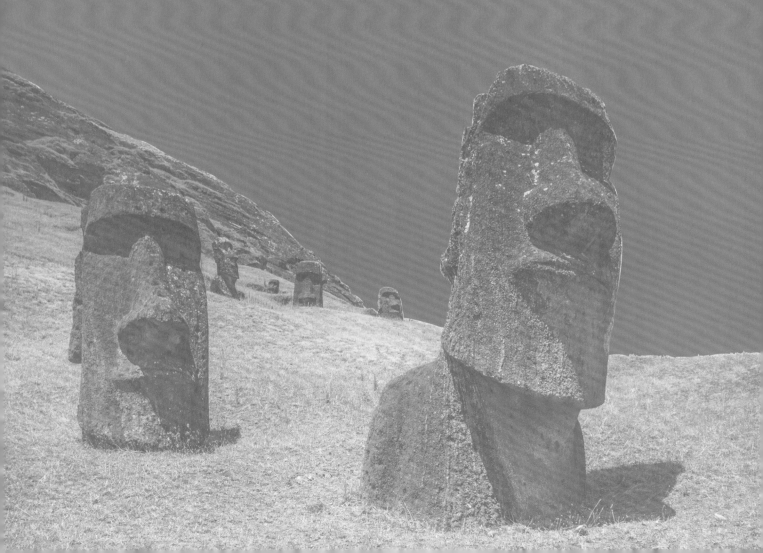

第八篇

颈动脉三角及颈侧部

Triangle of Carotid Artery and the Lateral Neck

右侧颈部肿块 2 年,突然增大如何处理?

【看图辨真相】

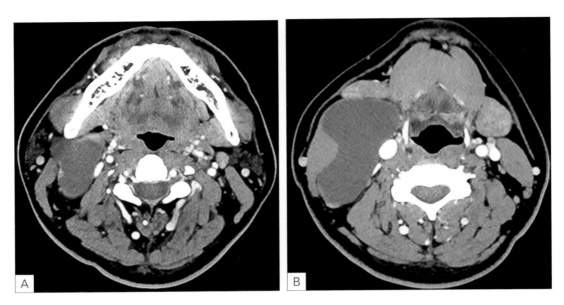

图 8-1-1　颈部增强 CT 表现
A. 肿块呈低密度病灶,边界清晰;B. 下颌下腺受压前移,颈静脉受压内移变扁。

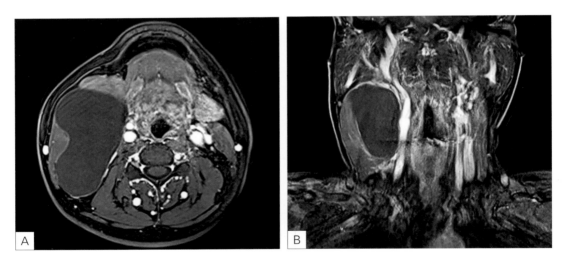

图 8-1-2　颈部增强 MRI T₁WI 表现

A. 胸锁乳突肌内侧、颈动脉鞘外侧可见中等信号肿块影;B. 冠状位可见肿块上达下颌下腺水平,下达甲状腺水平。

【基本信息】　患者男性,36 岁。

【主诉】　右侧颈部肿块 2 年,突然增大 1 个月余,伴胀痛。

【查体】　右侧颈部可触及一约 12cm×8cm 大小肿块,质地软,边界清,活动可,无压痛。口咽部双侧扁桃体无肿大。喉咽部双侧声带活动良好,双侧梨状窝清晰。

病 例 解 析

【诊断难点】 本病结合影像学特点,较容易判断为颈部囊肿性病变,结合部位考虑为右侧第 2 鳃裂囊肿可能性最大,但其突然变大的原因值得我们进一步思考:究竟是感染还是肿瘤恶性变后导致快速增生? 由于 MRI 提示肿块整体呈囊性且信号均匀,增强后无明显强化,考虑前者可能性更大。

【治疗难点】 由于囊肿体积较大,该病治疗难点主要是手术过程中保护好周围重要血管和神经(如颈动脉鞘、面神经下颌缘支、副神经、舌下神经等),并且术中尽量避免囊肿的破裂,做到完整切除。

【治疗经过】

1. 术前准备 完善术前检查,排除手术禁忌证。

2. 手术过程 右颈行 L 形切口,翻起颈阔肌皮瓣后清扫肿物表面Ⅱa 区、Ⅱb 区和Ⅲ区淋巴结及周围结缔组织。充分显露肿物,呈囊性,分离囊肿,见囊肿与颈内静脉粘连,保护颈内静脉,囊肿上方根部位于二腹肌前腹和舌下神经之间,充分解离后予以完整切除(图 8-1-3)。

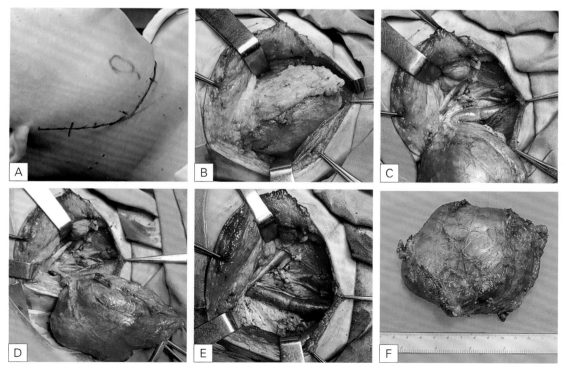

图 8-1-3　主要手术步骤

A. 做右颈 L 形切口;B. 清扫Ⅱa 区、Ⅱb 区、Ⅲ区淋巴结;C. 肿瘤与颈内静脉粘连;D. 显露肿瘤根蒂部;E. 肿瘤完整切除后　F. 肿瘤大小约为 12cm×8cm。

3. 术后处理 常规换药、对症处理。

【术后诊断】 （右侧）第 2 鳃裂囊肿。

病理结果:(右侧颈部)囊肿,内衬复层鳞形上皮,囊壁淋巴组织增生伴淋巴滤泡形成,结合临床,可考虑鳃裂囊肿。周围脂肪组织中找到淋巴结 3 枚,切片均示淋巴结慢性炎。

【随访及转归】 目前已随访 1 年余,患者切口愈合良好,无复发。

讨　　论

鳃裂畸形(branchial cleft anomalies)是一种先天性的颈部疾病,由胚胎时期鳃沟或者鳃囊发育异常而引起的,多为单侧发病,可发生于任何年龄,男女比例相当。根据发生部位的不同,可分为四型:第 1 鳃裂畸形、第 2 鳃裂畸形、第 3 鳃裂畸形和第 4 鳃裂畸形。在临床上,根据鳃裂畸形是否存在内外瘘口,又可分为三种类型:囊肿(咽内及皮外两端均无开口)、瘘管(两端均有开口)和窦道(一端有开口)。

第 2 鳃裂畸形(second branchial cleft anomalies),是最常见的一种类型,占所有鳃裂畸形的 95% 以上,外瘘口多位于胸锁乳突肌前缘中、下 1/3 相交处及其附近区域,内瘘口多位于腭扁桃体或扁体窝内[1]。1928 年,Bailey 首次报道了第 2 鳃裂畸形,随后根据病变解剖范围将其分为四类[2](表 8-1-1)。其中以 Bailey Ⅱ型最常见,Bailey Ⅳ型比较少见[3,4]。本文病例是一个典型的第 2 鳃裂囊肿(second branchial cleft cyst),属于 Bailey Ⅱ型。

表 8-1-1　第 2 鳃裂畸形的 Bailey 分型

分型	病变解剖范围
Bailey Ⅰ型	位于胸锁乳突肌前缘,颈阔肌深面
Bailey Ⅱ型	位于胸锁乳突肌内侧,下颌下腺后方,颈动脉间隙外侧
Bailey Ⅲ型	位于颈内动脉和颈外动脉之间
Bailey Ⅳ型	位于咽黏膜间隙

【病因】 第 2 鳃裂畸形一般认为是胚胎发育过程中由第二鳃沟闭合不全而引起,关于具体的病因,尚无统一定论。胚胎发育在第 4 周时,6 对鳃弓开始发育,通常第 6 对鳃弓不明显,鳃弓之间的凹沟称为鳃沟。随着胚胎发育,第 1 鳃沟形成外耳道,第 2~4 鳃沟融合并消失。如果第 1 鳃沟~第 4 鳃沟发育过程中产生异常,导致闭合不全,则可形成相应的鳃裂畸形[5,6]。

【临床表现】 第 2 鳃裂畸形分为瘘管、窦道和囊肿三种形态,其中瘘管和窦道多见于儿童,囊肿多见于中青年[7]。第 2 鳃裂瘘管和窦道的表现为颈部皮肤瘘口、颈部反复感染等症状。第 2 鳃裂囊肿一般表现为一侧颈部的无痛性肿块,多位于胸锁乳突肌前缘的深处或者腮腺区域,可伴有持续性或者间歇性的肿痛。本病例的症状相对比较典型,2 年前右侧颈部就有无痛性包块,于近期突然增大,伴有胀痛,另外影像学检查考虑颈部囊性肿块,并且根据其所在位置,符合第 2 鳃裂囊肿表现。但不是所有的第 2 鳃裂囊肿患者的临床表现都很典型,近期有学者报道了一例以睡眠打鼾为首发症状的第 2 鳃裂囊肿,这种比较罕见,也容易漏诊[4]。临床上还有报道以咽部不适、吞咽困难、发音异常、面部肿胀、头晕、头痛等症状为主诉的患者,说明第 2 鳃裂囊肿临床表现复杂多样,临床医师认识不够容易造成误诊或漏诊[8,9]。

【辅助检查】 目前主要依靠颈部超声、CT 及 MRI 等传统的影像学检查对第 2 鳃裂畸形进行定位诊断,并了解其与周围组织的关系。

1. 超声检查　超声是一种比较简单、方便和经济的检查手段。第2鳃裂囊肿超声多表现为颈部圆形或者椭圆形包块,边界清楚,被膜完整,内部可呈无回声,也可以呈均匀或不均匀分布的弱回声光点,如果发生感染时,囊壁可增厚,有时囊壁可见点状血流信号,囊内可有高回声光斑[10]。未发生感染的第2鳃裂瘘管和窦道的超声可见条索状高回声信号,当其发生感染时,可见管腔内的低回声区。

2. CT检查　颈部CT检查常表现为胸锁乳突肌内侧、下颌下腺后方区域圆形或者椭圆形低密度病灶,且边界清晰,被膜完整,增强扫描时包块无强化,如果发生急性感染时,囊壁可有强化,但里面囊液不会有强化。未发生感染的第2鳃裂瘘管和窦道的CT主要表现为病变组织可与周围软组织的密度相近,但与周围组织分界较清,中心有时可见针孔大小的低密度影,即为管腔所在的位置[11]。当第2鳃裂瘘管和窦道发生感染时,管腔可有轻度扩张,增强CT可显示出轻度强化的管壁和低密度的管腔。

3. MRI检查　与CT扫描相比,MRI检查对软组织结构显示更为清晰,可观察到较小病变,并且没有电离辐射。第2鳃裂囊肿内的囊液一般表现为均匀的长 T_1 和长 T_2 信号,但如果囊液中蛋白含量较高,或者含有胆固醇结晶时,可表现为短 T_1 信号。

【鉴别诊断】　主要可与形成颈部包块的其他疾病相鉴别,常见有:

1. 淋巴结转移癌　通常表现为颈部无痛性肿块,进行性增大,与周围组织粘连,固定。

2. 颈部囊性淋巴管瘤　一种先天性淋巴管发育畸形,多见于儿童,大部分于2岁以内发现,主要表现为无痛性包块,质地较柔软,透光试验阳性。

3. 第3鳃裂囊肿 / 第4鳃裂囊肿　主要表现为颈部无痛性囊状包块,多位于患者左侧的颈前三角区和胸锁乳突肌中1/3的前方,常常波及甲状腺,合并感染后包块会增大,压迫周围组织并伴有触痛。

【治疗策略】　感染期的第2鳃裂畸形主要是抗感染治疗,脓肿形成可切开排脓。非感染期的第2鳃裂畸形的主要治疗方法是手术完整切除瘘管和/或囊肿,可以分为微创手术和传统手术治疗。

1. 感染期治疗　第2鳃裂畸形并发感染后,及时做好细菌培养和药敏试验,选择敏感抗生素控制感染,脓肿形成时切开引流排脓,感染控制后可择期行手术治疗。

2. 微创手术治疗　微创手术往往需要内镜辅助,目前关于第2鳃裂畸形的内镜手术尚未得到充分推广。有学者报道了经耳后入路内镜辅助下行第2鳃裂囊肿切除术,该术式会引起暂时性耳垂麻木,且反复感染组织粘连过重、囊肿体积过大以及病变位置过低的患者不宜采用这种手术方式[12]。还有学者报道了经口入路行第2鳃裂囊肿切除术[13]。微创手术优点有手术创伤小、恢复快、瘢痕少,可满足部分患者对颈部外观审美的要求。内镜辅助治疗主要适用于囊壁相对完整、无瘘管形成、囊肿与周围组织无粘连的患者。急性感染期、颈部瘢痕组织增生严重等情况下因炎症或者颈部解剖结构不清不推荐内镜治疗。常见的并发症主要与操作不当引起的颈部神经、血管损伤有关。

3. 传统手术治疗　手术切除瘘管和/或囊肿及残留组织是治疗第2鳃裂畸形最为有效的方法,其中,经颈侧入路完整切除病变是最为经典的手术方式,此种手术方式易于暴露病灶,便于操作,但术后瘢痕组织影响颈部美观。本病例囊肿较大,微创手术相对困难,因此选择了颈部开放入路。术中囊液是否要抽吸取决于囊肿大小和张力,如果张力过高影响术中分离,可抽吸部分囊液,本病例虽然囊肿较大,但张力适中,不影响囊肿与组织的分离,遂不行囊液抽吸。术中如囊肿破裂,需要冲洗术腔避免感染。第2鳃裂畸形多与同侧颈动脉鞘伴行,术中注意防护重要的血管神经,以免造成损伤。

【随访】　术后3个月可行B超等影像学检查随访术后疗效。

(周玉娟　徐成志)

参 考 文 献

[1] MULLER S,AIKEN A,MAGLIOCCA K,et al. Second Branchial Cleft Cyst. Head Neck Pathol,2015,9(3): 379-383.

[2] BAILEY H. The diagnosis of branchial cyst:With a note upon its removal. Br Med J,1928,1(3517):940-941.

[3] GAO S,XU Q,YI Q. Endoscopically assisted transoral resection of a Bailey type Ⅳ second branchial cleft cyst:A case report. Medicine(Baltimore),2021,100(3):e24375.

[4] 陈勇超,贾得声,王一萍,等. 以睡眠打鼾为首发症状的第二鳃裂囊肿1例. 中华耳鼻咽喉头颈外科杂志, 2022,57(1):51-53.

[5] 田勇泉. 耳鼻咽喉头颈外科学. 第8版. 北京:人民卫生出版社,2013.

[6] COSTE A H,LOFGREN D H,SHERMETARO C. Branchial cleft cyst. StatPearls,Treasure Island(FL): StatPearls Publishing LLC,2022.

[7] ZATOŃSKI T,INGLOT J,KRECICKI T. Brachial cleft cyst. Pol Merkur Lekarski,2012,32(191):341-344.

[8] ONO R,KITAGAWA I,OSAFUNE H. Bulky branchial cleft cyst displacing the internal jugular vein. Intern Med,2018,57(20):3061-3062.

[9] THOTTAM P J,BATHULA S S,POULIK J M,et al. Complete second branchial cleft anomaly presenting as a fistula and a tonsillar cyst:an interesting congenital anomaly. Ear Nose Throat J,2014,93(10-11):466-468.

[10] 丁转兰,赵丽芳. 第二鳃裂囊肿的彩色多普勒超声诊断. 临床医药实践,2011,20(4):279-280.

[11] KEOGH I J,KHOO S G,WAHEED K,et al. Complete branchial cleft fistula:diagnosis and surgical management. Rev Laryngol Otol Rhinol(Bord),2007,128(1-2):73-76.

[12] 陈良嗣,黄晓明,罗小宁,等. 耳后发际入路内镜辅助第二鳃裂囊肿切除术与传统手术的对照研究. 广东省医学会第十六次耳鼻咽喉学学术会议论文集,2012:36-37.

[13] SAUSSEZ S,DE MAESSCHALK T,MAHILL O V,et al. Second branchial cyst in the parapharyngeal space:a case report. Auris Nasus Larynx,2009,36(3):376-379.

包绕颈总动脉的肿块如何处理？

【看图辨真相】

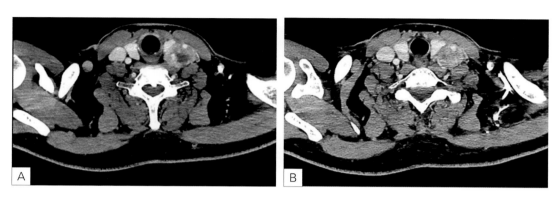

图 8-2-1　颈部增强 CT 表现

A. 肿瘤内部密度不均匀，局部可见低密度病灶；B. 肿瘤紧贴甲状腺，360°包绕颈总动脉，颈内动脉被压迫不显影。

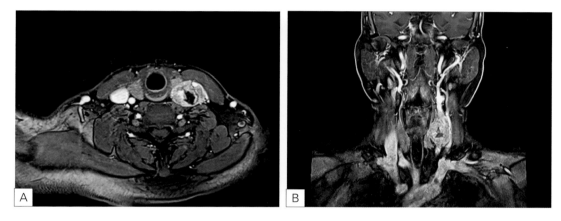

图 8-2-2　颈部增强 MRI T₁WI 表现

A. 颈动脉鞘肿块内可见低信号影；B. 冠状位可见肿块近全程包绕颈总动脉。

【基本信息】　患者男性，51 岁。

【主诉】　发现左侧颈部肿物 1 年余。

【查体】　左侧颈部可触及一约 3cm×3cm 大小肿块，质地韧，边界清，位置固定不易推动，有搏动感，伴轻压痛。口咽部双侧扁桃体无肿大。喉咽部双侧声带活动良好，双侧梨状窝清晰。

思考

1. 该病例肿块倾向良性还是恶性？

2. 该病例肿块考虑血管来源还是甲状腺来源？

3. 是否需要做穿刺明确病理？

【诊断难点】 本病结合影像学特点,诊断考虑为左侧颈部神经源性肿瘤可能性最大(肿瘤位于颈动脉鞘富神经区域,边缘光滑,MRI 提示 T_1 增强相边缘强化,内部有不规则囊变液化区)。追问病史得知患者 2 个月余前曾有骶骨副神经节瘤切除手术史,考虑患者有全身多发性副神经节瘤可能。

【治疗难点】 该病治疗难点在于需要手术治疗获得根治及明确病理诊断的目的,但肿物 360° 包绕颈总动脉,血供丰富,切除风险较大,做好颈总动脉破裂后血管重建的预案尤其重要。

【治疗经过】

1. 术前准备 检测儿茶酚胺水平无异常后,DSA 探查肿瘤血供并行球囊闭塞试验(balloon occlusion test,BOT)评估患者颈总动脉结扎风险(结果通过)。联系血管外科协同手术,如术中颈总动脉破裂,可采取动脉修补或者紧急栓塞、覆膜支架植入等应急措施。

2. 手术过程 沿肿瘤隆起处设计弧形切口,翻起颈阔肌皮瓣后清扫肿块表面淋巴结缔组织,充分显露颈动脉鞘及肿瘤,见肿瘤近全程包绕颈总动脉,牵拉保护颈内静脉及迷走神经后,精细解剖颈总动脉表面瘤体组织至颈动脉外膜表面间隙,沿外膜表面解离瘤体,完整切除肿瘤(图 8-2-3)。

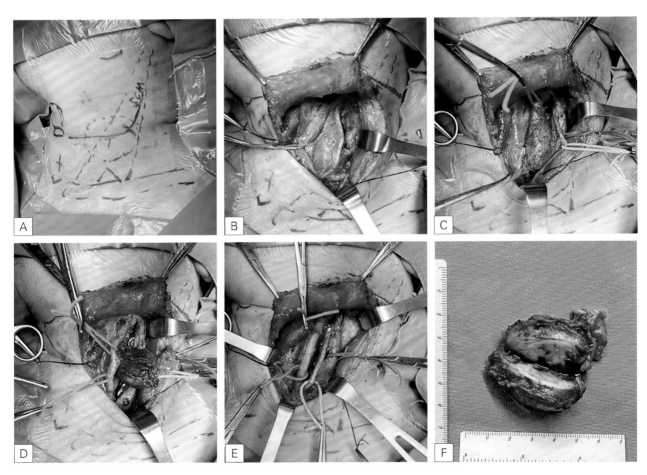

图 8-2-3 主要手术步骤

A. 标记重要结构的体表投影及切口;B. 打开颈动脉鞘,显露瘤体;C. 颈总动脉、颈内静脉、迷走神经分别被红色、绿色、黄色橡皮条牵拉保护;D. 沿颈总动脉外膜表面解离瘤体;E. 肿瘤完整切除后;F. 肿瘤表面呈暗红色,内部结构不均。

3. 术后处理　常规换药、对症处理。

【术后诊断】　（左侧）颈动脉副神经节瘤。

病理免疫组织化学染色：EMA（-），Vimentin（部分+），CD34（-），S100（部分+），Syn（+），CKpan（-），CHG（+），NSE（+），CD56（+），Ki67（部分区域20%+）。

【随访】　目前已随访3个月余，无声嘶等明显后遗症。

讨　论

嗜铬细胞瘤（pheochromocytoma，PCC）和副神经节瘤（paraganglioma，PGL）合称为PPGL（pheochromocytoma and paraganglioma），是起源于外胚层神经嵴细胞神经源性肿瘤，它们可能发生在从颅底到盆底的任何部位的自主神经上。临床通常根据其发生的部位对其分类，一般位于肾上腺内的副神经节瘤被称为嗜铬细胞瘤，其他部位副神经节瘤则按具体部位命名。前者来源于肾上腺髓质的嗜铬细胞，能大量分泌儿茶酚胺，后者来自肾上腺以外的交感神经（腹部、盆腔、胸部）或副交感神经（头颈部），相对来说，起源副交感神经节的肿瘤分泌功能较弱。副神经节瘤总体发病率低（1/10万~1/3万），其中80%~90%发生于肾上腺，而70%的肾上腺外副神经节瘤好发于头颈部，称为头颈部副神经节瘤（head and neck paraganglioma，HNPGL）[1]。HNPGL根据发病位置可进一步细分为颈动脉体瘤（carotid body tumor，CBT）（又称颈动脉体副神经节瘤）、颈动脉副神经节瘤、颈静脉球瘤、鼓室球体瘤、迷走神经副神经节瘤等[2,3]。

【病因】　目前认为遗传因素在副神经节瘤的发生中起到一定作用，遗传学研究已证明有5个基因（*SDHB*、*SDHC*、*SDHD*、*SDHAF2*和*VHL*）突变在HNPGL中较常见。其中*SDHD*和*SDHAF2*突变易导致多发性肿瘤；*SDHB*基因突变易诱发交感神经性副神经节瘤并且有恶变倾向，这是致死的唯一危险因素。*SDHD*、*SDHC*和*SDHAF2*基因突变几乎都出现在HNPGL。国外文献报道不同基因突变的临床表型各不相同，但国内人群基因型和表型之间的关联性尚需要大样本数据支持[1]。

【临床表现】　与嗜铬细胞瘤临床表现不同的是，大部分HNPGL来源于副交感神经，所以多无神经内分泌活性，有研究提示可产生儿茶酚胺的HNPGL不足1%，因此罕有恶性高血压、快心率等肾上腺素能亢进表现，但其有多发性肿瘤倾向已被较多研究证实[4,5]。本病例在入院2个月前曾有骶部副神经节瘤病史，另外在DSA检查中也怀疑有右侧颈静脉孔区副神经节瘤可能，符合肿瘤多发性特征。总体来说HNPGL没有特异临床表现，其症状随瘤体大小和位置而异，初期通常不易被发觉。由于颈部的神经分布较丰富，随着瘤体增大，迷走神经易首先受累及而表现出声嘶，当出现Horner综合征时提示交感神经被侵犯[6]。Cristina Valero等学者总结，HNPGL中CBT等与颈动脉关系密切的副神经节瘤主要症状为发现颈部肿物，而其他HNPGL患者的主诉为更多为声嘶和吞咽障碍[7]。尽管颈动脉较易受侵犯、压迫，但因动脉狭窄而导致的缺血性卒中事件却少有报道，这可能是因为颈动脉副神经节瘤或CBT的进展相对缓慢，有充足的时间形成代偿循环。其他少见症状还包括颈静脉球瘤、鼓室球体瘤等引起的耳鸣、听力下降等症状。与颈动脉相关的副神经节瘤等有一些相对特殊的体征：肿物左右有一定的活动度，而难以被上下方向推动。仔细触诊时肿瘤具有压缩感及搏动感，部分病例有时可以听到血管杂音，这些表现与肿瘤沿颈动脉生长有关。总而言之，由于缺乏典型的症状和体征，PPGL易被误诊、漏诊[8]。

【辅助检查】　目前主要依靠B超、CT、MRI、DSA等传统解剖影像检查辅助颈部肿物的诊断。

1. B超检查　B超检查是一种便捷、廉价、无创的检查，对颈部肿物的定位具有较大优势，且能判断出肿物内部血流情况及与周边重要血管之间的毗邻关系。当B超已经怀疑肿物为血管瘤或副神经节瘤时,通常不建议行穿刺病理检查,以免诱发难以控制的出血或神经损伤。

2. CT检查　CT检查的优势是有较好的空间分辨率,减少了神经等软组织的影响,并且可以更好地评估是否有骨质的破坏。CT上HNPGL表现为等密度的圆形或者类圆形肿物,增强扫描呈不均匀强化。

3. MRI检查　MRI检查的优势是有更好的软组织对比度。神经节瘤在T_1WI表现为稍高信号,当肿瘤较大的时可见流空的血管影,呈"盐和胡椒"征。

4. 分子功能影像检查　如果条件允许,结合一些分子功能影像检查能极大地提高诊断准确率。$^{123}I/^{131}I$-间位碘代苄胍($^{123}I/^{131}I$-MIBG)以及^{18}F氟脱氧葡萄糖-正电子体层扫描(^{18}F-FDG PET/CT)可用于转移性或家族性副神经节瘤患者的全身情况筛查,可以减少对多发、转移病例的漏诊率[9]。

5. DSA检查　DSA检查对涉及颈动脉的副神经节瘤尤为重要,通过DSA检查可明确肿瘤的主要滋养血管,也可较直观地判断颈内动脉、椎动脉等大血管受累情况,依据DSA检查的Shamblin[10]分型可以将血管与肿瘤的位置关系分成三类,这对手术方式的选择有重要帮助(表8-2-1)。此外DSA术时行BOT可检测动脉残端回流压以便分析大脑动脉环侧支循环情况及永久闭塞颈内动脉的可能性。术前给予球囊永久闭塞患侧颈内动脉、颈内动脉植入支架或血管搭桥绕过病变组织等方式以达到术中安全控制颈内动脉的目的。

表8-2-1　颈动脉体瘤的Shamblin分型

分型	表现
Ⅰ型	肿瘤位于颈动脉分叉内,仅与血管壁有少许粘连,可轻易地从血管上切除
Ⅱ型	肿瘤部分包绕颈动脉
Ⅲ型	肿瘤完全包裹颈动脉

6. 其他检查　因仍有部分少见HNPGL可分泌出可引起神经内分泌反应剂量的儿茶酚胺,因此对伴有阵发性高血压伴头痛、心悸、多汗三联征和体位性低血压的患者还需要进行定性检查,我国《嗜铬细胞瘤和副神经节瘤诊断治疗专家共识(2020版)》推荐检测尿液或血浆游离甲氧基肾上腺素类物(metanephrine and normetanephrine,MNs)浓度来判断内分泌环境。这类患者在围手术期通常具有较大风险,需要密切监测、调控相关体征。此外因*SDHB*基因突变型副神经节瘤有明显的转移及向交感神经节瘤转化倾向,需要更为密切随访,因此对所有PPGL都推荐行*SDHB*基因检测。

【鉴别诊断】　主要可与颈动脉鞘周围肿瘤鉴别。

1. 神经鞘瘤　其在颈动脉鞘周围顺神经走向,表面光滑,质韧。与血管伴行但往往是挤压,少有包绕血管表现,根据神经来源可出现声嘶、呛咳、伸舌偏斜等症状。

2. 甲状腺肿瘤　该肿块与甲状腺一体或界限不清,根据其性质可有囊性、实性等改变。

3. 转移淋巴结　转移淋巴结边界不清,内部可有液化坏死,CT检查、MRI检查一般可有强化表现,大多在头颈部可查及原发肿瘤病灶。

【治疗策略】　包含HNPGL在内的所有PPGL,一旦定性、定位诊断后应尽早切除,该策略现已无争议,因此手术是治疗HNPGL首选方案。对于转移病灶无法切除的可尝试^{131}I-MIBG治疗。近年手术联合化学治疗、靶向治疗、伽马刀治疗、射频消融治疗等手段亦在探索阶段。

HNPGL中最常见的是CBT,其来源于颈动脉体的副神经节,而本病例副神经节瘤瘤体位于颈总动脉处,其发病机制及临床表现、体征均同CBT类似,因此应参照CBT处理。由于颈动脉相关的副神经瘤位置特殊,手术并发症(如失血、颈动脉损伤、脑神经损伤、脑缺血等不良事件)的发生率较高[11]。手术应根据肿瘤大小、累及颈动脉的程度及脑侧支循环建立情况选择不同策略[12]（表 8-2-2）：

表 8-2-2　颈动脉体瘤的手术策略选择

手术策略	适用范围
颈动脉体瘤剥离术	这是最理想的手术方式，适于 Shamblin I 型，或肿瘤不大，血供不丰富的病例
肿瘤切除 + 颈外动脉结扎切除术	适于 Shamblin I 型、II 型，血供较丰富的病例
肿瘤切除 + 血管重建术	适于 Shamblin II 型、III 型或肿瘤较大（直径 5cm 以上），血供丰富的病例。移植血管首选大隐静脉
肿瘤切除 + 颈总动脉结扎术	适于 Shamblin II 型、III 型或肿瘤较大（直径 5cm 以上），血供丰富的病例。前提是脑侧支循环代偿良好，患侧颈内动脉逆向压力大于 70mmHg

对以下两种情况的 HNPGL 的手术需要尤其慎重地对待。

1. 对部分有神经内分泌功能的神经节瘤来说，围手术期的血压波动也需要高度重视，因此充分的术前评估及包含肿瘤内分泌科、血管外科、麻醉科等多学科合作极其必要。

2. 对侧已实施过 CBT 切除术的 HNPGL 患者再次手术前需要缜密地判断前次手术时对相关血管和神经损伤情况，如对侧已有颈动脉狭窄、断流或迷走神经损伤，再次损伤另一侧相关血管、神经会导致灾难性后果。

【随访】　根据 2019 年 WHO 国际疾病分类 ICD-11，CBT 全部为恶性肿瘤，有原发和转移来源之分[13]。《嗜铬细胞瘤和副神经节瘤诊断治疗专家共识（2020 版）》用"转移性 PPGL"替换了"恶性 PPGL"。综合来说都强调了 PPGL 随访的重要意义，目前推荐每年至少复查 1 次，有基因突变、转移性 PPGL 患者应每 3~6 个月随访 1 次[12]。

（纪洋洋　陶　磊）

参 考 文 献

［1］　王璞，夏寅. 头颈部副神经节瘤的遗传学研究进展. 协和医学杂志，2021，12（6）：977-982.

［2］　IKRAM A，REHMAN A. Paraganglioma. Treasure Island（FL）：StatPearls，2021.

［3］　MERZOUQI B，EL B K，OUKESOU Y，et al. Head and neck paragangliomas：Ten years of experience in a third health center. A cohort study. Ann Med Surg（Lond），2021，66（5）：102412.

［4］　GUHA A，VICHA A，ZELINKA T，et al. Genetic variants in patients with multiple head and neck paragangliomas：Dilemma in management. Biomedicines，2021，9（6）：626.

［5］　WILLIAMS M D. Paragangliomas of the head and neck：An overview from diagnosis to genetics. Head Neck Pathol，2017，11（3）：278-287.

［6］　KRUGER A J，WALKER P J，FOSTER W J，et al. Important observations made managing carotid body tumors during a 25-year experience. J Vasc Surg，2010，52（6）：1518-1523.

［7］　VALERO C，GANLY I，SHAH J P. Head and neck paragangliomas：30-year experience. Head Neck，2020，42（9）：2486-2495.

［8］　王旭东，葛正津. 颈动脉体瘤诊断与治疗进展. 中国肿瘤临床，2007，34（2）：117-120.

［9］　唐涵斐，唐骁，蒋小浪，等. 颈动脉体瘤切除术后不良事件危险因素分析. 中华血管外科杂志，2021，6（4）：241-245.

［10］　FRUHMANN J，GEIGL J B，KONSTANTINIUK P，et al. Paraganglioma of the carotid body：Treatment strategy and SDH-gene mutations. Eur J Vasc Endovasc Surg,2013,45（5）:431-436.

［11］ MELACHURI S,VALAPPIL B,SNYDERMAN C. Variations in surgical outcomes of carotid body tumors by surgical specialty. Laryngoscope,2021,131（1）:E190-E195.

［12］ 王庭俊,谢良地.《嗜铬细胞瘤和副神经节瘤诊断治疗专家共识（2020版）》解读.中华高血压杂志,2021, 29（8）:708-714.

［13］ ALMEIDA M S C,SOUSA FILHO LF,RABELLO P M,et al. International classification of diseases-11th revision:From design to implementation. Rev Saude Publica,2020,54（11）:104.

新生儿的颈部巨大致命性肿块如何处理?

【看图辨真相】

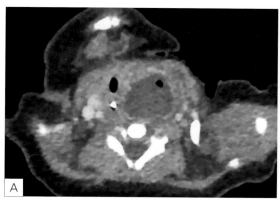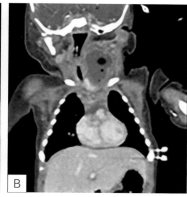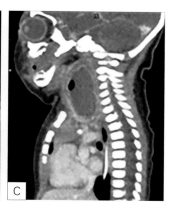

图 8-3-1 颈部平扫 + 增强 CT 表现

A. 轴位;B. 冠状位;C. 矢状位。见肿物位于左侧喉旁-咽后间隙,大小约 24mm×30mm×40mm,肿物内呈水样密度,可见少量积气影,口咽、喉咽腔及气管被肿物压迫向右侧移位,肿物向下突入胸廓入口,与周围结构分界尚清,增强扫描囊内液性成分未见强化,边缘可见被膜强化。

【基本信息】 患者男性,7 日龄。

【主诉】 出生后即出现气促、喘憋 7 天。

【查体】 足月儿外观、反应可,哭声响,全身皮肤无黄染,左侧颈部稍隆起,可触及包块,大小约 4.5cm×2.5cm,有波动感,前囟平软,呼吸平顺,双肺呼吸音清,未闻及干湿啰音;心律齐,未闻及杂音;腹软,脐干洁,肝脾不大,肠鸣音 4 次 /min,四肢暖,肌张力正常。原始反射可引出。

思考

1. 颈部巨大肿物是先天性? 良性还是恶性?

2. 颈部肿物压迫气管危及生命应如何妥善处理?

3. 如何有效控制肿物,避免复发?

病 例 解 析

【诊断难点】 该患者为出生 7 天的新生儿,诊断上应首要考虑为先天性肿物可能性大,CT 显示左侧颈部肿物与甲状腺关系密切,肿物呈团块状低密度影,其内呈水样密度均匀,见少量积气影,增强扫描囊内液性成分未见强化,边缘可见被膜强化。综上考虑左侧鳃裂瘘或鳃裂囊肿伴感染可能性大。

【治疗难点】 患者为新生儿,年龄小,颈部肿物体积大且压迫气管,危及生命,维持患者通气顺畅为第一要务。新生儿颈部巨大肿物,合并感染,勉强行手术根治性切除创伤大,并发症多,围手术期危及生命的风险极高,因而针对颈部巨大脓肿对气道的压迫,采取创伤较小的持续引流是首选,同时如何根据其病因采取合适的临床诊疗措施,减少术后再次感染发生的概率非常重要。

【治疗经过】

1. 急诊收治,重症监护 患者就诊本院后拟"新生儿呼吸困难、颈部肿物"收入儿科 ICU。入院后查血常规示 C 反应蛋白 61.28mg/L,白细胞 14.55×10^9/L,中性粒细胞 6.96×10^9/L,血象显示白细胞升高,以中性粒细胞升高为主。血培养示表皮葡萄球菌。考虑患者颈部肿物为"颈部感染伴脓肿"可能性大,遂予青霉素抗感染治疗。

2. 多学科会诊 患者入院后因病情复杂,颈部肿物性质未明,遂行全院多学科讨论,参与的科室为儿科、医学影像科、超声医学科、麻醉科和耳鼻咽喉科。医学影像科阅片后考虑患儿颈部肿物为鳃裂囊肿伴感染或甲状腺结节合并囊内出血可能。超声医学科行床旁超声示颈部肿物呈液性暗区,可考虑行穿刺引流进一步明确诊断。耳鼻咽喉科认为结合患者的病史、体征和相关检查,应警惕左侧颈部鳃裂囊肿或鳃裂瘘管伴感染可能,可行全身麻醉手术探查左侧梨状窝,如可见内瘘口则行瘘口切除烧灼,封闭内瘘口可大幅减少下咽部食物、细菌等经此引起颈部反复感染的概率。麻醉科评估后认为患儿围手术期气道管理风险极大,存在插管困难可能,现颈部肿物已压迫气管,如先行颈部脓肿穿刺引流缩小体积,可缓解对于气管的压迫,以利于气管插管和通气。儿科应加强对于患儿的抗感染治疗,并根据颈部脓肿引流液的药敏试验结果调整抗生素的使用。多学科会诊讨论后一致认为该患者具有行颈部脓肿穿刺 + 置管引流,并全身麻醉下行支撑喉镜手术探查左侧梨状窝的指征,做好手术准备,尽快手术治疗。

3. 手术经过 充分与患者家属沟通病情,告知手术必要性和风险,签署知情同意书后于手术室行手术治疗。患者行平卧位,麻醉医师、耳鼻咽喉科医师、超声科医师到位并准备好后开始手术。备好气管切开包,麻醉医师予患者镇静后面罩给氧,维持气道通畅和指脉氧平稳后超声科医师于超声引导下行左侧颈部肿物穿刺置管引流术,回抽可见淡红淡黄色液体 5mL,颈部肿物体积明显减小。麻醉医师于可视喉镜下成功气管插管维持全身麻醉状态。耳鼻咽喉科医师于支撑喉镜下探查左侧梨状窝,在 0° 喉内镜下见左侧梨状窝底一细小瘘口,淡黄色分泌物自瘘口流出(图 8-3-2),吸除后予针状电刀烧灼左侧梨状窝瘘口,封闭瘘口后观察未再见分泌物流出。

4. 术后处理 术后予患者留置鼻胃管进食。颈部肿物引流液送检结果示白细胞 32 150×10^6/L,多个核细胞 65%,红细胞(4+)。细菌培养和鉴定为金黄色葡萄球菌,药敏试验结果显示对青霉素耐药、万古霉素敏感,遂停青霉素,改为万古霉素抗感染治疗后复查颈部引流液细菌培养阴性,颈部肿块较前明显缩小。

【术后诊断】 左侧先天性梨状窝瘘,左侧鳃裂瘘管伴感染,左侧颈部脓肿。

【随访】 颈部脓肿引流管 1 周回抽无液体后予拔除。出院时患儿反应好、精神好、消化可,无发热,哭闹时无发绀,经口喂奶,患儿自吸吮奶时无发绀。左侧颈部稍隆起,无波动感,伤口无红肿、渗液、渗血。双肺呼吸音清,未闻及干湿性啰音。心律齐,未闻及杂音。腹软,脐干洁,肝脾肋下未触及肿大。四肢暖,肌张力正常。觅

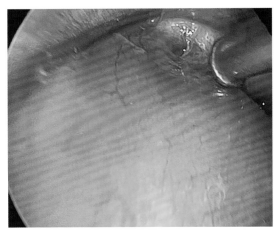

图 8-3-2 支撑喉内镜下见左侧梨状窝底一细小瘘口,淡黄色分泌物自瘘口流出

食、吸吮、握持、拥抱反射正常。术后 5 个月门诊随诊患者反应好、精神好、消化可,无发热,哭闹时无发绀,经口喂奶,患儿自吸吮奶时无发绀。左侧颈部未见隆起,皮肤色泽正常,局部按压无触痛,详见附件视频。

讨　论

先天性梨状窝瘘(congenital pyriform sinus fistula,CPSF)是一种源于咽囊结构残留的先天性畸形,内瘘口位于梨状窝并走行于同侧甲状腺背侧间的永久性异常瘘管结构[1]。

【病因】　先天性梨状窝瘘为一种先天发育畸形。根据瘘管走行分为第 3 鳃裂畸形和第 4 鳃裂畸形。第 3 鳃裂畸形起源于梨状窝的底部,穿行于甲状舌骨膜,位于喉上神经上方;而第 4 鳃裂畸形起源于梨状窝的尖部,穿行于环甲膜,位于喉上神经下方[2,3]。由于第 3 鳃裂、第 4 鳃裂畸形的临床表现及处理方式相同,故将其统称为 CPSF[4]。

【临床表现】　临床上表现为新生儿期颈部包块和婴幼儿期开始的颈部反复脓肿形成或伴甲状腺脓肿及甲状腺炎[1]。但在临床诊疗实践中,新生儿期累及甲状腺的颈部脓肿也应考虑到先天性梨状窝瘘可能。急性期新生儿常因颈部肿块压迫可出现呼吸吞咽困难,而婴幼儿通常因颈部脓肿形成导致高热、颈痛、斜颈、声嘶,甚至呼吸困难等症状来院就诊。此病较为罕见,新生儿 CPSF 更为罕见,部分病例可通过产前诊断发现。此疾病新生儿及儿童治疗方式有所差异,国内尚无统一标准。CPSF 根据有无内、外瘘口分为窦道型、瘘管型和囊肿型[5]。一般左侧 CPSF 较常见,偶见双侧 CPSF。发病时主要临床表现为颈部无痛性囊肿形成并在短期内(3 天)迅速增大,影响进食,压迫气道引起呼吸困难。新生儿的 CPSF 较少病例表现为颈部肿物感染肿痛,但本病例中颈部肿物穿刺引流液中可发现大量白细胞,以中性粒细胞为主,考虑合并鳃裂瘘管感染。

【辅助检查】　若患儿一般情况允许,建议尽量完善电子喉镜、颈部彩超、CT 或 MR 等检查。CT 与 MR 可显示颈部肿物内有气体形成,称为"气液征",为鳃源性囊肿的特有征象[6]。新生儿电子喉镜检查配合度差,急性期患侧梨状窝黏膜常水肿明显,内瘘口一般较难暴露。由于局部黏膜水肿,内瘘口可能粘连闭合,挤压患侧颈部囊肿时均未见囊液自内瘘口溢出。颈部彩超检查无特异性表现,通常提示颈部巨大囊肿形成,与甲状腺关系密切[7]。本病例 CT 检查提示左侧颈部含气囊肿这个典型征象,临床高度怀疑 CPSF。虽然 CT 诊断率较高,但不足之处在于有一定的辐射剂量,患儿需镇静才能进行。MR 的缺点在于检查时间长,费用高,需镇静才能进行。本病例患儿就诊时通过查体与病史考虑颈部肿物为先天性可能性大,再通过 CT 检查发现典型的"气液征",影像学高度考虑为鳃源性囊肿。超声检查可作为重要的无创辅助检查,并可作为观察治疗效果的重要手段。最终患儿在全身麻醉手术时行支撑喉镜检查,发现左侧梨状窝内瘘口而最终确诊。

【鉴别诊断】　需与颈部血管瘤、皮样囊肿、淋巴结炎、囊性淋巴管瘤、甲状舌管囊肿等疾病鉴别[2,3]。

【治疗策略】　本病例新生儿 CPSF 合并感染,因颈部肿物巨大,已压迫气管和食管,引起呼吸、吞咽困难。入院后密切关注患儿的呼吸情况,入住儿科 ICU 重症监护,监测血氧饱和度。因病情复杂,行院内多学科会诊讨论,集思广益,制订治疗的最优方案。本患儿左侧颈部肿物已压迫气管,出现呼吸困难,全身麻醉手术前麻醉医师、耳鼻咽喉科医师和超声科医师应做好充足的准备,准备好气管切开包和可视喉镜、麻醉插管等。正式行支撑喉镜手术前超声引导下及时抽吸脓液,行脓肿减容术,减少脓肿对于气道的压迫,以利于气管插管和维持通气。因患儿年龄小,手术器械较难适配,故我们选择儿童支撑喉镜试行手术。待全身麻醉满意后，予儿童支撑喉镜挑起仔细检查左侧梨状窝，可见左侧梨状窝底内瘘口，淡黄色分泌物自瘘口流出，吸除分泌物后行内瘘口封闭术。本病例为本中心年龄最小的先天性梨状窝瘘的手术案例，因患儿年龄太小（7天），颈部肿物太大，解剖复杂，开放性手术风险非常大，且手术效果难以预计。如果支撑喉镜未能找到梨状窝内瘘口明确诊断并封闭瘘口，则不能控制颈部感染的来源，估计其他临床手段难以很好控制如此巨大的脓肿，切开排脓充分引流也是一种方法，不过遗留持续的溢脓创口及反复感染发作可能。由于梨状窝内瘘口经手术封闭，颈部感染的源头得到控制，手术后如果再次出现感染，估计脓肿也不会发展为目前这么大，单纯的抗感染和对症支持处理即可，不会危及患儿生命安全，可待患儿2岁后行择期手术，这正是本例处理的巧妙及高明之处，既微创低风险，又实用长期有效。对于梨状窝内瘘口的手术封闭方法，来自中国妇幼保健学会微创分会儿童耳鼻咽喉学组讨论制订的《儿童先天性梨状窝瘘诊断与治疗临床实践指南》提出，梨状窝瘘内镜手术是通过物理或化学烧灼使梨状窝瘘内瘘口及周边黏膜形成瘢痕粘连而闭合，从而避免咽腔分泌物、上呼吸消化道病原菌进入瘘管继发感染。主要方法有物理烧灼（等离子射频、CO_2激光、电烧灼等）、化学烧灼（三氯乙酸等）、黏合（纤维蛋白胶）和缝合等，其中等离子射频、CO_2激光临床应用较多[5]。支撑喉镜下等离子射频或CO_2激光梨状窝内瘘口烧灼术手术创伤小，术后复发率低，为微创手术的有益尝试。等离子射频设备操作方便，较易普及；而且等离子射频刀头温度低（40~70℃），一定程度上可以减轻对梨状窝周围黏膜、喉返神经等组织的热损伤；同时，等离子射频刀头兼具组织消融和止血的功能，支撑喉镜下使用方便。CO_2激光能与手术显微镜耦合使用，放大手术视野，保证术野清晰，精确度高；由于CO_2激光能够实现精准切割，可以将梨状窝内瘘口切除后再予显微缝合，彻底封闭内瘘口；但CO_2激光对于设备的要求较高，对于手术者而言则存在学习曲线，需要较多实践才能熟练掌握。本病例在手术过程中考虑患者年龄较小，解剖结构未发育完全，手术空间受限，常规的手术器械无法施展，故采用针状电刀烧灼左侧梨状窝瘘口并封闭，观察未再见分泌物流出。术后随访未见颈部肿物复发，不失为一种有益的尝试。若反复微创治疗后仍有复发，可考虑行开放式颈部手术[5]。行开放式手术时应密切留意对于甲状腺背侧喉上/喉返神经的保护，术中应保证清晰的术野，正确辨认解剖结构，靠近神经走行区时仔细分离操作，必要时术中可行喉返神经监测。

【随访】 门诊随诊患者无不适主诉，生长发育与同龄儿童一致。随访推荐：①随访方法以B超检查为主；②随访时间为术后1个月、3个月、6个月及1年。疗效评估：①如内镜手术后每次B超检查颈部病灶都有缩小，则认为好转；②如内镜手术后6个月B超检查未见异常，开放手术后1个月B超检查未见异常，则认为治愈[5]。新生儿CPSF较为罕见，病程短，病情进展快，严重时可危及生命，需及时处理。在临床上，新生儿科及耳鼻咽喉科医师对此病仍认识不足，国内尚无统一的处理方式。本病例拟展示新生儿CPSF的临床特征、辅助检查及治疗方法，希望有助于加深临床医师对此疾病的认识，避免疾病的误诊误治，未来临床仍需更多探索，以制订规范化的诊疗策略，让更多的患者受益。

（钟　华　雷文斌）

参 考 文 献

[1] CHOI S S,ZALZAL G H. Branchial anomalies：A review of 52 cases. Laryngoscope,1995,105（9 Pt 1）：909-913.

[2] NICOUCAR K,GIGER R,JAECKLIN T,et al. Management of congenital third branchial arch anomalies：A systematic review. Otolaryngol Head Neck Surg,2010,142（1）：21-28. e22.

［3］ NICOUCAR K,GIGER R,POPE H G,et al. Management of congenital fourth branchial arch anomalies：A review and analysis of published cases. J Pediatr Surg,2009,44（7）:1432-1439.

［4］ LI Y,LYU K,WEN Y,et al. Third or fourth branchial pouch sinus lesions：A case series and management algorithm. J Otolaryngol Head Neck Surg,2019,48（1）:61.

［5］ 李晓艳,刘大波,陈良嗣,等.儿童先天性梨状窝瘘诊断与治疗临床实践指南.临床耳鼻咽喉头颈外科杂志,2020,34（12）:1060-1064.

［6］ 梁璐,陈良嗣,周正根,等.先天性梨状窝瘘的影像特征.中华放射学杂志,2016,50（3）:196-200.

［7］ 张琪,刘百灵,赵昱,等.儿童先天性梨状窝瘘的临床及超声影像特征.中国临床医学影像杂志,2021,32（8）:579-582.

反复发作左侧颈部脓肿如何诊治?

【看图辨真相】

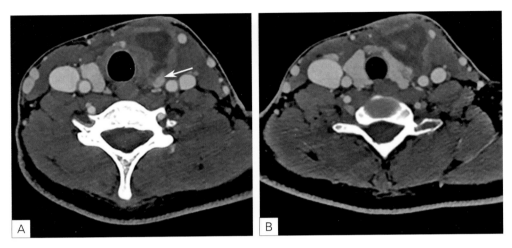

图 8-4-1　患者 3 个月前颈部脓肿发作时的颈部增强 CT 表现
A. 脓肿由甲状腺上极及环状软骨间穿出至左侧颈前,箭头为左侧甲状腺上极;B. 左侧中下颈部带状肌区及胸锁乳突肌前内侧弥漫性软组织肿胀,密度较低、不均匀,增强后病灶呈不规则低密度团块。

【基本信息】　患者女性,18 岁。

【主诉】　左侧颈部反复感染 13 年。

【查体】　颈前正中偏左侧可见手术瘢痕。甲状腺未触及明显包块。口咽部双侧扁桃体无肿大。

思考

1. 感染是否与甲状腺炎相关?

2. 如何选择治疗方式? 保守抗炎还是切开引流?

病 例 解 析

【诊断难点】　诊断是本病难点,左侧颈部脓肿且伴有甲状腺区域压痛,很容易让缺少经验的医师误认为急性甲状腺炎或甲状腺脓肿。结合病史及影像学特点,甲状腺区域也有脓肿表现,如行切开排脓及抗感染治疗往往也会缓解,但容易复发。诊断此病的关键是反复发作的感染史,且均为一侧起病,左侧好发,只要具备了对该病的认识,结合特征性的影像学表现(如 CT 表现为甲状腺和环状软骨水平的脓肿,尤其有含气腔时),即高度怀疑是该病——先天性梨状窝瘘。

【治疗难点】　该病治疗难点在于患者反复发作颈部脓肿,容易形成瘢痕组织,如考虑从颈外行根治性切除手术时,容易损伤周围组织,所以术中一定要注意保护喉返神经及甲状旁腺等重要结构。

【治疗经过】

1. 术前准备 完善术前检查,排除手术禁忌证。

2. 手术过程 其分为两部分:经口微创手术和颈部开放性手术。

(1)经口微创手术:全身麻醉头后仰平卧位,经口导入直接喉镜,暴露声门。在显微镜下,见左侧梨状窝底部外侧明显瘘口,激光环形切除瘘管及周围黏膜组织后铬酸烧灼,术后置入鼻饲管。

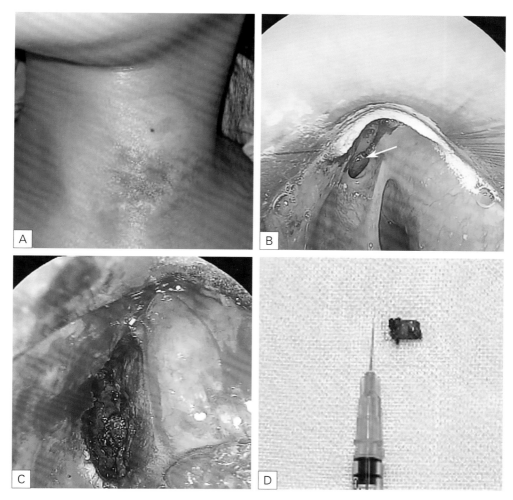

图 8-4-2 经口微创手术主要步骤
A. 左侧颈部瘢痕;B. 箭头为内瘘口所在位置;C. 瘘管切除后的术腔;D. 切除的瘘管。

(2)颈部开放性手术:左侧颈部及颈前沿原先切排瘢痕皮纹走向做弧形切口,翻起颈阔肌瓣后清扫Ⅱa区、Ⅲ区淋巴结及周围结缔组织和炎症瘢痕组织,向上至二腹肌下缘,向外达颈内动脉及静脉内侧,向内达颈前中线,向下达甲状腺下极平面,轮廓化术腔。疑似瘘管组织穿过甲状腺左叶上极组织,蒂部位于左侧甲状软骨板后下缘喉返神经入喉点附近。解剖左侧喉返神经,切除部分左叶上部甲状腺组织,保护喉返神经。完全游离瘘管组织后紧贴咽下缩肌深面梨状窝黏膜表面切断结扎(图 8-4-3)。

3. 术后处理 常规换药、对症处理。

【术后诊断】 (左侧)梨状窝瘘,病理结果:左侧颈部皮肤及肉芽组织慢性炎,纤维组织增生,间见出

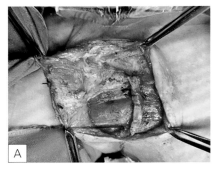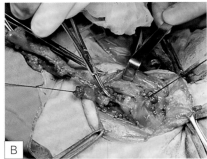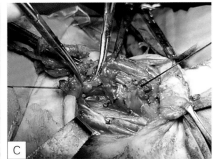

图 8-4-3　开放性手术主要步骤
A. 切开皮肤翻颈阔肌皮瓣；B. 瘘管基底部；C. 瘘管切除后术腔。

血及少量异物伴多核巨细胞反应，周围肌肉、脂肪结缔组织中见 4 枚淋巴结慢性炎，大小为 0.3cm×0.2cm× 0.1cm~1.5cm×1.2cm×1.0cm，其旁见甲状腺组织，2.0cm×1.8cm×1.0cm 大，间见淋巴细胞浸润。

　　【随访及转归】　目前已随访 1 年余，患者切口愈合良好，无复发。

讨　　论

　　梨状窝瘘（pyriform sinus fistula）属于颈部鳃源性畸形的一种[1]，瘘管的内口开口在梨状窝附近，外口多位于胸锁乳突肌前缘或者锁骨上部，瘘管的持续存在会引起颈部的反复感染，临床上常表现为颈部囊肿、颈部脓肿、化脓性甲状腺炎和颈部蜂窝织炎。据统计，80% 以上的患者为儿童，成年患者所占比例不足 20%，90% 以上的病例发生在颈部左侧，其次是右侧，双侧少见[1-3]。随着医学科普和医学影像学检查的发展与应用，梨状窝瘘可得到有效的诊治。

　　【病因与发病机制】　大多数学者认为梨状窝瘘是胚胎发育过程中鳃器的鳃沟与咽囊结构未能完全闭合或异常穿破而形成的一种起源于第 3 鳃囊或第 4 鳃囊的先天性畸形[4]。解剖上，梨状窝瘘起于梨状窝，途经咽下缩肌、环甲肌和环甲关节，沿喉返神经走行，局限在甲状腺上极或者贯穿甲状腺腺体延伸至颈前[5,6]。梨状窝瘘的发病机制迄今尚不清楚，主要有以下 3 种假说。

　　①鳃裂畸形假说：在胚胎发育早期多种因素作用的情况下，鳃裂与第 3 或第 4 鳃囊闭合不全或者异常穿破所致[5]；②后鳃体学说[7,8]，胎儿期 C 细胞迁移紊乱或后鳃体残留所致；③胸腺咽管学说[9,10]，胚胎发育早期，胸腺咽管未完全闭合所致。

　　【临床表现】　主要表现为颈部包块和颈部感染两个方面[11-13]。本病例临床表现比较典型，患者颈部反复感染 13 年，发生感染时可触及包块，颈部有瘢痕，根据影像学结果，符合成人梨状窝瘘表现。成人梨状窝瘘的颈部包块常为无痛性囊状，进食前后大小不一，合并感染后会增大，压迫周围组织并伴有触痛。颈部感染则包括化脓性甲状腺炎、颈部脓肿和颈部蜂窝织炎等，常急性起病，继发于上呼吸道或者口腔感染。化脓性甲状腺炎的患者全身中毒症状比较重，患侧甲状腺有红、肿、热、痛，肿大的甲状腺压迫喉返神经、气管、食管后可出现声带麻痹、声音嘶哑、呼吸不畅、吞咽困难、吞咽时疼痛、不愿意进食、头向一侧倾斜等症状。颈部脓肿常位于患者左侧的颈前三角区和胸锁乳突肌中 1/3 的前方，脓肿破溃后局部症状减轻，但易迁延不愈。颈部蜂窝织炎严重者可引起喉头水肿，或压迫气管造成呼吸困难甚至窒息。除此之外，瘘管形成后，反复引流会有瘢痕组织形成。

　　【辅助检查】　成人梨状窝瘘的常规术前评估为血常规 +C 反应蛋白检查、病原学检查、喉镜检查、超声检查、CT 检查、MRI 检查、下咽造影检查等。

1. 血常规 +C 反应蛋白检查 颈部感染时外周血白细胞、中性粒细胞数增加,红细胞沉降率加快,C 反应蛋白增高,甲状腺受累时功能大多数正常。

2. 病原学检查 脓肿穿刺后可行细菌培养、革兰氏染色明确细菌种类。常见的病原菌主要包括金黄色葡萄球菌、溶血性链球菌、肺炎链球菌、革兰氏阴性菌等。

3. 喉镜检查 电子 / 者纤维喉镜可直观地看到梨状窝的形态结构和病变情况,比如有无充血水肿、有无瘘口形成,找到瘘管内口便可诊断为梨状窝瘘。但要注意,梨状窝黏膜水肿后容易遮盖瘘管内口,造成漏诊。

4. 超声检查 静止期和感染期的梨状窝瘘的超声表现不同。静止期表现为瘘管在颈总动脉和甲状腺上极之间潜行、延伸,管壁光滑,与周围组织分界清楚,管内呈均质低回声。合并感染后,窦道管径增粗,管壁粗糙,脓肿形成时可见气体样强回声和液性无回声区[14]。

5. CT 检查 瘘管主要表现为连接梨状窝与甲状腺的条状异常密度影,亦可表现为颈前囊状低密度灶,可呈环状强化,其内常伴有气泡影;患侧甲状腺受累时体积增大、被膜受损、边界不清;颈部炎症可表现为皮下脂肪间隙增宽、模糊、边界欠清,胸锁乳突肌炎性水肿,受累的颈部淋巴结肿大[14]。

6. MRI 检查 瘘管常表现为颈前管状 T_1WI 序列低信号、T_2WI 序列或者脂肪抑制序列高信号或者混杂信号,其内可见囊状的低信号影,增强时囊壁呈环状强化,食管黏膜受累后增粗,累及甲状腺时,甲状腺肿大,边界不清,腺体内混有异常信号影,颈部继发炎症常表现为颈部斑片状不规则信号区,颈部淋巴结受累时增大[14]。

7. 下咽造影 即 X 线碘剂造影检查。梨状窝处如有造影剂外漏,则表明梨状窝存在窦道或者瘘管,即诊断明确。但该检查受多种因素的影响,显像率低,临床运用较少[14]。

【鉴别诊断】

1. 甲状舌管囊肿 其是一种先天性疾病,囊肿呈圆形,光滑,多位于舌骨与甲状腺之间,可随吞咽上下运动,当囊肿破溃时可形成瘘管。

2. 颈部淋巴结炎 其多由急性感染引起,局部通常出现红、肿、热、痛的表现,当治疗不彻底时会发展成慢性淋巴结炎。

【治疗策略】 一般成人的梨状窝瘘处于感染期时通常选择保守治疗,脓肿形成可切开排脓。非感染期的成人梨状窝瘘手术方式主要有内镜手术和开放性手术[15-17],这两种手术方式的选择需要根据患者的实际情况而定。

1. 感染期治疗 感染早期遵守广谱、足量、足疗程、联合用药原则使用抗生素控制感染,后期脓肿形成后,也可根据引流液的细菌学检查和药敏试验调整用药方案。"广谱"多针对源自呼吸道或者消化道的革兰氏阴性菌或阳性菌或者两者的混合感染;"足量"是指用药剂量偏大,可达个人最大耐受量;"足疗程"则指总疗程 2~3 周;"联合用药"则是考虑到合并厌氧菌或者耐药菌的情况。脓肿形成后可直接或在 B 超等影像学检查的辅助下切开引流,并做相应的病原学检查。

2. 经口微创治疗 经口微创治疗即在内镜 / 显微镜的辅助下,找到梨状窝瘘的内口,采用物理(激光、等离子射频等)或者化学烧灼的方法抑或运用黏合剂或者黏膜缝合术封堵内瘘口,从而避免梨状窝附近的分泌物或者病原微生物途经内瘘口进入瘘管引发感染。该微创治疗的优点主要为操作创伤小,损伤周围组织和神经的风险低静止期和感染期的梨状窝瘘均可采用,但对于瘘管远端处理可能不足,少数复发患者需要多次治疗。

3. 开放性根治术治疗 开放性根治术治疗是指从经颈部入路完整地切除瘘管,大多数瘘管组织会经过甲状腺上极深面,故常需切除患侧部分或整个腺叶组织,术中需仔细保护喉返神经及甲状旁腺。该患者术中发现疑似瘘管组织穿过甲状腺左叶上极组织,遂切除部分左叶上部甲状腺组织。此外,梨状窝瘘术中是否需要功能性颈淋巴结清扫,目前没有明确定论。有学者认为对于多次复发的鳃裂畸形,功能性颈清扫术是一种安全并且有效的治疗手段,不仅可以扩大手术视野,保护重要解剖结构,而且可以降低复发率[18]。开放性根治术治疗的适应证:静止期的梨状窝瘘;经口微创治疗后反复发作;多次脓液引流后瘢痕组织增生严重。本病例由于颈部反复感染,并且多次切开排脓,颈部瘢痕组织增生严重,适合开放性根治术的选择。可能存在的并发症有声带麻痹、颈部继发感染、咽瘘、颈部瘢痕、甲状旁腺受损导致低钙血症、甲状腺部分切除导致甲状腺功能减退等。

【随访】 术后 1 个月、3 个月、6 个月可行 B 超等影像学检查随访术后疗效。

(周玉娟 陶 磊)

参 考 文 献

[1] CHOI S S,ZALZAL G H. Branchial anomalies:A review of 52 cases. Laryngoscope,1995,105(9 Pt 1):909-913.

[2] LI W,XU H,ZHAO L,et al. Branchial anomalies in children:A report of 105 surgical cases. Int J Pediatr Otorhinolaryngol,2018,104:14-18.

[3] MIYAUCHI A,MATSUZUKA F,TAKAI S,et al. Piriform sinus fistula. A route of infection in acute suppurative thyroiditis. Arch Surg,1981,116(1):66-69.

[4] DERKS L S,VEENSTRA H J,OOMEN K P,et al. Surgery versus endoscopic cauterization in patients with third or fourth branchial pouch sinuses:A systematic review. Laryngoscope,2016,126(1):212-217.

[5] LISTON S L. Fourth branchial fistula. Otolaryngol Head Neck Surg,1981,89(4):520-522.

[6] NICOUCAR K,GIGER R,JAECKLIN T,et al. Management of congenital third branchial arch anomalies:a systematic review. Otolaryngol Head Neck Surg,2010,142(1):21-28. e2.

[7] HIMI T,KATAURA A. Distribution of C cells in the thyroid gland with pyriform sinus fistula. Otolaryngol Head Neck Surg,1995,112(2):268-273.

[8] MIYAUCHI A,MATSUZUKA F,KUMA K,et al. Piriform sinus fistula and the ultimobranchial body. Histopathology,1992,20(3):221-227.

[9] THOMAS B,SHROFF M,FORTE V,et al. Revisiting imaging features and the embryologic basis of third and fourth branchial anomalies. AJNR Am J Neuroradiol,2010,31(4):755-760.

[10] JAMES A,STEWART C,WARRICK P,et al. Branchial sinus of the piriform fossa:reappraisal of third and fourth branchial anomalies. Laryngoscope,2007,117(11):1920-1924.

[11] AMANO H,UCHIDA H,SATO K,et al. Differences in the characteristics and management of pyriform sinus fistula between neonates and young children. Pediatr Surg Int,2012,28(1):15-20.

[12] REA P A,HARTLEY B E,BAILEY C M. Third and fourth branchial pouch anomalies. J Laryngol Otol,2004,118(1):19-24.

[13] YANG C,COHEN J,EVERTS E,et al. Fourth branchial arch sinus:clinical presentation,diagnostic workup,and surgical treatment. Laryngoscope,1999,109(3):442-446.

[14] 梁璐,陈良嗣,周正根,等. 先天性梨状窝瘘的影像特征. 中华放射学杂志,2016,50(3):196-200.

[15] CHEN E Y,INGLIS A F,OU H,et al. Endoscopic electrocauterization of pyriform fossa sinus tracts as

definitive treatment. Int J Pediatr Otorhinolaryngol,2009,73（8）:1151-1156.

［16］LAMMERS D,CAMPBELL R,DAVILA J,et al. Bilateral piriform sinus fistulas:a case study and review of management options. J Otolaryngol Head Neck Surg,2018,47（1）:16.

［17］PU S,LI W,XU H,et al. Open surgical excision versus endoscopic radiofrequency ablation for piriform fossa fistula. Ear Nose Throat J,2021,100（5_suppl）:700s-706s.

［18］张小萌,孔维佳,杨成章,等.功能性颈清扫术在复发性鳃裂畸形治疗中的应用.临床耳鼻咽喉头颈外科杂志,2010,24（6）:247-249.

颈动脉鞘肿物怎样处理？

【看图辨真相】

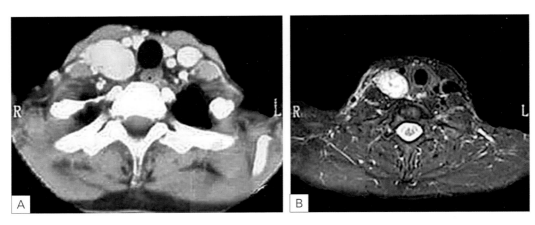

图 8-5-1　颈部增强 CT 及颈部增强 MRI 表现

A. 颈部增强 CT 见右侧颈根部卵圆形实性团块，边界清楚、形态规则，强化均匀；B. 颈部增强 MRI 提示右侧颈根部卵圆形肿块，密度不均，边界清楚、形态规则，均匀强化，病变推挤右侧颈总动脉、右侧颈内静脉及甲状腺右叶，余颈部及下颌下数枚小淋巴结。

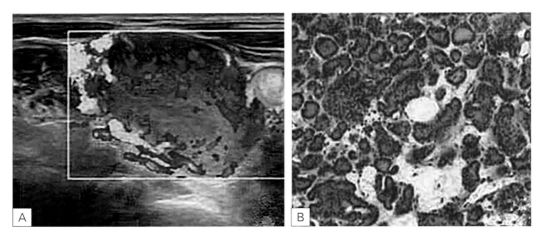

图 8-5-2　颈部彩超及穿刺病理

A. 颈部彩超提示右侧颈根部Ⅲ区~Ⅳ区见大小约 3.4cm×2.3cm×3.2cm 低回声结节团，边界清楚、形态规则，周边见丰富血流信号；B. 右侧颈部肿块入院前穿刺病理结果提示细胞中查见甲状腺滤泡，形态温和，结构正常。

【基本信息】　患者女性，47 岁。

【主诉】　发现右侧颈部肿物 10 天。

【查体】　右侧颈部可触及直径约 3.0cm 肿物，质韧，表面光滑，活动度及边界尚可，无压痛。

思考

1. 该病例有无穿刺活检的必要性？若行穿刺活检需要注意什么重要结构？
2. 好发于右侧颈根部的肿物需要考虑什么来源肿物:甲状腺？甲状旁腺？神经性肿瘤？
3. 若行手术治疗,该区域应该注意什么重要解剖结构？

病 例 解 析

【诊断难点】 该患者后续完善甲状腺功能等常规甲状腺区域手术检查,均未提示明显异常,结合入院前穿刺结果考虑良性肿瘤可能性较大,需鉴别常规甲状腺区域肿物(如结节性甲状腺肿、甲状腺腺瘤、甲状旁腺肿瘤),但不能忽视部分少见肿瘤,如迷走神经来源神经鞘瘤、异位甲状腺肿物等。

【治疗难点】 本病例虽为临床上常见颈部甲状腺区域占位肿块,但此部位涉及重要结构较多,如甲状旁腺、喉返神经、颈内静脉等,同时需考虑右侧淋巴管、颈丛臂丛神经、颈横动脉等。术前喉镜提示未见喉返神经等受侵犯表现,穿刺及影像学检查提示良性肿瘤可能性较大,且患者存在手术机会,应积极行手术切除,但手术治疗中提示神经性来源肿瘤,那么是断离切除神经还是姑息切除肿物保留神经等也是手术切除面临的问题,因此需积极结合术中探查情况处理。

【治疗经过】

1. 术前准备 术前完善相关检查提示甲状腺功能、电子鼻咽喉镜等未见明显异常,充分结合患者MRI 及 CT 检查,并结合术前穿刺结果考虑神经性肿瘤、腺瘤、结节性甲状腺肿等良性肿瘤可能性较大,存在明显手术探查指征,择期行手术切除治疗。

2. 手术过程 经颈前低位弧形切口入路,翻离皮瓣充分暴露手术区域后,沿肿块被膜分离完整切除肿块,剥离并保护颈动脉,神经监测识别保护迷走神经,完整切除肿瘤后送病理学检查。结果提示(右侧颈部肿块)查见滤泡性肿瘤,部分区细胞增生活跃,局灶区向纤维被膜内穿插生长,但未突破被膜,有无微小侵袭性滤泡性癌的形成需待石蜡充分取材观察被膜情况后进一步明确,冲洗止血后留置引流管,缝合包扎切口(图 8-5-3)。

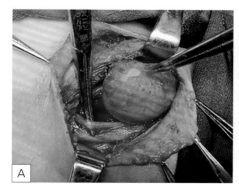 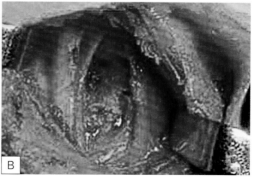

图 8-5-3 手术主要步骤及病理
A. 肿块大小约 3.0cm×4.0cm,实性、血供丰富,位于颈动脉、迷走神经深部,与动脉关系密切;
B. 切除后无肿瘤残存。

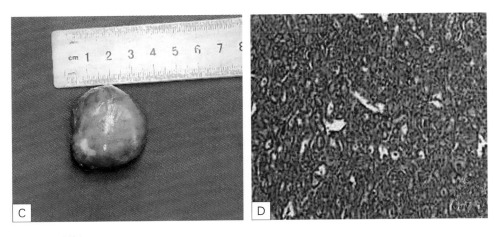

图 8-5-3（续）
C. 完整切除肿瘤送术中病理学检查；D. 术后病理学检查提示异位副甲状腺滤泡性腺瘤。

3. 术后处理　术后予以补液、换药等对症治疗后，患者好转出院。

【术后诊断】　（右侧）异位副甲状腺腺瘤。

病理报告:(右侧）颈部肿块，查见甲状腺滤泡性肿瘤，送检组织全部取材，未见确切被膜、血管侵犯，病理考虑甲状腺滤泡性腺瘤，异位副甲状腺腺瘤。

【随访及转归】　术后随访半年内无声嘶、抬肩障碍、手足麻木等不适。

讨　论

异位甲状腺是一种比较少见的先天性胚胎发育异常性疾病，是指在甲状腺正常位置以外出现的甲状腺组织[1]。其可发生于胚胎时期甲状腺下降路径中的任何部位，以舌根部最多见(约占 90%[2])，颈部次之，也有报道异位于翼腭窝、颞下窝及纵隔、胸腔、腹腔等[3-4]。其发病机制目前并不明确。异位甲状腺总体发生率男性小于女性。正常位置无甲状腺而别的部位出现甲状腺称迷走甲状腺；正常位置有甲状腺，离正常位置有一定距离且与之没有关联的甲状腺组织为副甲状腺。副甲状腺很少见，本例为异位于右侧颈动脉鞘的副甲状腺，临床报道较少。

【病因】　异位甲状腺是在胚胎发育过程中始基出现下降障碍或弥散现象，使得甲状腺不能下降到气管前方的正常解剖位置。从发育程度上，可分为迷走甲状腺和副甲状腺。从形态学上，可分为真性异位、假性异位和完全性异位[5]。

【临床表现】　异位甲状腺一般不引起明显的临床症状，其临床表现与其发生部位、病变性质及有无功能异常等有关。当其发生肿大或其他病变时方被注意，可表现为局部肿块、压迫产生的症状或气道阻塞等症状，如吞咽、呼吸和发音困难及刺激性咳嗽等，并可伴有甲状腺功能减退或亢进的症状[6]。异位甲状腺与正常位置甲状腺等同，也可发生各种病变，如炎症、良恶性肿瘤等，副甲状腺和迷走甲状腺也可发生病变，最常见的是腺瘤，本例报道便为副甲状腺滤泡性腺瘤。

【辅助检查】　主要包括甲状腺功能、颈部彩超等辅助检查[5]。

1. 甲状腺功能检查　甲状腺功能检查是诊断异位甲状腺功能状态的必要检查，可明确异位甲状腺是否存在甲状腺功能减退的情况。单纯性甲状腺功能减退的发生对诊断异位甲状腺无特异性，但临床医师若发现甲状腺功能减退的病例需充分考虑到异位甲状腺存在可能，防止漏诊误诊的发生。

2. 超声检查　超声检查是诊断颈部异位甲状腺的首选方法。位于颈部的可疑异位甲状腺需注意扫查肿块的活动程度、形态和肿块内部有无液体回声，加压扫查和对比扫查可提高超声诊断的准确率。同时要描述肿块与甲状腺被膜的关系，以便更加详尽地给予临床医师提示。对于胸壁及腹部的可疑包块，同样需注意以上检查要点，可采用高频超声和低频超声相结合的方式，以提高确诊率。而对于胸骨后及纵隔等部位的可疑甲状腺组织受胸骨遮挡存在回声减弱的情况，建议结合胸部 CT 等综合评价。

3. CT 检查　CT 增强表现为较高密度软组织肿块影，以类圆形多见，边界清晰且无局部浸润，增强扫描可见明显强化，需与血管瘤相鉴别。

4. MRI 检查　MRI 检查可显示甲状腺组织具有一定的特征性，T_1WI 稍高于肌肉信号，T2WI 为高信号，增强扫描可有明显强化。该信号特点需与舌根部肌源性肿瘤及血管瘤相鉴别。如果部分腺体出现功能减退，增强扫描呈轻度强化或无明显强化。

5. 核医学检查　放射性核素甲状腺显像又称同位素甲状腺成像、甲状腺核素成像或甲状腺静态显像，是定位、定性诊断异位甲状腺的最佳检查方法。核素显像可明确异位甲状腺的具体位置，对腺体的大小、形态及功能的高低有较明确的提示，同时还可发现异位甲状腺有无合并肿块及有无囊性改变等。

6. 穿刺活检的组织病理学检查　对肿物行超声引导下细针抽吸病理学检查是诊断异位甲状腺的金标准。通过穿刺病理检查，可查见结构正常的甲状腺组织，无恶性成分对于明确诊断有较大作用。

【鉴别诊断】　因异位甲状腺异位位置变异较大，则需结合具体部位进行鉴别诊断，其中异位颈部需同甲状舌管囊肿、颈部皮样囊肿、颏下淋巴结炎等相互鉴别[7]。

1. 甲状舌管囊肿　甲状舌管囊肿多位于舌骨与甲状腺之间的颈正中部，呈圆形或类圆形肿物，有囊性感，边界清楚，无压痛，并可随吞咽上下移动，但继发感染后其表现可不典型。颈部异位甲状腺则亦可随吞咽上下移动，多为实性肿块，但亦可因变性或出血而有囊性感，但不如甲状舌管囊肿明显，其穿刺液多为深棕色血性液；而甲状舌管囊肿则通常为黄色液体。放射性核素扫描异位甲状腺具有吸碘功能而甲状舌管囊肿则缺少吸碘功能。

2. 颈部皮样囊肿　颈部皮样囊肿多属于先天性发育疾患，常表现为无痛性肿物，其在 CT 增强当中表现为混杂密度，同囊肿内成分相关，而异位甲状腺则基本同甲状腺密度，除影像学表现外，可通过穿刺活检明确诊断，表皮样囊肿依据囊肿内成分不同则存在指甲、骨样结构等。

【治疗策略】　由于目前异位甲状腺病例少，临床上没有统一的治疗标准，大部分外科医师认为应根据异位甲状腺的性质、大小、位置、有无症状及甲状腺功能状况等决定是否采取治疗及治疗方式。若无病变与功能障碍且无明显症状者一般无须特殊治疗，可定期随访观察，否则可考虑手术或非手术治疗。一般异位甲状腺的治疗可行手术切除、激光治疗、电凝治疗或注射鱼肝油酸钠等治疗[7]。手术是首选治疗方案。本例患者术前穿刺病理结果建议排除恶性肿瘤转移，所以有手术指征。手术中应常规行快速冷冻组织病理学检查。若病理学检查结果提示为迷走甲状腺癌变，则行肿物扩大切除及周围淋巴结清扫术；若提示为副甲状腺癌变，除完成迷走甲状腺癌手术范围，还要进行正常部位甲状腺一定范围的切除，切除范围视副甲状腺所在位置而定。无论何种治疗，术后都应注意检测患者甲状腺功能，密切随访观察，若出现甲状腺功能减退要及时治疗。本例患者术后病理学检查提示为甲状腺滤泡性腺瘤，术前和术后均未见甲状腺功能异常。

【随访】　异位甲状腺疾病属于良性病变，因此随访则依据良性病变或肿瘤随访方式，患者可 3~6 个月随访 1 次,随访内容主要包含甲状腺功能检查、颈部彩超,有必要可依据患者症状及异位部位行 CT 等检查评估。

(马霖杰　宁玉东　李　超)

参 考 文 献

[1] AGOSTO V Y,GUTIÉRREZ M,MARTÍNEZ J H,et al. Papillary thyroid carcinoma:Ectopic malignancy versus metastatic disease. Case Rep Endocrinol,2017,2017:9707031.

[2] RAJABI P,EFTEKHARI S M,ROUHANI E,et al. Ectopic thyroid in stomach:A case report. Iran J Pathol,2018,13(1):103-105.

[3] 申绍波,时文杰,郑丽,等. 翼腭窝及颞下窝异位甲状腺一例. 中华耳鼻咽喉头颈外科杂志,2018,53(12):948-949.

[4] MYSOREKAR V V,DANDEKAR C P,SREEVATHSA M R. Ectopic thyroid tissue in the parotid salivary gland. Singapore Med J,2004,45(9):437-438.

[5] 龚维熙,王恩彤. 异位甲状腺及其误诊误治. 临床耳鼻咽喉科杂志,2006,5(20):402-404.

[6] RAHMAN W,ARIMBRATHODI N I,ABDULKADER F,et al. Ectopic intratracheal thyroid:A rare cause of airway obstruction. CaseRep Otolaryngol,2018,4(2):137-148.

[7] 李红霞,李晓明,单册,等. 射频消融治疗异位甲状腺一例. 中华耳鼻咽喉头颈外科杂志,2015,50(10):863-864.

颈项部无症状的质软肿块如何诊治？

【看图辨真相】

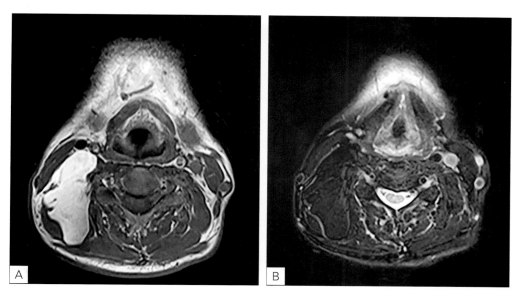

图 8-6-1　颈部 MRI 表现
A. 水平位 T_1WI，右侧上中颈部头颈部肌群内见高信号灶，边缘光整，病灶大小约 6.3cm×3.4cm× 9.7cm；B. 水平位脂肪抑制增强 T_2WI 可见肿块无强化。

【基本信息】　患者男性，51 岁。

【主诉】　发现右侧颈部肿块 1 个月余。

【查体】　右颈项部可触及一 10cm×6cm 团块状肿块，质地软，边界清，表面光滑，活动可，无压痛，无皮肤破溃。

思考

1. 该肿块倾向良性还是恶性？

2. 是否需要做穿刺明确病理？

3. 如需手术治疗，有哪些注意事项？

病 例 解 析

【诊断难点】　本病结合影像学特点，诊断考虑为右侧颈部脂肪瘤可能性最大（肿瘤位于颈动脉三角区，质软，边界清，MRI 提示 T_1WI 呈明显高信号，脂肪抑制 T_2WI 呈明显低信号，脂肪抑制增强 T_1WI 呈低信号)。尽管主诉病程短,我们要注意颈项部肿块如果无明显伴随症状则通常难以察觉,故而实际病程可能远长于主诉病程。

【治疗难点】 该病治疗难点在于肿物范围较大,上自咽旁间隙,下至锁骨上窝,后越过颈椎至项部肌群。肿块毗邻颈动脉三角区及椎旁,该区解剖结构复杂,重要血管神经密集,术中稍有处理不当会导致严重并发症,而肿物的残留又会导致疾病的复发。这就要求手术者熟悉颈部解剖,并根据肿瘤的位置特点合理设计手术方案,术中仔细解剖分离重要结构。

【治疗经过】

1. 术前准备 常规行术前相关检查及化验。

2. 手术过程 右侧颈部行皮纹 Macfee 切口(低位近锁骨上,高位平舌骨水平),并翻颈阔肌瓣。清扫Ⅲ区、Ⅳ区、Ⅴa 区、Ⅴb 区淋巴结及周围结缔组织,保留左侧胸锁乳突肌、颈内静脉和副神经、锁骨上皮神经。清扫上述淋巴结缔组织后,见肿物位于肩胛提肌深面及椎旁,黄色脂肪瘤样变,表面有薄膜,呈分叶状突入颈部肌间隙,完整游离锁骨下方肿瘤,见肿物向后、向内与正常脂肪组织及肌筋膜粘连紧密,连同后方脂肪结缔组织一并切除。上方呈分叶状穿出肩胛提肌与头夹肌间隙并突入咽旁间隙。沿上方切口上提下颌下腺及二腹肌后腹,完整游离切除咽旁间隙脂肪瘤样肿物,继向下沿颈长肌外侧缘向外侧完整切除肿物,约 7cm×13cm,质软脂肪瘤样肿物(图 8-6-2)。

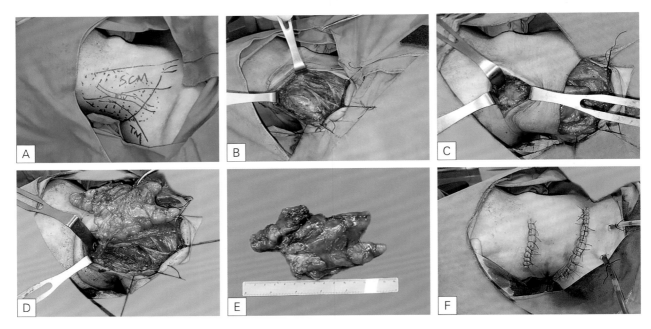

图 8-6-2 主要手术步骤
A. 设计手术切口并标记重要结构的体表投影;B. 低位近锁骨上,高位平舌骨水平;C. 选择更加美观的 Macfee 切口;D. 沿颈长肌外侧缘向外侧完整切除肿物;E. 肿物完整切除后;F. 放置负压引流并逐层缝合皮下、皮肤。

3. 术后处理 常规换药、对症处理。

【术后诊断】 (右侧颈项部)脂肪瘤。

病理学检查:(右侧颈部)脂肪组织瘤样增生,细胞发育较成熟,考虑脂肪瘤;CKpan(-),Vimentin(+),P16(-),Ki67(<1%);MDM2 扩增探针 FISH 检测结果为阴性。

【随访及转归】 目前已随访 7 个月,患者切口愈合良好,目前无复发。

讨 论

作为颈部较常见的肿瘤,脂肪瘤(lipoma)属于脂肪代谢相关疾病,间叶组织起源的良性肿瘤[1],可发生于身体任何富含脂肪的部位。只有13%的脂肪瘤位于头部和颈部[2],其中项部是最常见部位,颈部(两侧斜方肌前缘部分)的脂肪瘤罕见。

【病因】 目前对本病的发病机制尚不明确,有学者认为脂肪瘤的发生可能与褐色脂肪组织有关[3]。另外,脂肪瘤与遗传之间的联系已有报道。相关的研究发现,遗传性多发性脂肪瘤病是一种常染色体显性遗传病,常见于男性,其特征是四肢和躯干出现广泛的对称性脂肪瘤[4]。此外,良性对称性脂肪瘤病[5](马德龙综合征)是一种隐匿、缓慢进展的良性肿瘤性疾病,患者多为中年男性,与长期大量酒精摄入密切相关。在本例患者的病史采集中,也确认了患者的饮酒史。综合文献报道及相关病例的回顾,笔者认为饮酒可能与脂肪瘤的发生发展有密切联系。在脂肪瘤的某亚组中,*HMGA2*基因(位于12q14.3)参与了肿瘤的发病机制[6]。病理学特征为由分叶、生长缓慢、成熟的脂肪组织组成,结缔组织间质很少。它们通常被包裹在一层薄的纤维被膜中[7]。

【临床表现】 临床表现多因肿瘤生长部位的不同而不同。患者常常因肿瘤压迫周边组织而致不适或影响面容前来就诊。当颈部脂肪瘤体积较大,压迫毗邻重要器官、组织、血管、神经(例如肿瘤压迫气管引起呼吸困难,压迫食管导致吞咽不适,压迫神经引发功能障碍等),特别是按压有疼痛的脂肪瘤,均需要干预治疗。如未得到及时诊治,脂肪瘤可压迫重要神经血管,发生脂肪液化、实性变或局灶性出血。

【辅助检查】 目前主要依靠B超、CT、MRI等传统解剖影像检查辅助颈部肿物的诊断。

1. B超检查 B超检查是一种便捷、廉价、无创的检查,对颈部肿物的定位具有较大优势,且能判断出肿物内部血流情况及与周边重要血管之间的毗邻关系,因此B超也成为脂肪瘤首选的影像学检查[8]。

2. CT、MRI检查 对于复杂或疑难的颈部脂肪瘤可采用CT、MRI检查有助于诊断。CT表现为典型的脂肪密度,瘤内密度较均匀,边界清楚,有被膜,增强扫描无强化。MRI根据不同信号强度容易确定脂肪组织,具有特征性信号,呈短T_1、长T_2信号,边界清,颈部增厚的脂肪组织T_1WI、T_2WI均呈高信号,脂肪抑制T_2WI呈低信号,脂肪组织间有纤维分隔[9]。

3. 超声引导下针吸细胞学检查 在得到充分的影像学资料的基础上,术前行超声引导下针吸细胞学检查可帮助我们明确肿物的性质,为患者制订精准的个体化治疗方案提供了帮助[10]。针吸细胞学检查尤其适用于针对高分化脂肪肉瘤或非典型脂肪肉瘤的鉴别[11],但往往因价格高昂而在诊疗过程中被忽视。

【鉴别诊断】

1. 脂肪肉瘤 肿块多为单发,表现为局部较大的软组织肿块,可出现局部疼痛、压痛和局部功能障碍,CT通常呈不均匀性,伴有间隔增厚和轻度强化。

2. 神经源性肿瘤 其常位于颈部外侧上段,胸锁乳突肌深处。偶可恶变,表现为短期内肿瘤迅速增大,或伴迷走神经麻痹、舌下神经麻痹等征。

3. 颈部纤维瘤病 其为出生时或出生后不久发现的累及胸锁乳突肌下1/3的一种纤维瘤病,有时为双侧性,常伴有各种先天性异常。

【治疗策略】 颈部脂肪瘤的治疗方式包括病灶内脱氧胆酸钠注射[12]、病灶内类固醇与异丙肾上腺素联合注射[13]、抽脂术[14]以及手术切除,其中手术切除是目前首选的治疗方法。

多数学者认为,手术应以改善颈部畸形和功能障碍为主,若过于强调手术的彻底性,极有可能损伤颈部重要的神经和血管并且导致颈部丑陋的瘢痕,头颈部的外科瘢痕会对患者的自尊和社交产生终生影响。瘢痕会引起明显的疼痛和不适,特别是对于那些容易出现增生性瘢痕和瘢痕疙瘩形成的患者[15]。因此,针对本例患者的手术切口,我们选择了恢复更快、更美观的 Macfee 切口。

颈部脂肪瘤的手术难度随着位置不同而差异很大,手术切口的选择既要考虑到肿瘤的位置、形态和大小,也要考虑到患者体型和术者手术水平。绝大多数切口设计是以肿瘤最隆起部分为中心,沿颈部皮纹做一横切口,位置深或者体积大的脂肪瘤要适当延长切口,其中高位横切口要考虑避开面神经下颌缘支及颈支。由于胸锁乳突肌区域脂肪瘤和颈动脉鞘内的血管、神经关系密切,因此除了颈部横切口以外,对于位置深且肿瘤大的病变也可以选择沿胸锁乳突肌前缘的颈侧切口或者半 H 形切口等形式。颈外侧区域肿瘤切口可沿锁骨上设计,要求能充分显露颈后三角区[16]。

颈部解剖结构复杂,重要脏器及血管神经密集,术中及术后的处理稍有不当就会导致严重并发症,这就要求手术者熟悉颈部解剖,并根据肿瘤的位置特点合理设计手术方案,术中仔细解剖分离重要结构。当肿瘤位于颈前区,分离颈阔肌皮瓣至下颌骨下缘处应注意面动、静脉(可以先钝性分离面静脉,沿血管深面继续分离可显露面动脉以及与面动脉平行的舌下神经和 V 形走行的舌神经)及气管前方的颈前静脉(必要时可选择双重结扎并切断以更好地暴露术区),掀起颈阔肌皮瓣后注意腮腺下极分出的面神经下颌缘支(若脂肪瘤侵及腮腺下极时可视情况切除部分腮腺下级,手术最后予以缝合腮腺下极的被膜,术后加压包扎,避免唾液腺瘘的发生)及甲状腺、甲状旁腺、气管、食管等。如肿瘤位于胸锁乳突肌区,分离皮瓣时避免损伤位于颈阔肌深面的面神经颈支,掀起皮瓣,暴露胸锁乳突肌后注意斜越胸锁乳突肌表面上行的耳大神经和斜经胸锁乳突肌浅面下行的颈外静脉,若脂肪瘤位于胸锁乳突肌深面,助手拉开胸锁乳突肌及肩胛舌骨肌,完整剥离脂肪瘤的同时还应避免损伤颈动脉鞘(必要时打开颈动脉鞘,暴露后从前至后依次为颈总动脉、迷走神经、颈内静脉)、颈袢、颈交感干、颈丛等。当肿瘤位于颈外侧区,术中应注意避免损伤胸导管及右淋巴导管,如果意外损伤会并发乳糜漏;在斜方肌的中、下 1/3 前缘处应注意分离及保护副神经;在处理颈根部脂肪瘤时,过于强调锁骨上下区域手术的彻底性,就有可能误损到胸膜顶及肺尖[17],应尽量避免。

【随访】 该病症预后良好,彻底切除后极少复发或恶变。

(沈宇杰 徐成志)

参 考 文 献

[1] JAIN G,TYAGI I,PANT L,et al. Giant anterior neck lipoma with bleeding pressure ulcer in an elderly man:a rare entity. World J Plast Surg,2017,6(3):365-368.

[2] BASMACI M,HASTURK A E. Giant occipitocervical lipomas:Evaluation with two cases. J Cutan Aesthet Surg,2012,5(3):207-209.

[3] ENZI G,BUSETTO L,SERGI G,et al. Multiple symmetric lipomatosis:a rare disease and its possible links to brown adipose tissue. Nutr Metab Cardiovasc Dis,2015,25(4):347-353.

[4] SALAM G A. Lipoma excision. Am Fam Physician,2002,65(5):901-904.

[5] CHEN C Y,FANG Q Q,WANG X F,et al. Madelung's disease:Lipectomy or liposuction? Biomed Res Int,2018,2018:3975974.

[6] LACARIA M,EL DEMELLAWY D,MCGOWAN-JORDAN J. A rare case of pediatric lipoma with t(9;12)

（p22;q14）and evidence of HMGA2-NFIB gene fusion. Cancer Genet,2017,216/217:100-104.

［7］ JOHNSON C N,HA A S,CHEN E,et al. Lipomatous soft-tissue tumors. J Am Acad Orthop Surg,2018,26（22）:779-788.

［8］ ONESTI M G,MARUCCIA M,MALPASSINI F,et al. A case of subfascial lipoma in the lateral space of neck:US and CT findings. J Ultrasound,2009,12（4）:160-162.

［9］ 李玉民,黎艳,刘向华,等.颈部良性脂肪病变的影像学表现.中国中西医结合影像学杂志,2016,14（6）:695-697.

［10］ 渠晨晖,寿建伟,郭艳,等.超声引导下针吸细胞学检查在头颈肿瘤围手术期的临床应用价值评估.山东大学耳鼻喉眼学报,2012,26（2）:32-34.

［11］ SASAKI T,OGOSE A,KAWASHIMA H,et al. Real-time polymerase chain reaction analysis of MDM2 and CDK4 expression using total RNA from core-needle biopsies is useful for diagnosing adipocytic tumors. BMC Cancer,2014,14:468.

［12］ ROTUNDA A M,ABLON G,KOLODNEY M S. Lipomas treated with subcutaneous deoxycholate injections. J Am Acad Dermatol,2005,53（6）:973-978.

［13］ REDMAN L M,MORO C,DOBAK J,et al. Association of β-2adrenergic agonist and corticosteroid injection in the treatment of lipomas. Diabetes Obes Metab,2011,13（6）:517-522.

［14］ BASSETTO F,SCARPA C,DE STEFANO F,et al. Surgical treatment of multiple symmetric lipomatosis with ultrasoundassisted liposuction. Ann Plast Surg,2014,73（5）:559-562.

［15］ TEJA V S,AGARWAL P,BAGDI R K. Stealth surgery:Subcutaneous endoscopic excision of benign lesions of head,neck and trunk in children. J Minim Access Surg,2017,13（2）:109-112.

［16］ 沈宇杰,张立庆,周涵,等.颈部脂肪瘤34例临床分析.山东大学耳鼻喉眼学报,2019,33（3）:111-115.

［17］ 黄选兆,汪吉宝,孔维佳.实用耳鼻咽喉头颈外科学.2 版.北京:人民卫生出版社,2008.

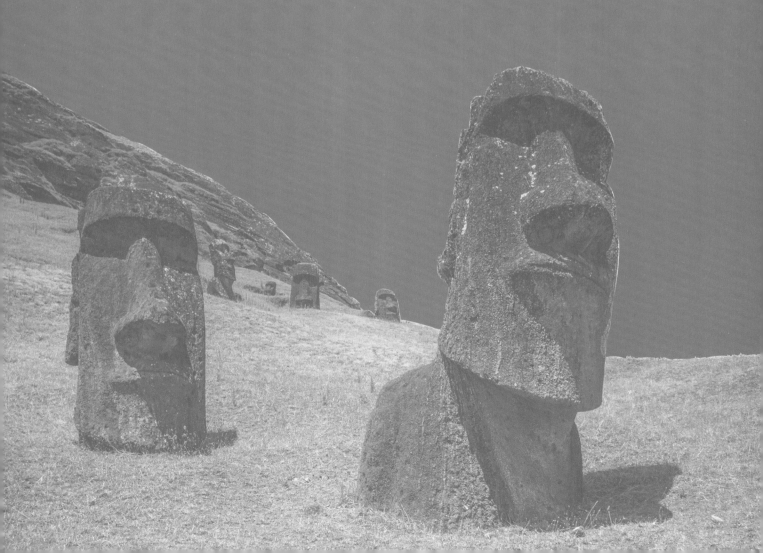

第九篇

锁骨上三角／颈根部
Supraclavicular Triangle/Root of Neck

颈根部巨大肿块如何处理？

【看图辨真相】

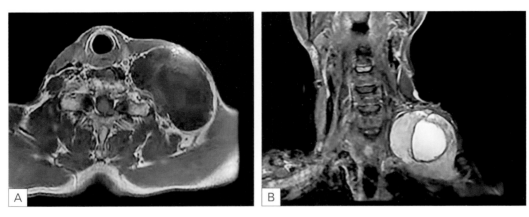

图 9-1-1　颈部 MRI T₁ 表现
A. 肿瘤内部密度不均匀, 向内压迫颈部血管; B. 肿瘤巨大, 压迫颈总动脉。

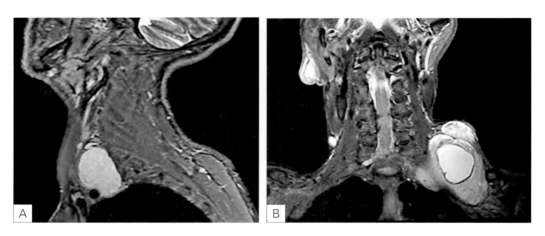

图 9-1-2　颈部增强 MRI T₂ 表现
A. 锁骨下动脉及肺尖部受压移位; B. 冠状位可见肿块中央可见囊性灶、结节分叶。

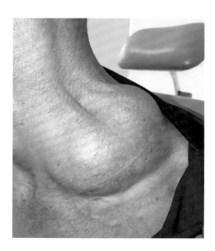

图 9-1-3　肿瘤外观

【基本信息】 患者男性,72 岁。

【主诉】 发现左侧颈根部肿物 25 年。

【查体】 左侧颈根部可触及一约 10cm×8cm 大小肿块,质地韧,与周围组织界限清,位置不易推动,无搏动感,无触痛、压痛。口咽部双侧扁桃体无肿大。喉咽部双侧声带活动良好,双侧梨状窝清晰。撞击肿块时有左侧上臂麻木感,无活动障碍。

思考

1. 如图位置的肿块倾向良性还是恶性?

2. 转移性肿瘤? 原发性肿瘤?

3. 是否需要做穿刺明确病理?

病 例 解 析

【诊断难点】 本病结合病史和影像学特点,诊断考虑为左侧颈部良性肿物,神经源性肿瘤可能性最大(肿瘤位于颈根部富神经区域,呈长 T_1 长 T_2 信号影,中央可见囊变,DWI 示周边高信号,中央区囊变,低信号,颈部骨质未见明显破坏)。

【治疗难点】 该病治疗难点在于肿瘤巨大,需要完全切除肿瘤,明确病理诊断,并尽可能保全患者神经功能。此颈根部肿物压迫颈总动脉、锁骨下动脉以及肺尖,邻近臂丛神经,切除风险较大,所以做好颈总动脉及锁骨下动脉破裂后血管重建的预案,尽量避免肺尖破损,导致张力性气胸的可能;同时注意解剖臂丛神经,加以保护。

【治疗经过】

1. 术前准备 MDT 讨论确定由胸外科和手足外科协同手术。如术中出现肺尖破损,可采取修补或者紧急胸腔闭式引流;如出现臂丛神经损伤,即刻行神经吻合修复。

2. 手术过程 于左侧颈部做大弧形切口加向肩部的辅助斜行切口,颈阔肌下翻开皮瓣,显露左侧胸锁乳突肌及锁骨上区域,见左颈根部锁骨上肿物,约 10cm×8cm,有完整被膜,边界清,质地韧,呈结节状。牵拉胸锁乳突肌组织外侧缘,分离肿瘤内侧界,小心解剖颈内静脉、颈总动脉及迷走神经。肿瘤压迫推挤颈动脉,而无粘连。分离肿瘤下界,可见肿瘤深入锁骨下约 3cm,与锁骨下动脉紧贴,向下压迫肺尖部。分离肿瘤后界,可见瘤体分成多叶,有部分臂丛神经束穿入瘤体,无法剥离,切断穿入瘤体的神经纤维。探查肿瘤外侧界,仍然有部分瘤体向肩胛后生长。完整剥离切除肿瘤后,探查迷走神经、副神经、臂丛神经、胸膜顶,未损伤,术腔放置止血纱布及引流条,分层缝合切口(图 9-1-4)。

3. 术后处理 常规换药、对症处理。

【术后诊断】 (左侧颈部)臂丛神经鞘瘤伴囊性变。

【随访及转归】 目前已随访 21 个月,患者切口愈合良好,上臂内侧皮肤麻木好转,无抬肩举臂困难、无肿瘤复发。

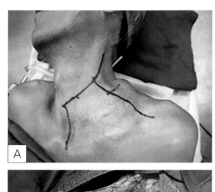
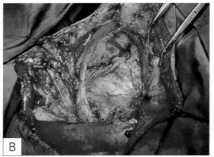
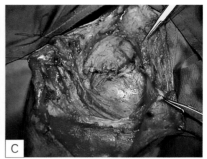
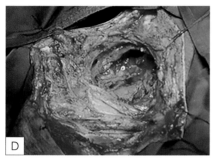
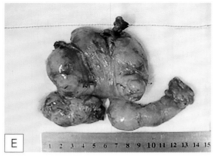

图 9-1-4　主要手术步骤
A. 标记切口,定位重要结构;B. 颈阔肌下翻瓣,显露瘤体;C. 断开肩胛舌骨肌,显露瘤体,送冷冻病理检查;D. 完整切除瘤体后,解剖显露臂丛神经;E. 肿瘤完整切除标本。

讨　论

颈部神经鞘瘤来自神经鞘施万细胞,常发生于颈丛、迷走神经、颈交感神经及臂丛神经。大约只有5%的神经鞘瘤源于臂丛神经[1]。此肿瘤一般为单发,有完整被膜,其起源的神经纤维常在肿瘤表面与瘤体紧贴,且常被挤压移位。神经鞘瘤早期为实性,如瘤体较大可发生中心坏死、液化。此肿瘤一般以颈部肿块就诊,病史较长,平均 3~5 年,也可长达几十年。根据肿瘤的大小及部位不同,可产生不同程度的相应神经症状。来自臂丛神经时,可出现上肢放射性的电击感、疼痛感及麻木感[2]。臂丛神经鞘瘤 CT 表现为斜角肌间隙内软组织密度肿块,呈椭圆形或梭形密度影,增强扫描有轻度强化,内可见囊性变。MRI 可见肿瘤呈多结节、多分叶状或神经广泛增粗等,T_2WI 上周围呈高信号,中央呈低信号区,T_1WI 病变信号等于或略低于肌肉信号。

【临床表现】　神经鞘瘤生长缓慢,可以长期没有任何的临床症状和体征,明显可以触及的肿块可能是较为明显的唯一体征,多为单发肿物。随着瘤体的增大,压迫周围组织器官,可能会出现咽部异物感、吞咽困难、呼吸困难等症状,还会伴随神经功能症状出现。本病例临床无明显神经受损症状。

【辅助检查】　目前主要依靠 B 超检查、CT、MRI 等辅助肿瘤的诊断。

1. B 超检查　肿瘤呈圆形或椭圆形,界清,回声均匀。神经鞘瘤可见明显的被膜,肿瘤内部少可见出血囊变,囊变区形态不规则[5]。

2. CT 检查　CT 扫描可见均匀密度或稍低密度圆形或类圆形肿块,边缘光滑,呈膨胀性生长,无浸润性改变,内可伴有点状、片状、环形等多种强化表现,肿瘤过大会产生囊变坏死表现。增强扫描病灶可见特征性不均匀点状增强,强化点可弥漫分布。依据颈部动静脉与肿瘤位置毗邻关系可初步判断肿瘤起源。

3. MRI 检查　MRI 检查有助于了解肿瘤的神经起源,评估病变的范围以及与周围结构的关系。MRI 扫描可见肿瘤沿神经干走行,T_1WI 低信号,密度与周围肌肉组织相近;T_2WI 表现为不均匀高信号,内部呈类似盐和胡椒征,周围高信号,瘤体周围组织受压变形、信号紊乱,被膜在 T_1 与 T_2 相均为等低信号,增强扫描被膜无强化或呈轻度强化。MRI是诊断神经鞘瘤首选的影像学检查方法。

【鉴别诊断】 臂丛神经鞘瘤一般生长缓慢,可以长期没有任何的临床症状和体征,临床上需要与以下几种疾病相鉴别:

1. 神经纤维瘤 两者的鉴别主要看肿瘤与神经的关系,神经鞘瘤的瘤体呈偏心性生长,位于神经主干的一侧,而神经纤维瘤则可见神经纤维从其中央对称性穿过。神经纤维瘤可发生于任何年龄,无被膜,组织学上主要由纤维细胞及施万细胞构成。

2. 椎旁间隙软组织肉瘤 肿瘤多位于肌肉或肌肉间隙内,可沿肌肉长轴生长,侵犯椎体及椎管,但不会呈哑铃形跨椎管内外生长,无椎间孔扩大表现。

3. 颈部淋巴结病变 绝大多数为多发性病变,可有融合;肿大淋巴结主要沿颈内静脉分布,多使颈动脉鞘向内侧移位;淋巴结边缘强化,内部低密度;大部分患者可在头颈部找到原发肿瘤[3]。

【治疗策略】 臂丛神经鞘瘤是良性肿瘤,但是仍有5%的恶变可能,一旦确诊应该尽早手术[4]。神经鞘瘤对放化疗均不敏感,手术是唯一有效的治疗方法[5]。手术入路可以根据患者肿瘤所在的位置、大小及所累及的臂丛神经的根、干、股、束、支进行选择。臂丛神经解剖结构复杂,功能重要,并涉及重要的血管,细微的损伤即可造成严重的上肢功能障碍,影响患者的生活质量。为达到肿瘤的顺利切除,要遵从的治疗原则是:充分暴露、微创操作、完整切除。有条件的情况下手术应在显微镜下进行,术中顺着神经束在肿瘤最隆起处切开,此处往往远离神经主干,分离肿瘤时尽量减少横断被膜,保持神经束纵向的完整,从而减少对神经束的损伤。术中操作要仔细轻柔,辨清瘤体的解剖来源即与周围神经束的关系,勿造成不必要的神经和周围组织器官的损伤。如瘤体暴露困难,必要时可考虑断开锁骨,待瘤体切除后再予以内固定。瘤体常有完整的假被膜,在打开假被膜时,有条件的最好在神经电刺激仪的监测下,在神经纤维分布最少的区域切开被膜。对于进入瘤体和无法分离的神经细支可适当切断。对于取出瘤体后的创面出血,应避免使用电凝止血,而选择压迫止血,采用止血纱或明胶海绵填塞,这样操作可以极大地减少电刺激对于神经的损伤。

行此类手术的关键在于精细解剖,尽最大可能保护臂丛神经纤维。若术中见肿瘤与周围血管粘连严重,需要警惕恶性可能,及时送快速冷冻,明确病理诊断。根据病理学检查结果更改治疗方案。若功能性神经不慎离断,应积极修复,或者根据患者术后症状及意愿决定是否行二期神经移植手术。

【随访】 神经鞘瘤目前推荐每年至少复查1次,主要是颈部超声的检查,及时发现是否有肿瘤的复发。

(孙海勇 王 艳 于爱民)

参 考 文 献

[1] KUMAR A, AKHTAR S. Schwannoma of brachial plexus. Indian J Surg, 2011, 73(1):80-80.

[2] 黄选兆,汪吉宝,孔维佳.实用耳鼻咽喉头颈外科学.2版.北京:人民卫生出版社,2008:646.

[3] 鲜军舫,王振常,罗德红,等.医学影像读片精品系列——头颈部影像诊断必读.北京:人民军医出版社, 2007:357-361.

[4] 康皓,洪光祥,王发斌,等.臂丛神经鞘膜瘤的手术治疗.中华手外科杂志,2004,20(2):68-69.

[5] EBMEYER J, REINEKE U, GEHL H B, et al. Schwannoma of the larynx. Head Neck Oncol, 2009, 1:24.

颈根部巨大肿物伴有疼痛是个啥？

【看图辨真相】

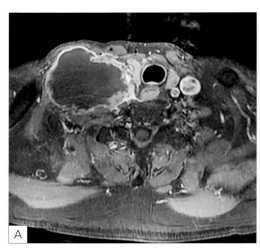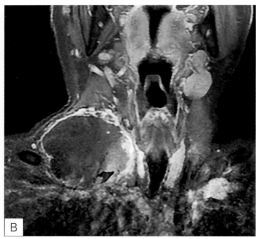

图 9-2-1　颈部 MRI 表现
A. 肿瘤内部密度不均匀,内部可见巨大液性暗区；B. 肿瘤压迫颈总动脉、锁骨下动脉。

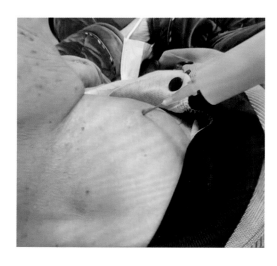

图 9-2-2　颈部穿刺可见有黄色液体

【基本信息】　患者男性,75 岁。

【主诉】　发现右颈部肿物渐增大 3 个月,伴疼痛 1 个月。

【查体】　右侧颈根部可触及皮下一约 8cm×12cm 大小肿块,质地软,边界清,有波动感,伴触压痛。鼻咽部黏膜光滑,未见新生物；双侧扁桃体无肿大,表面无新生物；双侧声带表面光滑,活动良好,双侧梨状窝黏膜清晰,未见新生物。

病 例 解 析

【诊断难点】 本病结合病史和体表的检查以及肿物穿刺出黄色液体,细针抽吸后病理报炎性细胞,故初步诊断易误诊为颈部囊肿继发感染。但是 MRI 影像学特点,T_1WI 示颈部淋巴结中度强化,肿物 T_2WI 混杂信号,边缘区域可见增强坏死灶;DWI 示颈部淋巴结高信号,提示扩散受限。诊断不得不考虑为右侧颈根部恶性肿瘤。

【治疗难点】 该病治疗难点在于需要手术,明确病理诊断,并制订下一步的治疗方案。术前影像学提示及术中见肿物巨大,内含较多坏死区,向下压迫颈总动脉、锁骨下动脉累及肺尖部,切除风险较大,需要做好大出血及胸膜破损导致肺气肿的预案。

【治疗经过】

1. 术前准备 穿刺肿瘤行组织病理学活检,镜下见淋巴细胞、中性粒细胞等炎症细胞及较多卵圆形细胞,未见有肿瘤细胞。术前胸部 CT 检查未见明显食管病变。联系胸外科、血管外科医师协同手术,如果术中出现锁骨下动脉破损,可采取动脉修补或者覆膜支架植入等应急措施。

2. 手术过程 在右颈侧肿瘤隆起处表面行 T 形切口。切开皮肤、分离颈阔肌,暴露肿瘤,可见肿瘤巨大,直径约 12cm,可及颈侧淋巴结肿大,与胸锁乳突肌粘连。穿刺肿瘤,抽出大量黄色液体,约 50mL。探查肿瘤下界,向下深达锁骨下及上纵隔,并与胸膜顶组织及锁骨下动脉粘连,可见肿瘤随锁骨下动脉搏动。取部分肿瘤组织送冷冻,提示转移性鳞状细胞癌。清扫Ⅳ区、Ⅴ区坏死淋巴结组织,创面止血。请胸外科医师会诊,考虑转移性肿瘤,已经侵及颈部大血管及纵隔,并且原发病灶不明确,评估患者全身情况,手术无法完整切除,遂向患者家属交代手术风险及后续治疗方案,患者家属决定暂停手术,术后进一步检查寻找肿瘤原发灶,并于肿瘤科行进一步治疗。

3. 术后处理 术后行 PET/CT 检查,以及行电子胃镜检查,发现食管中上段黏膜新生物,给予内镜下组织活检,病理学检查示鳞状细胞癌。颈部伤口常规换药处理。

【术后诊断】 颈部转移性鳞状细胞癌,食管癌。

【随访及转归】 目前已随访 5 个月余,患者已经于肿瘤科就诊行进一步的治疗。

讨 论

颈部肿块病因复杂,包括炎性、先天性畸形、外伤及肿瘤等。Skandalakis 对颈部肿块的诊断总结出"7 法则"与"80% 法则",所谓"7 法则",即发病时间在 7 天以内的多为炎症,发病在 7 周~7 个月的多为肿瘤,发病在 7 年以上的多为先天性畸形。"80% 法则"即为:①对于非甲状腺的颈部肿块,有大约 20%

属于炎症和先天性疾病;而其余 80% 属于真性肿瘤;②对于属于真性肿瘤的患者中,又有大约 20% 属于良性肿瘤,80% 为恶性来源,同时与性别有关,女性约占 20%,男性占 80%;③在颈部恶性肿瘤中,有 20% 原发于颈部,80% 来源于全身其他部位恶性肿瘤的转移灶;④颈部的转移灶中有 80% 来源于头颈部,20% 来源于人体其他部位[11]。必须引起重视的是颈部所有的转移癌中仍有约 16% 的患者尽管进行了临床、影像学、细胞学及实验室检查,最终仍未找到原发病灶,称为不明原因的颈部转移癌。正确、及时地诊断和处理恶性肿瘤的淋巴结转移对提高患者生存率及生存质量具有重大意义。

【病因】 颈部淋巴结是全身淋巴的总汇集区,有 200~300 个淋巴结。胸腹腔淋巴管液汇入胸导管,然后可引流至锁骨上淋巴结。其中 95% 为单侧淋巴结受累,但是有些肿瘤可向双侧颈淋巴结转移,特别是软腭癌、鼻咽癌,这种倾向性更为明显。一般情况下,头颈部肿瘤的淋巴结转移是按照淋巴引流方向进行的,但也有 2%~10% 的颈淋巴结转移为跳跃性转移。

【临床表现】 颈部淋巴结转移癌大多发生于中年以上的成人。表现为一侧或双侧颈部进行性增大的无痛性肿块。发病初期多为单发,肿块较小,质地硬,活动度较差,随着病情的发展,肿块数目增多并且相互融合。肿块较大压迫食管、神经时可引起相应的症状和体征。部分转移性肿瘤组织中心可出现坏死、液化而呈囊性变,肿瘤穿刺也不容易取得阳性结果,易误诊断"良性"病变。晚期肿块可发生坏死、溃破、感染、出血、伴有恶臭。

转移癌的原发部位不同,其症状及体征又各有特点。

1. 原发于头颈部的转移癌 其多分布于颈内静脉区淋巴结,表现为沿胸锁乳突肌周围淋巴结肿大。鳞状细胞转移癌一般甚硬,但少数可因组织坏死液化而呈囊性,单个或数个,进行性增大,常与周围软组织粘连。约 80% 的鼻咽癌患者有颈部淋巴结肿大,其中 12% 是以"颈部肿块"为第一症状的。鼻腔及鼻窦恶性肿瘤一般到晚期才会发生颈部淋巴结的转移,好发部位于下颌下淋巴结及颈深上淋巴结。扁桃体恶性肿瘤颈部淋巴结转移发生率高,早期的转移部位大多在颈深上淋巴结,也可至锁骨上淋巴结。

2. 原发于胸、腹以及盆腔等处的转移癌 主要出现在左锁骨上区淋巴结,少数亦可在右锁骨上颈内静脉下中区,个别可在颈后三角区出现。皆属晚期,多伴有原发癌所发生的症状及体征。

3. 原发不明的转移癌 其多见于 50~60 岁男性。转移癌部位不限,以颈中 1/3 以下至锁骨上区占多数,缺乏原发灶所产生的症状或体征,需要仔细排除鼻咽、扁桃体、舌根以及食管入口处黏膜微小病灶。

根据美国癌症学会(AJCC)提出的颈部淋巴结分区,颈部原发肿瘤病变位置不同,有各自的好发淋巴结转移区域(表 9-2-1)。

表 9-2-1 颈部淋巴结分区常见的转移来源

颈部淋巴结分区	提示原发灶部位
Ⅰa 区	口底、舌前部、下唇、下颌骨牙槽棱线前
Ⅰb 区	口腔、前鼻腔、面部、下颌下腺
Ⅱ区	口腔、鼻腔、鼻咽、口咽、下咽、腮腺
Ⅲ区	口腔、鼻咽、口咽、下咽、喉
Ⅳ区	下咽、甲状腺、颈段食管、喉
Ⅴ区	鼻咽、口咽、头颈后部皮肤组织
Ⅵ区	甲状腺、喉、下咽

【辅助检查】 目前主要依靠 MRI、电子内镜、细针穿刺活检等检查,辅助颈部肿物的诊断。

1. **MRI 检查** MRI 目前被认为是头颈部肿块的首选影像学检查方法,对肿瘤的初步诊断意义重大。相对于 CT 最明显的优势是优越的软组织对比度分辨率,并且完全没有电离辐射。MRI 不仅可以提示先天性颈部肿块,也针对于隐匿性转移的原发病灶部位,尤其是难以检查的舌根、扁桃体、梨状窝等病变可以提供可靠信息。对于判断转移性肿大淋巴结与颈部大血管的关系也十分重要,为制订手术方案提供参考。

2. **电子内镜检查** 采用电子喉镜及鼻咽镜可对鼻咽、口咽、喉咽、喉等区域进行全面细致的检查。窄带成像(narrow band imaging,NBI)是近年来发展起来的一种全新的内镜下成像诊断技术,可通过观察黏膜表面的微细腺管形态及微血管形态,发现一些在普通内镜下难以发现的病灶,为早期发现异常病变,更加精确地引导活检,提高病理检出率提供了一种全新的途径。

3. **FNAB 检查** 细针穿刺术(fine needle aspiration biopsy,FNAB)是目前颈部肿块的常规诊断手段。对高度被怀疑患有恶性肿瘤行颈部淋巴结细针穿刺术。

4. **其他检查** 对于高度怀疑颈部淋巴结转移癌患者,应行胸部 CT、电子胃肠镜、腹部 B 超等检查,评估有否重复癌或远处原发灶。必要时亦可行 PET/CT 检查原发灶[2]。

【诊断】 凡 40 岁以上患者,近期出现颈部淋巴结持续性肿大,无急性炎症或结核性表现,经保守治疗 2 周无效,尤其肿大质地硬的淋巴结,周围组织粘连时,须排除转移癌。为了及时、正确地诊断、治疗颈部肿块,应该从以下几个方面进行分析研究。

1. 肿块特点为病程长短,肿物最初生长部位,生长速度,有无疼痛,是否固定等。

2. 确定颈部肿块是否为转移性恶性肿瘤,其病理组织类型及受侵的淋巴结部位,根据颈部淋巴结引流规律,以此推测原发灶。

3. 积极寻找原发灶,针对原发灶再制订进一步的治疗方案。

【鉴别诊断】

1. **颈部先天性肿块** 常见的颈部先天性肿块有甲状舌管囊肿、颈部囊性淋巴管瘤、鳃源性囊肿及瘘管。根据患者病史、体征及颈部 B 超可明确诊断。

2. **颈部良性肿瘤** 其主要是神经鞘瘤、神经纤维瘤、脂肪瘤及颈动脉体瘤等,颈部 B 超、MRI、DSA 可以显示肿瘤血供,基本可明确诊断。

3. **恶性肿瘤** 颈部原发性恶性肿瘤以淋巴瘤多见,少数为软组织肉瘤。转移性恶性肿瘤包括原发于头颈部的转移癌和原发于身体其他部位的颈部转移癌。

【治疗策略】 已查明原发部位的转移癌,按原发部位癌治疗原则进行治疗。原发部位不明的转移癌,为控制继发癌的发展,以延长患者生存期,可以考虑采取积极治疗过程中查找原发灶。颈部淋巴结转移癌的治疗方式有:放射治疗、手术治疗、手术 + 辅助放化疗等治疗方案。具体选择何种治疗方案应根据病理类型、分化程度、淋巴结大小、原发肿瘤分期、患者全身状况等综合考虑[3]。

1. **一般治疗原则**

(1)颈内静脉上区鳞状细胞癌尤其低分化癌转移,应考虑为原发鼻咽部的隐匿癌,按鼻咽癌进行根治性放疗。

(2)颈内静脉中及下区较低分化的鳞状细胞转移,可考虑为舌根、扁桃体或梨状窝隐匿癌,行包括该区的根治性放疗;孤立的高分化鳞状细胞癌转移,宜行颈淋巴结清扫术。

(3)锁骨上淋巴结转移癌:根据病理类型,考虑采用适当化学治疗或放射治疗。

2. **手术治疗** 颈部淋巴结清扫术是治疗头颈部淋巴结转移癌的主要手段,能够提高头颈部肿瘤患者的生存率和临床治愈率,对不同程度的颈部淋巴结转移可选用不同的术式。主要包括全颈淋巴结清扫术、改良颈淋巴结清扫术、择区淋巴结清扫术、扩大颈淋巴结清扫术。

3. 其他 免疫治疗已经成为肿瘤治疗领域最具有前景的发展方向之一,目前用于一线治疗颈部转移性肿瘤的免疫抑制药物临床数据有限,大多数仍在研究中,如纳武利尤单抗、帕博利珠单抗等,但是其安全性和有效性还有待于进一步验证。

【随访】 根据 NCCN 肿瘤学临床实践指南,目前推荐第 1 年,每 1~3 个月复查 1 次;第 2 年,每 2~6 个月复查 1 次;第 3~5 年,每 4~8 个月复查 1 次;第 5 年之后,每 12 个月复查 1 次。

(孙海勇　王　艳　于爱民)

参 考 文 献

[1] 孔维佳,周梁.耳鼻咽喉头颈外科学.3 版.北京:人民卫生出版社,2015:599-601.
[2] 楼建林,郭良,赵坚强,等.原发灶不明颈部淋巴结转移性鳞状细胞癌的治疗与预后分析.中华耳鼻咽喉头颈外科杂志,2013,48(1):32-36.
[3] 中华耳鼻咽喉头颈外科杂志编委会,中华医学会耳鼻咽喉科学分会.头颈部恶性肿瘤颈淋巴结转移的治疗方案和手术命名(2004 年,大连).中华耳鼻咽喉科杂志,2005,40(2):84-86.

锁骨上窝肿瘤怎么处理？

【看图辨真相】

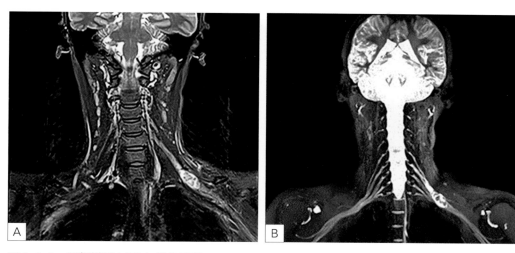

图 9-3-1　颈部增强 MRI 矢状位表现
A. 左侧锁骨上窝大小约 2.0cm×3.0cm 肿块影，呈等 T_1 混杂等长 T_2 信号影；B. 增强病灶明显环形及分隔样强化，坏死及出血区不强化。

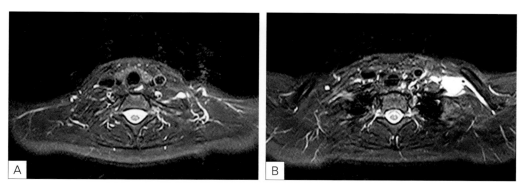

图 9-3-2　颈部冠状位增强 MRI 表现
A. 冠状位增强提示内缘呈鸟嘴样延续至邻近神经根；B. 肿物挤压周围组织，伴相应椎间孔稍增大。

【基本信息】　患者男性，51 岁。

【主诉】　发现左侧锁骨上肿物 1 个月，伴上肢麻木疼痛 1 周。

【查体】　左侧锁骨上窝可触及一肿物，肿物大小约 3.0cm×2.0cm，质韧，无压痛，边界尚清，活动度小。

思考

1. 锁骨上窝肿物且能诱发神经性病变的疾病有哪些？

2. 本案例从影像学来看需要考虑良性还是恶性肿瘤？

3. 若下一步行手术切除，则此部位需要注意保护什么结构？可能发生哪些并发症？

【诊断难点】 入院患者增强 MRI 提示病灶环形强化,出现分隔样强化表现,且同邻近神经关系密切,结合患者病史存在上臂麻木疼痛表现,可考虑神经受侵犯或受压迫,需鉴别神经性病变如神经鞘瘤、神经纤维瘤病等,但同时也要考虑肿瘤压迫神经情况,如锁骨上结核、转移性癌等。

【治疗难点】 本案例涉及左侧锁骨上肿物,从影像学表现上更倾向良性肿瘤,但同颈部臂丛神经关系密切,首先是否行穿刺活检明确诊断,若盲目穿刺可能造成神经性不可逆损伤,增加后续治疗困难,综合考量以手术完整切除为主的治疗方案,但同样面临手术方式不当造成神经损伤可能性,但从影像学表现及实践出发,应完整切除肿瘤,达到治疗与病检明确诊断双重作用,但应积极保护神经,若不慎切断应该积极行重建修复,减少臂丛神经损伤所带来的并发症。此部位手术需注意保护臂丛神经、锁骨上动静脉及胸导管,若损伤此部位重要结构可能造成抬臂困难、大出血、乳糜漏等并发症。

【治疗经过】

1. 术前准备 完善术前相关检查,并请神经外科医师会诊,考虑此为臂丛神经来源肿瘤可能性较大,肿瘤目前边界清楚、形态规则,从影像学表现上看符合良性神经性肿瘤表现,可积极行手术切除治疗,但可能因此破坏神经完整连续性,告知患者及家属神经损伤后麻木、疼痛、影响抬肩、手运动等功能障碍,术中若断离需积极重建,但仍存在神经损伤致功能不全风险。

2. 手术过程 全身麻醉后,于患者左侧锁骨上窝二横指沿皮纹行横切口,分离颈阔肌,游离胸锁乳突肌锁骨头、胸骨头间隙,拉钩充分拉离肌肉,充分暴露肿瘤,精细解剖保护颈内静脉、迷走神经等重要组织结构,肿瘤根部同颈部神经延续,考虑 C_8 神经来源可能,予以逐步分离后完整切除肿瘤,送术中病检提示梭形细胞肿瘤,倾向神经源性肿瘤。术毕,冲洗止血,留置血浆引流管,逐层缝合切口,监测患者生命体征平稳,予安返病房(图 9-3-3)。

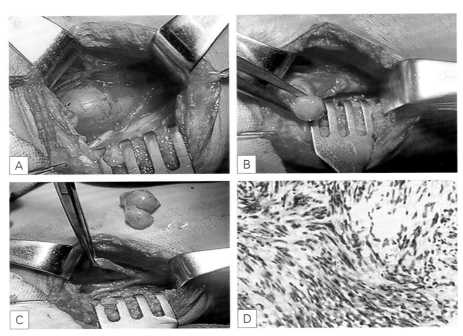

图 9-3-3 手术主要步骤及病理
A. 充分游离暴露锁骨上肿物;B. 逐步精细游离肿物,达到完整切除;C. 完整切除肿物,并保留连续颈丛神经;D. 术后病理学检查提示细胞呈梭形细胞改变,考虑神经鞘瘤。

3. 术后处理　术后予以补液、换药等对症支持治疗,术后 3 天评估患者达出院标准,予以出院。

【术后诊断】　左侧锁骨上臂丛神经神经鞘瘤。

病理报告:(左侧锁骨上肿瘤)符合神经鞘瘤表现。

【随访及转归】　随访半年后,患者无肩部麻木、疼痛、手臂运动障碍等神经损伤表现。

讨　　论

臂丛神经肿瘤较少见,但在周围良性神经肿瘤中臂丛神经肿瘤占 39.1%,臂丛神经区域肿瘤在上肢肿瘤中的发病率仅为 1%~4.9%,其中良性肿瘤占 76.9%~91.6%[1]。手术是治疗臂丛神经周围肿瘤的最有效的方法。随着显微外科学技术的快速发展,臂丛神经及其周围肿瘤的治疗取得较好的疗效[2]。肿瘤的大小、生长部位、生物学行为都决定着患者的临床症状,大部分不典型临床表现可出现在多种疾病中,因此常被误诊为颈椎病、肩周炎等。临床上遇到此类疾病,应完善相关检查后评估手术方案。

【病因】　臂丛神经源性神经肿瘤依据病理类型不同,其病因也存在一定差异,如神经纤维瘤病有 *NF1* 基因突变,若为恶性肿瘤,则同基因遗传相关,部分存在 *NF1* 类型恶变情况,需结合患者既往史、现病史、家族遗传病史综合考虑[2]。

【临床表现】　初期可无症状,随着肿瘤的增大,患者可出现肩部、上肢疼痛,可有麻刺痛、烧灼痛或麻木,患肢肌力下降,甚至丧失运动功能。大多数患者在锁骨上区或锁骨下区可见或触及肿块[2]。

【辅助检查】　目前辅助检查包括超声、CT、MRI 等,需积极结合辅助检查对于肿瘤位置等判定,为制订手术切除方案提供更多信息[3]。

1. B 超检查　高频超声能显示神经形态、走行及病损具体位置,为手术提供依据。臂丛神经良性肿瘤在 B 超下常表现为卵圆形低回声包块,肿瘤周围回声环,可与表现为中央门形血流的正常淋巴结相鉴别。对于恶性肿瘤并发有臂丛神经损害的患者,B 超可作为首选检查进行诊断。但对于肿瘤位于 C_8 和 T_1 时,由于位置较深和锁骨的遮挡,会有显示不清的情况,在很大程度上限制了其应用。

2. CT 及 CTA　术前行锁骨三维 CT 能够为术中截骨提供精准定位。高度怀疑为恶性肿瘤及转移性肿瘤的患者需要完善胸部 CT 以及腹部 CT,明确是否有其他部位的转移。CTA 能够及早发现臂丛区域血管瘤,根据肿瘤的血供情况初步判断肿瘤的良恶性,对于怀疑恶性肿瘤可能侵及臂丛周围重要血管者,术前需要完善颈部及患肢 CTA 以指导手术,避免术中大量失血,必要时还需进一步完善 DSA 对受侵犯的血管进行球囊封堵。

3. MRI 检查　MRI 检查是诊断臂丛神经周围肿瘤最重要的辅助检查,能清晰地显示肿瘤的具体部位、形态、大小及与周围组织的毗邻关系,为确定手术入路提供影像学依据。神经鞘膜瘤 MRI 表现为边缘清晰,肿瘤长轴一般与神经一致,大部分病灶偏离神经(偏心性),呈现"神经出入征"。因大部分病灶内会出现囊性坏死,所以 T_1WI 呈不均匀低信号,T_2WI 及 T_2W IDEAL 呈不均匀高信号。神经纤维瘤在 MRI 表现为包绕臂丛神经生长的肿块影,T_1WI 呈稍低信号,T_2WI 及 T_2W IDEAL 呈等信号或稍高信号。恶性肿瘤 MRI 表现为肿瘤边界不清,常侵犯周边组织,瘤周呈现水肿信号,T_1WI 呈等、低、高信号混杂,T_2WI 及 T_2W IDEAL 呈高信号为主的混杂信号。利用 MRI 的 DWI 功能对鉴别肿瘤的良恶性具有重要意义。

【鉴别诊断】　此锁骨上神经性肿瘤需要鉴别的疾病包括炎性疾病(如颈淋巴结炎)、先天性疾病(如皮样囊肿)、恶性肿瘤(如转移性癌)等。但若考虑行穿刺活检则需谨慎,因为臂丛解剖关系复杂,肿瘤周围常包绕重要神经及血管,穿刺活检时容易并发神经血管损伤。加上增大的瘤体挤压正常的神经血管束,使正常的解剖关系发生变化,导致针穿刺活检并发神经功能损伤的风险再次增加,从而增加后续治疗困难[4]。

1. 颈淋巴结炎 肿块通常伴有红肿表现,且存疼痛、发热等症状,多数有明显的感染灶,且常为局限性淋巴结肿大,有疼痛及压痛,一般直径不超过 2~3cm,抗炎治疗后会缩小,影像学上无典型神经性肿瘤特征,较容易鉴别。

2. 皮样及表皮样囊肿 此为胚胎发育中遗留组织上皮细胞形成的囊肿。其中皮样囊肿较厚,由皮肤和皮肤附属附件组成,可能存在毛发、汗腺等。而表皮样囊肿可能由外伤、手术等原因造成上皮细胞植入形成。通过影像学及病史结合,通常能达到有效鉴别诊断。

3. 颈部转移性癌 颈部转移性癌等颈部肿物存在恶性肿瘤侵袭性强表现,通常生长迅速,患者存在局部麻木、疼痛等表现,通常通过全身检查能找寻原发病灶,且肿块多数呈多发性,鉴别神经鞘瘤并无困难。

【治疗策略】 手术切除是锁骨上臂丛神经肿瘤主要治疗方式,大多文献对手术入路的选择是根据肿瘤累及臂丛神经根、干、股、束、支而决定,若肿瘤位于臂丛神经根采用前方锁骨上入路,位于臂丛神经股束则采用前方锁骨下入路,若肿瘤广泛分布在臂丛神经主干上且在锁骨后方,则采用锁骨上下联合入路;对于肿瘤靠近神经根或低位臂丛神经,则采用后路[5]。Chuang[6]等根据不同手术方式,将臂丛神经鞘瘤分为节前神经根、节后脊髓神经、锁骨前后神经丛、锁骨下神经丛共四个层面,并采用相应的手术入路:①后路切除;②胸锁乳突肌后缘 C 形切口;③锁骨切断;④三角肌胸大肌间隙入路。但是此分型方法较局限,仅限用于神经鞘瘤、神经纤维瘤等神经源性的狭义臂丛肿瘤,然而对广义臂丛区域肉瘤、转移瘤等不能进行分型。

对于此类手术,我们在手术中应精细解剖,尽可能保护臂丛神经,特别是功能性神经,本案例手术操作当中在充分暴露直视下进行操作,当暴露肿瘤后,在分离肿瘤之前,用神经松解的方法显露肿瘤近、远端的臂丛神经,确定其走行方向。切开包绕肿瘤的结缔组织外膜,直接显露肿瘤被膜。沿神经纤维走行方向纵行切开肿瘤被膜,该被膜不含运动神经纤维。沿被膜完整切除肿瘤后,送病检提示良性肿瘤表现,可结束手术。若为恶性肿瘤表现,则需行根治性切除。若神经不慎离断,应积极修复,若为非功能性神经离断,可根据术后表现,行二期修复重建。部分医疗条件较好医院,也可运用电刺激仪方法进行神经确认,但不论功能性神经与否,均应动作轻柔,积极保护神经,避免神经损伤。

【随访】 依据头颈部良性肿瘤随访标准进行随访,一般建议良性肿瘤每 3~6 个月随访 1 次,包括颈部 MRI、彩超等,并依据个体制订随访计划。

(马霖杰 周雨秋 李 超)

参 考 文 献

[1] KIM D H, MUROVIC J A, TIEL R L, et al. A series of 397 peripheral neural sheath tumors:30-year experience at Louisiana State University Health Sciences Center. J Neurosurg,2005,102(2):246-255.

[2] MAIURI F, DONZE U I R, BENVENUTI D, et al. Schewannom as of the brachial plexus-diagnostic and surgical problems. Zentralbl Neurochir,2001,62(3):93-97.

[3] 刘长松,杜春雨,朱熙铭. 臂丛神经及其周围肿瘤治疗进展. 中国现代学手术杂志,2019,12(23):464-468.

［4］ DAS S,GANJU A,TIEL R L,et al. Tumors of the brachial plexus. Neurosurgical focus,2007,22（6）:1-6.

［5］ HUANG J H,SAMADANI U,ZAGER E L. Brachial plexus region tumors:A review of their history, classification,surgical management,and outcomes. Neurosurgery Quarterly,2003,13（3）:151-161.

［6］ Ho C R,CHUANG D C C. Neural sheath tumors of the brachial plexus-22-year experience at Chang Gung Memorial Hospital. J Taiwan Plastic Surg Association,2010,19（4）:287-298.

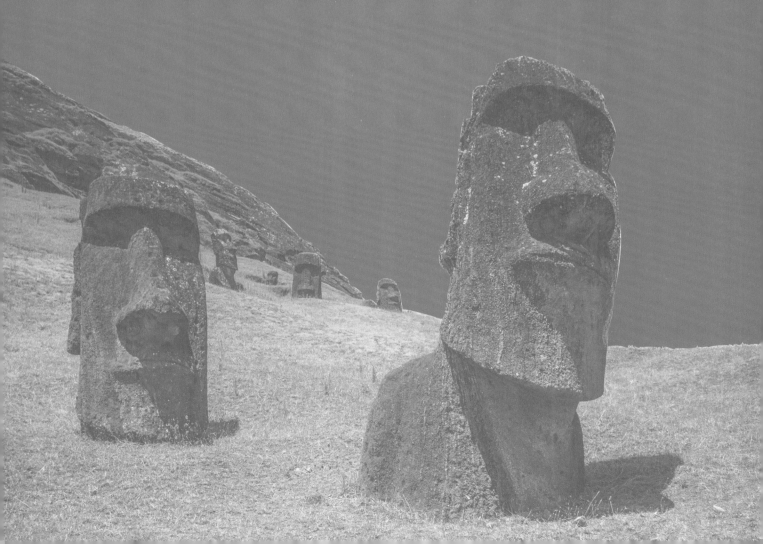

第十篇

颅底及其他部位
Skull Base and Others

晚期头皮沟通性肿瘤怎么处理?

【看图辨真相】

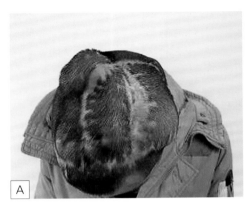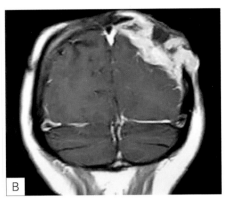

图 10-1-1　患者头顶外观与颅脑增强 MRI 表现

A. 可见患者头顶部、枕部及颞部多处手术瘢痕,为多次肿瘤复发手术后表现;B. 颅脑增强 MRI 示左侧顶部软组织不规则增厚,邻近颅骨骨质破坏,病变累及左侧顶叶,大小约为 6.6cm×3.0cm,左侧顶、枕部脑膜增厚强化,左侧脑室后角略受压,顶部软组织局部缺如。

【基本信息】　患者女性,43 岁。

【主诉】　发现左侧顶部头皮肿物伴疼痛 3 年余,伴切除后反复复发 3 次。

【查体】　患者左侧顶部头皮见大小约为 9.0cm×10.0cm 肿块,边界不清、伴流血、流脓、恶臭,触之易出血。

思考

1. 该病例存在脑室受压,结合影像学表现应考虑良性或恶性肿瘤?

2. 该病例涉及多学科情况,怎样衡量治疗重点? 综合治疗先后应该怎样考虑?

3. 若行手术切除,该病例怎样修复?

病 例 解 析

【诊断难点】　患者增强 MRI 提示肿瘤侵犯范围广泛,已达颅内伴骨质破坏,结合患者既往病史,既往多次手术已诊断恶性,考虑恶性肿瘤复发可能性较大,予以行活检诊断鳞状细胞癌并不困难,但需鉴别肿瘤分化程度以及是否多次复发,肿瘤进展伴混合肉瘤等可能。

【治疗难点】　MRI 检查提示肿瘤已侵犯左侧顶部、枕部,且组织病理学检查提示鳞状细胞癌,此病例需综合治疗已成定局。但若行手术切除,切除后修复成为本手术治疗难点。如何保持头皮修复后完整性,颅骨骨质剔除后修复材料等,达到美观与功能兼顾成为修复难点。同时如何兼顾多学科综合治疗,先手术还是先放化疗或靶向治疗,成为本病例治疗难点。

【治疗经过】

1. 术前准备   完善相关辅助检查,排除手术禁忌证,经多学科综合团队对病例进行讨论后,考虑肿瘤侵犯范围广泛,并诊断鳞状细胞癌明确,可尽可能手术切除后,再予以放化疗综合治疗,切除骨质结构可予钛网人工脑膜修复,兼顾硬度与保护颅内结构,皮肤缺损可予股外侧游离皮瓣修复。

2. 手术过程   术前检查完善后无明显手术禁忌证,于全身麻醉下行头顶、枕部沟通性肿瘤切除,切除后予钛网修复骨组织缺损,再辅股前外侧皮瓣游离移植修复软组织缺损。手术当中见肿瘤位于左侧顶骨处累及头颅头皮大部分,整体大小约为 10.0cm×10.0cm×4.0cm,肿块呈实质性占位、血供丰富,头皮及颅骨、硬脑膜、部分枕叶及矢状窦受侵,显微镜下切除肿瘤及受侵组织,切缘送术中冷冻组织病理学检查未见恶性成分。术中先用人工脑膜修补硬脑膜,再用钛网修补缺损颅骨,最后采用双侧股前外侧皮瓣修复头皮复合缺损。术后皮瓣完全存活,无血管危险,冲洗止血,留置橡皮引流条后,予以转 ICU 治疗,平稳后转普通病房继续治疗(图 10-1-2)。

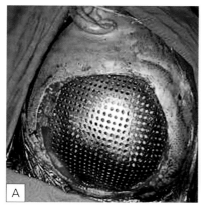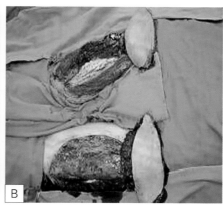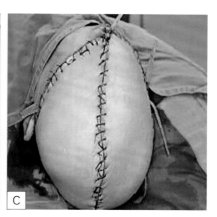

图 10-1-2   手术主要步骤
A. 应用钛网修复缺损颅骨、人工脑膜修复硬脑膜缺损;B. 应用股前外侧皮瓣游离移植修复软组织;C. 修复术后情况。

3. 术后处理   术后肿瘤残留可疑区辅助放射治疗。

【术后诊断】 (头皮及颅内肿瘤):中分化鳞状细胞癌。

【随访及转归】   3 个月后患者复查 CT 示:未见肿瘤复发,患者无头晕头痛等不适。

讨   论

头皮恶性肿瘤早期位置浅表易于发现,加之颅骨的屏障作用,治疗效果较为理想。然而晚期肿瘤通常累及颅骨甚至硬脑膜及脑组织,形成颅内、外相通的肿瘤(沟通性肿瘤),死亡率较高[1]。首选治疗方案为手术治疗,但这类头皮沟通性恶性肿瘤切除术后通常会导致脑膜、颅骨以及颅底软组织等多部位的缺损。

【病因】   该病例为头颈部常见恶性肿瘤类型,为中分化鳞状细胞癌,发病原因同吸烟、放射、乳头状瘤病毒等因素相关[2]。

【临床表现】   头颈部中分化鳞状细胞癌表现同发生部位相关,头皮鳞状细胞癌主要表现为结节、红斑伴皮损、脱屑、渗出、疼痛等,部分患者存在淋巴结肿大,若进展较晚期则出现远处转移表现,则涉及多器官病变[2]。

【辅助检查】 依据头颈部鳞状细胞癌侵犯范围不同,可选择超声、CT、MRI等辅助检查,若存在远处转移则可选择PET/CT检查、骨扫描等,具体需结合治疗方案评估选择相应的辅助检查[2]。

【鉴别诊断】 头颈部鳞状细胞癌分布较为广泛,为头颈部最常见恶性肿瘤,因此诊断较为容易,需鉴别肉瘤、转移性癌等,往往通过组织病理学活检可确诊,但活检应广泛取材、重点核心区域关注,避免因活检部位不当延误诊治[2]。

【治疗策略】 本案例诊断鳞状细胞癌,是头颈肿瘤常见肿瘤类型,但此案例缺损面积较大,手术修复存在困难,因此着重对于修复上进行探讨。外科根治性切除需要可靠的修复手段支持,单纯应用皮肤软组织量有限的局部邻近皮瓣进行修复,易造成术后脑脊液漏、感染等严重并发症[3],而游离皮瓣在这类复杂缺损的修复中具有一定的优势。股前外侧穿支皮瓣(anterolateral thigh flaps,ALT)是目前应用较多的游离皮瓣之一。该皮瓣是基于旋股动脉的分支供血,具有以下特点:①此皮瓣的厚度理想,与头皮厚度接近;②供区部位隐蔽,对于供区影响小;③对于复合组织缺损,可携带筋膜、肌肉进行复合型修复;④血管走行恒定,并且管径与颞浅动脉匹配,易于吻合[3];⑤血运丰富,易于存活;⑥可使用双侧ALT修复巨大头皮缺损[5]。

上述病例采用ALT修复头皮沟通性肿瘤术后复合缺损,患者因肿瘤范围大,头皮缺损面积巨大,约为30.0cm×20.0cm,单侧ALT无法覆盖,因此同期联合双侧ALT皮瓣进行修复。此外,该修复方式采用"三明治"修复策略(即人工脑膜、钛网、游离组织皮瓣),同时由于此类肿瘤侵及脑组织导致无法扩大切除,术后均辅助放射治疗。综上所述,ALT具有较多优势,是目前头皮恶性肿瘤术后巨大复合缺损修复的上佳选择。

【随访】 根据鳞状细胞癌侵犯范围及手术切除彻底性不同,预后转归往往差异较大,随访方式同2022年中国临床肿瘤学会(Chinese Society of Clinical Oncology,CSCO)发布随访指南,考虑头颈部恶性肿瘤,建议术后1~2年内,每2~4个月随访1次,术后3~5年建议每3~6个月随访1次,大于5年建议每12个月随访1次,随访应同肿瘤分期、治疗等相结合,实现个体化,内容包含头颈部增强MRI检查等[4]。

(马霖杰 汪 旭 李 超)

参 考 文 献

[1] BO B,QUN Y,ZHEMING P,et al. Reconstruction scalp defects after malignant tumor resection with anterolateral thigh flaps. J Craniofac Surg,2011,22(6):2208-2211.

[2] 中国抗癌协会临床肿瘤学协作专业委员会.2022CSCO中国头颈部肿瘤诊疗指南.2022,4(1):141-143.

[3] HAN Z X,LI J Z,LI H,et al. Reconstruction of combined intra-extracranial defects by mycutaneuous free flap. Chin J Neurosurg,2012,28(8):772-774.

[4] KWEE M M,ROZEN W M,TING J W,et al. Total scalp reconstruction with bilateral anterolateral thigh flaps. Microsurgery,2012,32(5):393-396.

颅底沟通性肿瘤怎么处理？

【看图辨真相】

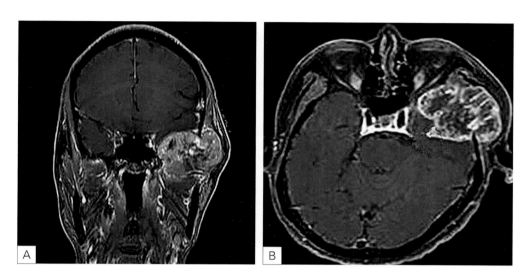

图 10-2-1　颈部增强 MRI 表现（T₁WI）
A. 冠状位增强 MRI 检查提示肿瘤质地不均；B. 水平位增强 MRI 检查示病灶呈不均匀强化，边缘
强化明显，邻近脑质压迫表现。

【基本信息】　患者男，69 岁。

【主诉】　发现左侧颞部进行性增大肿块 2 个月。

【查体】　左侧颞部肿块，约 5.0cm×4.0cm，质硬，边界不清，固定。

思考

1. 此病例影像学提示存在脑质压迫表现，考虑良性病变或恶性病变？

2. 针对此患者病情，有必要行活检吗？根据影像学表现需要鉴别的疾病？

3. 若行手术切除治疗，怎样评估肿瘤同重要组织结构关系？怎样在切除的同时保留重要组织结构？

病 例 解 析

【诊断难点】　该患者为左侧颞部肿瘤，结合患者 MRI 及 CT 影像学提示肿瘤侵犯范围广泛，达颞下窝区、翼外肌、颞肌，邻近左侧颧骨颧突、左侧蝶骨大翼骨质破坏，结合患者病程较短，诊断上较倾向恶性肿瘤，入院后完善穿刺活检，组织病理学检查考虑间叶源性肿瘤，需鉴别去分化脂肪肉瘤、恶性孤立性纤维瘤等。

【治疗难点】 患者肿瘤侵犯范围广泛,但目前诊断并未完全提示性质及肿瘤类别,则无法采取针对性较强的治疗,邀请多学科综合讨论后,考虑患者全身情况较为良好,且各项检查并未提示远处转移表现,可先手术尽量切除肿瘤,并行病理检查对于肿瘤进行定性,但目前表现来看倾向恶性肿瘤,诊断明确后可行调强适形放射治疗联合化学治疗,若恶性程度较高同时存在靶向治疗的可能性。同时,经过阅片考虑肿瘤侵犯范围广泛,涉及颅内等多个重要结构区域,如何规避重要血管、神经,成为手术切除核心问题。其中三维重建则是需要纳入诊治需求,而相较于以前通过传统的二维图像做术前规划而言,通过虚拟现实(virtual reality,VR)技术可实现手术设计和模拟手术,可以精细化认识肿瘤同重要组织结构关系,从而尽可能降低潜在手术风险。

【治疗经过】

1. 术前准备 术前完善常规检查后,并行多学科会诊后,利用VR 3D模型技术,成像肿瘤同重要组织结构关系,拟定切除方案,并对患者进行有效沟通(图10-2-2)。

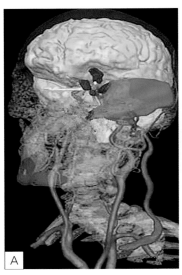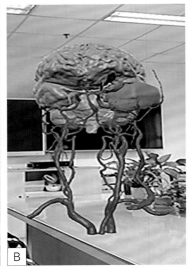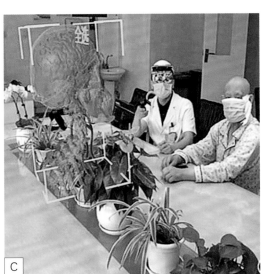

图 10-2-2 术前准备情况
A. VR 重建正位病灶同邻近结构;B. 应用 VR 成像术前方案讨论;C. 患者参与术前谈话。

2. 手术过程 手术方式为左侧侧颅底沟通性肿瘤扩大切除+颞骨、蝶骨大翼部分切除+颧骨部分切除+硬脑膜部分切除及修复+右侧股外侧游离肌皮瓣修复。手术当中探查提示左侧颞部颅内外沟通性及颞下窝区不规则软组织肿块,边界不清,侵犯颅内及硬脑膜,左侧颞骨颧突及鳞部、颧弓、左侧蝶骨大翼骨质破坏。予以规避保护重要组织结构后,完整切除肿瘤送病理检查,冲洗止血,关闭术腔,留置引流管,转 ICU 观察治疗(图10-2-3)。

3. 术后处理 患者于 ICU 进行抗炎、补液等治疗,好转后转入普通病房继续治疗,后平稳出院。术后针对瘤床及高危区放射治疗,放射治疗总量 40 Gy。

【术后诊断】 (左侧颞部)恶性孤立性纤维瘤(malignant solitary fibrous tumor,MSFT)组织病理学检查示(左侧颞部)肿瘤,CD34(部分+),STAT6(部分+),BCL2(+),EMA(部分+),PR(个别+),Ki 67(+,15%)。结合病变部位、HE 染色下形态及免疫表型,明确恶性孤立性纤维瘤。

【随访及转归】 术后随访 1 年,患者肿瘤无复发,局部游离皮瓣生长愈合及改建良好,未发生意识障碍、偏瘫、失语、面瘫等不良并发症(图10-2-4)。

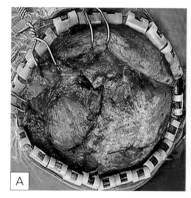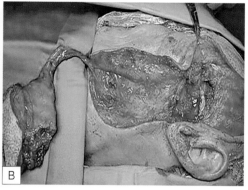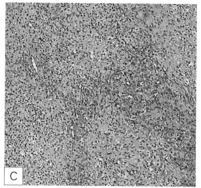

图 10-2-3 手术主要步骤及病理

A. 病灶位于左侧颞窝、边界不清,侵犯管左侧颞骨、颧突及蝶骨大翼等,并侵入颅内;B. 术区缺损应用股前外侧肌皮瓣修复重建(硬脑膜蒂与颞浅血管吻合);C. 见肿瘤细胞疏松区及致密区交替排列,异型性显著,呈卵圆形或圆形,似上皮样细胞,核染色质粗糙且不均匀,核分裂象易见,且均≥ 5 个 /10 个高倍视野,部分区域可见坏死灶(HE)。

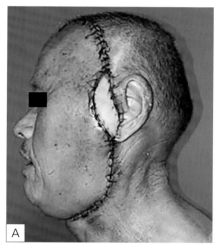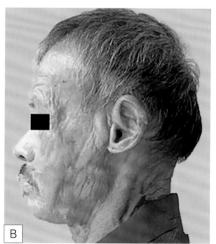

图 10-2-4 术后随访

A. 术后 1 周表现;B. 术后 1 个月表现。

讨 论

恶性孤立性纤维瘤是一种罕见的间质肿瘤,其发病部位位于头颈部的占比为 15%~30%,肿瘤通常累及眼眶、鼻腔、口腔、颌骨、腮腺、咽旁间隙或颈椎孔[1],而位于颅底的沟通性 MSFT 有报道。MSFT 多见于中老年人,男女比约为 1∶2[2]。

【病因】 大部分孤立性纤维瘤(solitary fibrous tumor,SFT)是良性的或良恶性交界的局部纤维性肿瘤,其具有 CD34 阳性的树突状间质细胞的间叶源性肿瘤特点。但随着组织病理学,特别是电子显微镜和免疫组织化学的进展,发现部分孤立性纤维瘤的组织学形态类似于纤维肉瘤或恶性纤维组织细胞瘤表现,但目前病因并未完全明确,考虑同染色体 12q13 上基因 STAT6(信号转导子和转录激活子 6)和 NAB2(NGFI-A 结合蛋白 2)染色体内重排相关[3]。

【临床表现】 依据肿瘤发生部位和大小不同,临床表现各异,若肿块巨大累及重要脏器时可出现相应的压迫症状。发生于头颈部的恶性孤立性纤维瘤,侵犯中枢神经系统者可有颅内压升高表现,出现头痛、头晕、恶心、呕吐等症状,晚期可有癌性疼痛、恶性胸腹腔积液引起的胸闷、气短、腹胀、恶病质等表现[4]。

【辅助检查】 目前恶性孤立性纤维瘤辅助检查包括彩超、CT、MRI 等,但因其最终确诊依靠病理学检查,尤其对于后续治疗指导有决定性作用,因此术前组织病理学活检检查成为诊断金标准[5]。因头颈部恶性孤立性纤维瘤存在发生部位复杂,涉及头颅重要结构,因此利用新兴的 VR 技术,在有条件情况下也可积极选用术前评估。

1. 彩超检查 彩超检查对于恶性孤立性纤维瘤辅助检查作用较为局限,因为大部分头颈部孤立性纤维瘤病变较深,尤其位于颅内肿瘤,但对于其评估淋巴结转移等有一定价值。

2. CT 检查 良性孤立性纤维性肿瘤一般为单发肿块,边界清楚,无分叶或浅分叶,瘤体大多呈实性,囊变坏死区较小。一旦呈恶性,则以囊实性或囊性肿块为主,呈分叶状,坏死范围广泛。瘤体实性部分 CT 表现为软组织密度,囊变坏死区呈低密度,钙化出现少。

3. MRI 检查 MRI 在明确肿瘤的组成成分中更具价值,T_1WI 一般为等信号或低信号,T_2WI 多为混杂信号;恶性孤立性纤维瘤为富血供肿瘤,增强扫描肿瘤实性部分呈地图样明显强化,延迟扫描进一步强化是孤立性纤维瘤的主要特征,胶原纤维玻璃样变区与细胞稀疏区强化相对较弱,而肿瘤内部坏死、囊变区不强化。

4. 术前组织病理学活检 镜下孤立性纤维性肿瘤表现为:①无序生长,梭形细胞均匀一致,核细长;②富于细胞和细胞较少区域交替排列;③经典的 SFT 呈现透明样变 / 胶原化背景,其间富于细胞;④血管壁菲薄,呈裂隙状、鹿角状,可见厚壁玻璃样变血管,血管周围富于细胞,细胞圆形、卵圆形,部分呈血管外皮瘤样扩张的血管;⑤核分裂较低(≤3/10 HPF)。恶性孤立性纤维瘤除了典型 SFT 表现外,具有被膜外侵、多形性、细胞聚集、核分裂指数 >4 个 /10 HPF 以及局灶坏死中 3 个以上特征[1,6]。

5. 虚拟现实成像技术 成像技术最初应用于临床中是在 20 世纪末,是将传统的二维图像,包括 CT、MRI、CTA 等传统影像数据,通过计算机系统处理转换成三维图像,以真正三维立体形式呈现出来的一种模拟三维影像人机界面技术[7-8]。通过头戴设备和数据手柄联合操作,可直接体验到精确、直观的三维影像。VR 在临床应用中的优势有:① VR 技术对血管、神经等解剖结构的精确显示;②720° 无死角三维观察视野,对解剖结构的拆解、透视处理;③允许多人互动,在病情沟通中,患者可通过 VR 设备,直观了解到病情,并且允许多人通过多个头戴设备从各自视角观察同一影像。相较于以前通过传统的二维图像做术前规划而言,通过 VR 技术可实现手术设计和模拟手术,可以准确认识并尽可能降低潜在手术风险[9-11]。

【鉴别诊断】 恶性孤立性纤维瘤需同上皮样血管内皮瘤、滑膜肉瘤、肌纤维瘤等[5]相互鉴别。

1. 上皮样血管内皮瘤 其组织学特点为肿瘤组织可呈细胞条索,实质巢块或管样结构排列,肿瘤细胞呈上皮样,类圆形或多角形,核分裂象不明显,瘤细胞形成小的细胞内管腔,细胞质内可见空泡,部分可见红细胞。免疫组织化学染色可见血管内皮细胞表达 CD31、CD334、FⅧ-Rag 中至少一项,部分 Vimemin 表达阳性,电镜下细胞周围基底膜完整,可见胞饮囊泡或含红细胞的原始血管腔,偶尔可见胞质内 Weibel-Palade 小体。

2. 滑膜肉瘤 除表现血管外皮细胞瘤样的结构特点外,肿瘤具有上皮和间叶双向分化的特点,细胞遗传学表明肿瘤特异性 t(x;18)(p11;q11),产生 *SYT-SX* 融合基因。

3. 肌纤维瘤 其镜下呈明显的双向、区带现象,中央原始间叶细胞,周边胖梭形细胞,纤维黏液样间质。免疫组织化学染色示 SMA+/- ,desmin-/+,CD34-/+。

【治疗策略】 头颈部孤立性纤维瘤为一种交界性肿瘤,具有局部复发趋势,但转移率低。15%~20%的孤立性纤维瘤具有侵袭性,同时伴有转移和复发风险[12]。目前,具有被膜外侵、多形性、细胞聚集、核分裂指数 >4 个 /10 HPF 以及局灶坏死中 3 个以上特征,可定义为 MSFT[2]。一旦确诊为恶性孤立性纤维瘤,则手术是治疗的首选方案[1]。对恶性、肿瘤直径 >5cm 和手术切缘不足的患者,建议结合局部放射治疗;对于良性 SFT,不建议行放射治疗[2]。局部晚期、复发或转移的孤立性纤维瘤,可选择化学治疗和靶向治疗。

本案例报道患者肿瘤位于侧颅底,与颅内相沟通,与周围组织解剖关系复杂。针对本例患者,VR 技术对术前评估、沟通病情、手术设计和模拟等方面有积极作用。当下,我们的治疗模式进入了崭新的时代,需积极整合技术,有效应用到复杂疑难疾病中,为患者谋取更大的临床获益。

【随访】 手术切除头颈部局限未转移的恶性孤立性纤维瘤成为影响预后主要因素,但其涉及部位重要且复杂,因此转归方面存在个体差异较大,若肿瘤无镜下侵犯表现,则预后较好[13]。随访方式则需结合患者手术切除考虑,一般而言,每 3 个月随访 1 次,建议积极行增强 MRI 检查,评估手术区域有无复发表现,同时可行彩超等检查,评估有无淋巴结肿大。同时因其涉及颅脑部位功能,随访时注意患者神经反射等体征查体。

(马霖杰　周雨秋　李　超)

参 考 文 献

[1] SAITO M,SENJO H,KANAYA M,et al. Management consideration for patient with a large solitary fibrous tumor occupying the infratemporal fossa:a case report. Mol Clin Oncol,2018,8(4):544-548.

[2] BISHOP A J,ZAGARS G K,DEMICCO E G,et al. Soft tissue solitary fibrous tumor:combined surgery and radiation therapy results in excellent local control. Am J Clin Oncol,2018,41(1):81-85.

[3] IORIO B,RONCHI A,MONTELLA M,et al. Malignant extrapleural solitary fibrous tumor arising in the sublingual gland:a case report and review of literature. Oral Oncol,2019,90:141-144.

[4] OLSON N J,LINOS K. Dedifferentiated solitary fibrous tumor:A concise review. Arch Pathol Lab Med,2018,142(6):761-766.

[5] 杨建宝,冯海明,赵晔. 全身多发性恶性孤立性纤维性肿瘤 1 例及相关文献回顾. 现代肿瘤医学,2017,10(25):3149-3156.

[6] OULADAN S,TRAUTMANN M,OROUJI E,et al. Differential diagnosis of solitary fibrous tumors:a study of 454 soft tissue tumors indicating the diagnostic value of nuclear STAT6 relocation and ALDH1 expression combined with in situ proximity ligation assay. Int J Oncol,2015,46(6):2595-2605.

[7] 周雨秋,李超,税春燕,等. 虚拟现实技术在头颈部复杂肿瘤外科治疗价值中的初步探索. 中华耳鼻咽喉头颈外科杂志,2018,53(1):49-52.

[8] PASCHOLD M,HUBER T,MAEDGE S,et al. Laparoscopic assistance by operating room nurses:results of a virtual reality study. Nurse Educ Today,2017,51:68-72.

[9] MIKI T,IWAI T,KOTANI K,et al. Development of a virtual reality training system for endoscope assisted submandibular gland removal. J Craniomaxillofac Surg,2016,44(11):1800-1805.

[10] PARK H K,YU D B,SUNG M,et al. Molecular changes in solitary fibrous tumor progression. J Mol Med(Berl),2019,97(10):1413-1425.

[11] 陈晓红,黄志刚. 迎接头颈肿瘤精准重建时代的来临. 国际耳鼻咽喉头颈外科杂志,2018,42(1):1-3.

[12] ALAKER M,WYNN G R,ARULAMPALAM T. Virtual reality training in laparoscopic surgery:A systematic review & meta-analysis. Int J Surg,2016,29:85-94.

[13] 刘天艺,仲雷.恶性孤立性纤维性肿瘤的临床病理特征分析并文献复习.现代肿瘤医学,2020,28(4):635-638.

伴有伸舌偏斜的巨大颈部肿物如何诊治?

【看图辨真相】

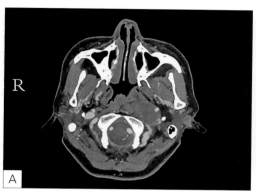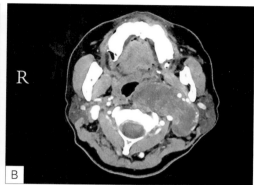

图 10-3-1　颈部增强 CT 表现
A. 肿块上界达鼻咽平面;B. 肿块紧贴颈内动脉,颈动脉鞘向前推移。

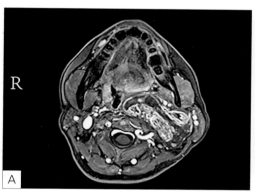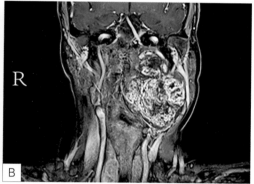

图 10-3-2　颈部增强 MRI 表现
A.T₁WI 中等信号,增强后呈不均匀斑片状、结节状明显强化;B. 冠状位可见肿瘤上达颅底,下界达喉室水平。

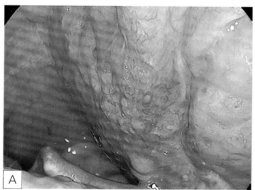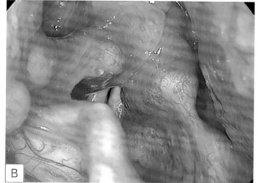

图 10-3-3　电子喉镜检查
A. 左侧口咽侧后壁及左侧喉咽后壁膨隆;B. 双侧声带活动好,双侧梨状窝光滑。

【基本信息】　患者女性,54 岁。

【主诉】　发现左侧颈部肿物 30 年,近 3 年增大明显。

【查体】　左侧颈部巨大肿块,质地韧,边界触诊不清,表面光滑,活动可,无压痛。伸舌左偏,双侧声带运动良好。转颈及上肢活动正常。

思考

1. 肿块性质是良性还是恶性?
2. 肿块来源如何考虑:神经源性、唾液腺源性、脉管源性?
3. 为什么会伸舌偏斜?
4. 是否需行穿刺病理检查?

病 例 解 析

【诊断难点】　结合漫长病史及影像学特点,本病例诊断考虑为左侧咽旁神经源性肿瘤可能性最大(T_1WI 中等信号,T_2WI 不均匀等高混杂信号,增强后呈不均匀斑片状、结节状明显强化,囊区无强化)。患者有舌体运动功能障碍,能否据此定位病变神经? 病变属于神经节瘤还是神经鞘瘤仍需病理诊断明确。

【治疗难点】　肿物巨大,与颈内、颈外动脉及颅底后组脑神经关系密切。如何设计手术入路及保护重要血管、神经格外重要。

【治疗经过】

1. 术前准备　为避免血管、神经损伤,术前未行穿刺组织病理学检查。检测儿茶酚胺水平无异常后,DSA 探查发现左颈总动脉、左颈内动脉、左颈外动脉受肿瘤推挤走行异常,管腔尚通畅;可见左颈外动脉数个分支参与肿瘤被膜供血,瘤体内部血供不丰富。考虑术中损伤血管可能性小,暂未行介入栓塞治疗。

2. 手术过程　翻颈阔肌瓣,解剖显露面神经主干,切除腮腺中下份,充分暴露茎乳孔及下颌骨升支之间隙。解剖下颌下三角,打开胸锁乳突肌前缘。常规择区清扫Ⅱ区、Ⅲ区淋巴结缔组织,充分暴露肿块。见肿块与舌下神经、迷走神经粘连紧密不易分离。打开神经外膜,沿外膜仔细解离肿块。在 0° 内镜辅助下完整剥离颅底区域肿瘤,颈静脉孔处彻底止血。关闭术腔,置负压引流(图 10-3-4)。

3. 术后处理　术后腮腺区加压包扎,常规换药、抗炎对症处理。术后出现声嘶、呛咳等后组脑神经症状,予甲钴胺口服。

【术后诊断】　(左侧)咽旁间隙神经鞘瘤。

【随访及转归】　目前随访 9 个月,切口愈合好,无复发。现伸舌运动正常,舌部感觉正常,进食、吞咽正常,无声音嘶哑,无呼吸不畅,无颈部肿物感。

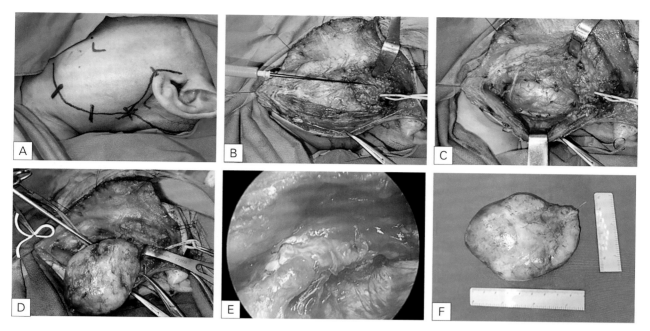

图 10-3-4　主要手术步骤
A. 手术切口;B. 解剖面神经总干、切除腮腺中下份;C. Ⅱ区、Ⅲ区择区性颈淋巴结清扫,暴露肿块;D. 沿外膜仔细解离肿块;
E. 内镜下观察术腔;F. 离体标本。

讨　论

咽旁间隙肿瘤总体发病率低,仅占头颈部肿瘤的 0.5%~1.5%,其中大部分为来源于唾液腺或神经的良性肿瘤[1]。常见神经源性良性肿瘤为副神经节瘤和神经鞘瘤,前者起源于副神经节细胞,后者起源于施万细胞。咽旁间隙神经鞘瘤来源于迷走神经和交感神经较多,其次为臂丛神经和颈丛。

【病因】　尚不明确,可能与遗传因素相关。

【临床表现】　常见症状以颈部包块感,胀痛感,吞咽哽咽、异物感等一些非典型表现为主。根据瘤体与体表及中线的位置关系,可表现为突出体表或者突入咽腔的局部隆突,一般质地中等,无压痛,无波动感。特定神经功能受损时可有相对特异性表现(表 10-3-1)。

表 10-3-1　咽旁神经损伤表现

受累神经	特异表现
舌下神经	软腭下垂、咽反射减弱,舌体萎缩及伸舌偏向患侧
迷走神经	声音嘶哑、刺激性干咳、饮水呛咳
副神经	患侧转头、耸肩无力,上肢上举及外展受限
交感神经	Horner 综合征

【辅助检查】

1. CT 检查　其表现为边界清晰肿物,可见被膜,平扫呈等或稍低密度,密度稍不均匀,可见小钙化灶、囊变,增强扫描强化不均匀,瘤体中心区域呈丝状强化,强化程度较明显,被膜呈中等强化,囊变无强化[2]。增强 CT 显示肿瘤向内挤压颈内动脉,向外推挤颈内静脉时常提示鞘瘤起源于迷走神经;当肿瘤向外推挤颈内动静脉且与之紧贴时则考虑鞘瘤起自交感神经。

2. MRI 检查　被膜在 T_1WI 与 T_2WI 均为等或者稍低信号,增强扫描无强化或轻度强化;囊内呈 T_1WI 低信号,T_2WI 不均匀高信号;一般无"盐和胡椒"征。

3. 超声检查　张冬梅等学者认为超声检查中"鼠尾征"和"血管伴行征"是外周神经鞘瘤的特征表现[3]。杨帆等学者认为超声图像中瘤体内高回声"靶征"表现对神经鞘瘤诊断亦有重要价值[4]。

4. 病理学表现　病理学上神经鞘瘤主要由 Antoni A(束状型)和 Antoni B(网状型)组成。Antoni A 区细胞可形成排列紧致的栅栏样、漩涡样或洋葱皮样结构;Antoni B 区细胞呈排列疏松的星芒状结构,细胞胞内及胞间富含空泡或含水样液体。不同神经鞘瘤间这两种细胞区的占比不同,可有以下组织病理学表现[5]:①以 Antoni A 区为主型,镜下见肿瘤中心多 Antoni A 区细胞,边缘 Antoni B 区为主,两区间可见边界清楚的分界;②肿瘤以分布较均匀的 Antoni A 区为主,被膜下可见菲薄的 Antoni B 区或 Antoni B 区缺失;③可见肿瘤 Antoni B 区内多发囊性变;④肿瘤内几乎完全囊性变。

【鉴别诊断】

1. 多形性腺瘤　多形性腺瘤为咽旁间隙最常见的肿瘤,常位于腮腺深叶,一般有被膜,与周围组织分界清晰,部分瘤体在病灶中央可见局灶性 T_1、T_2 均低信号,呈"靶征",此为多形性腺瘤 MRI 特异征象。

2. 副神经节瘤　MRI 表现为 T_1WI 等信号或稍低信号,T_2WI 为高信号,不均明显强化,肿物多压迫周边血管但不侵犯。王玲等[6]学者曾报道"盐和胡椒征"是副神经节瘤的常见表现。颈动脉体瘤(carotid body tumor,CBT)是颈部最常见的副神经节瘤,其起源颈动脉体,常位于颈总动脉分叉处。郭元星[7]曾报道 CBT 将颈内动脉向后外推挤,颈外动脉向前外推挤,因此影像上两血管分离、分叉角增大,形成抱球状或高脚杯状改变,这是 CBT 相对特异表现。

3. 淋巴结肿大　常见淋巴结结核和淋巴结转移癌,病史是重要鉴别要点,杨高怡等认为边缘环形增强合并中央蜂窝样或分隔样增强是颈部淋巴结结核超声造影的常见表现[8]。淋巴结转移癌以鳞状细胞癌最多见,MRI 多表现为 T_1 和 T_2 中等信号,或 T_2 中等偏高信号,边缘模糊,中央可有坏死。

4. 淋巴瘤　无痛性、进行性淋巴结肿大。不同病理类型的淋巴瘤影像表现大致相同。一般在 CT、MRI 上均表现为均质的软组织肿块,平扫呈等密度或等信号,增强后呈明显均匀强化,一般无钙化[9]。

5. 淋巴管瘤　常表现为柔软、无压痛,分叶,活动度良好的肿物。位于常位于胸锁乳突肌后,颈外侧部或锁骨上窝处,向下可达肩、腋下和胸上部,甚至延伸至上纵隔内[10]。常规超声、CT、MRI 可用来评估肿瘤位置、大小。穿刺瘤内液体乳糜检查、核素淋巴显像、直接淋巴管造影检查可协助判断瘤体与胸导管及各淋巴管之间的关系[11]。

6. 鳃裂畸形　鳃裂异常通常表现为三种形式:囊肿、窦道或瘘管。其中窦道、瘘管常与颈部皮肤或者口咽腔、喉咽腔之间有交通。通过仔细的体格检查及内镜、影像常能发现这些隐匿的瘘口或窦道。一般 MRI 信号 T_1WI 呈均匀低信号,T_2WI 呈均匀高信号,但由于囊内成分复杂,可含有黏液、胆固醇、碎屑、淋巴细胞及上皮细胞,信号可表现不同,无强化表现[12]。

【治疗策略】　大部分神经鞘瘤都有被膜,因此手术切除是首选方案。由于咽旁间隙特殊的解剖位置及与血管、神经的毗邻关系,完整切除肿瘤并不伤及周边的组织具有一定的挑战性。因此合适的手术入路以及辅助器械可以提高效率。表 10-3-2 总结了本科室实践中的一些体会。

包含影像科、血管介入科、神经外科在内的多学科协作也是手术成功的重要保证。当影像不能提示瘤体与重要组织位置关系时,制订手术计划前需考虑到以下几点:①瘤体与大血管的毗邻关系;②重要血管管壁的完整性;③瘤体的滋养血管;④瘤体与颅底、后组脑神经及颈交感神经之间的关系。必要时可在重要血管内预置球囊、支架等保护措施以应对术中灾难性血管损伤;也可对滋养血管作栓塞处理以减少

表 10-3-2　手术入路及辅助器械选择

手术入路	适应证	辅助器械
经口内入路	瘤体位于口咽平面,靠近中线	内镜、手术机器人
经颈侧入路	瘤体较大,靠近外侧	—
经颈颌入路	瘤体较大,向上贴近颅底	内镜
经耳后颅-颈联合入路	颈静脉孔区肿物突入颈静脉窝	内镜、显微镜
经腮腺入路	瘤体位于腮腺深部	内镜、面神经监护仪
经鼻内镜-上颌窦入路	翼腭窝、颞下窝的巨大肿瘤可采用鼻内镜手术联合上颌窦根治术	内镜、手术导航系统

瘤体分离时出血。如肿瘤已侵犯脑膜或颅内,需神经外科联合手术。对迷走神经鞘瘤实施手术时,术中应尽量减少对迷走神经的牵拉、刺激,避免因过度刺激迷走神经导致循环功能障碍,关键手术步骤时应协同麻醉医师密切监测。术后需观察患者呼吸和术腔的渗出、负压引流情况,警惕颈部血肿压迫气道。

【随访】　出院后常规随访,B 超或颈部增强 CT 检查协助明确局部复发情况。

(纪洋洋　徐成志)

参 考 文 献

[1] VAN HEES T,VAN WEERT S,WITTE B,et al. Tumors of the parapharyngeal space:the VU University Medical Center experience over a 20-year period. Eur Arch Otorhinolaryngol,2018,275(4):967-972.
[2] 王一,李姗姗,尹相媛,等.周围神经鞘瘤的 CT 和 MRI 分析.医学影像学杂志,2012,22(1):71-74.
[3] 张冬梅,洪亮,马红伟,等.外周神经鞘瘤的超声特点及误诊分析.中华医学超声杂志(电子版),2020,17(5):467-472.
[4] 杨帆,陈贤翔,吴灼金,等.周围神经鞘瘤的超声特征分析.中华超声影像学杂志,2015,24(2):151-154.
[5] 杨帆,陈贤翔,朱吉发,等.周围神经鞘瘤超声表现与病理特征的对照研究.中国现代医学杂志,2018,28(2):121-123.
[6] 王玲,刘学文,李卉,等.咽旁间隙多形性腺瘤与神经源性肿瘤的 MRI 鉴别诊断.中国 CT 和 MRI 杂志,2014,12(2):1-4.
[7] 郭元星,郝晓东,曾小涛,等.双源 64 层双能量 CT 在诊断颈动脉体瘤中的应用价值.医学影像学杂志,2016,26(12):2177-2181.
[8] 杨高怡,张莹,赵丹,等.颈部淋巴结结核超声造影分析.中华临床感染病杂志,2010,3(5):277-279.
[9] 张建新,陈麦林,张晓燕,等.头颈部淋巴瘤计算机体层摄影、磁共振成像影像特点及临床病理分析.白血病·淋巴瘤,2012,21(3):163-166.
[10] DAMASKOS C,GARMPIS N,MANOUSI M,et al. Cystic hygroma of the neck:Single center experience and literature review. Eur Rev Med Pharmacol Sci,2017,21(21):4918-4923.
[11] 朱研,沈文彬,孙宇光,等.成人颈部淋巴管瘤 25 例临床分析.中华普通外科杂志,2022,37(1):31-34.
[12] COSTE A H,LOFGREN D H,SHERMETARO C. Branchial cleft cyst. Treasure Island(FL):StatPearls,2021.

喉癌放化疗后的全身多发肿物如何诊治？

【看图辨真相】

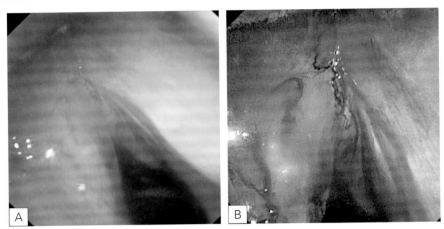

图 10-4-1　喉镜表现（原发灶）
A. 普通白光下表现；B.NBI 模式下见左声带肿胀及黏膜下粗大血管纹。

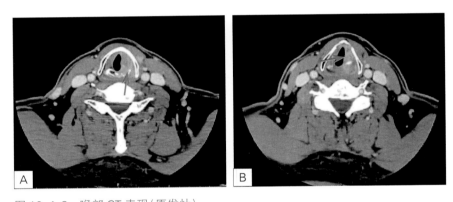

图 10-4-2　喉部 CT 表现（原发灶）
A. 左侧声门区软组织肿块伴强化，环状软骨受侵（红色箭头所示）；B. 左声门区肿块侵犯左侧杓状软骨及喉旁间隙（红色箭头所示）。

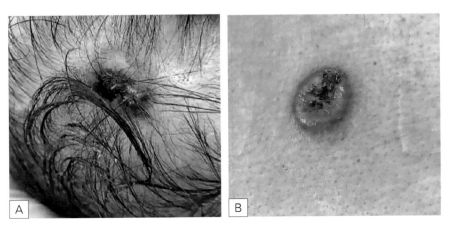

图 10-4-3　皮肤肿物外观
A. 头皮肿物外观；B. 胸前肿物外观。

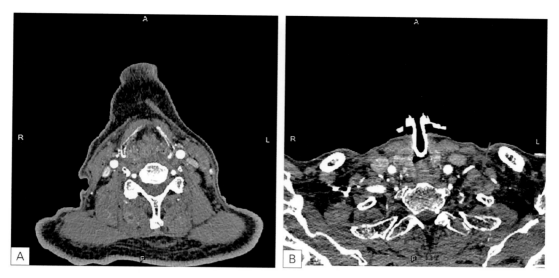

图 10-4-4　颈部增强 CT 表现

A. 喉部肿物完全堵塞声门区(红色箭头所示);B. 左锁骨上窝肿大淋巴结(红色箭头所示)

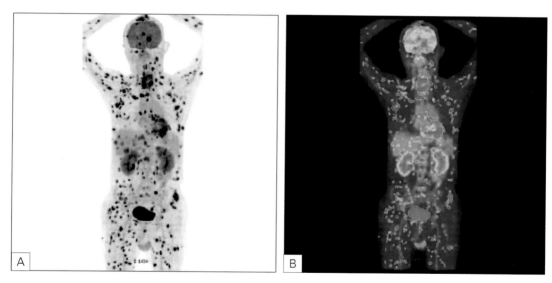

图 10-4-5　PET/CT 检查表现

A. PET/CT 灰度影像;B. PET/CT 彩色融合图像,提示全身多发转移灶。

【基本信息】　患者男性,53 岁。喉癌同步放化疗后 4 个月余。

【主诉】　声嘶 11 个月余,右侧眼球运动受限、皮肤肿物 1 周。

【查体】　右侧眼球固定,各方向运动受限,左侧眼球运动无受限。鼻尖、头皮、胸前可见火山口样红色隆起,中心溃烂。

病 例 解 析

【诊断难点】 在这篇个案报道中，晚期喉癌同步放化疗后 4 个月余发生全身多处转移癌，包括颈部、纵隔、双侧腋窝多发淋巴结转移；脑、眼眶、心包、肝、双侧肾上腺、大网膜多发转移；全身多发骨转移；全身散在多发肌肉组织、阴茎海绵体转移。据我们所知，晚期喉癌同步放化疗后进展，短时间内发生如此广泛的全身多处转移癌未见报道。因患者的全身情况及精神状态已无法继续配合进一步检查，但其相关分子病理学机制值得进一步研究。

【治疗难点】 根据患者目前检验检查结果，考虑患者为喉鳞状细胞癌综合治疗后，病情进展，出现全身多处转移癌，无法耐受手术治疗及抗癌药物治疗，极易引起多器官衰竭、严重感染甚至死亡。

【治疗经过】 该患者拒绝全身情况已无法耐受手术治疗及抗癌药物治疗。但在临床工作中，喉癌伴全身转移且患者身体情况尚可耐受的情况下，可考虑化学治疗或免疫治疗。

【最终诊断】 喉癌放化疗后全身转移。

【随访及转归】 目前随访中，预后不佳。

讨 论

【病因】 喉癌可能与吸烟、饮酒、病毒感染、环境因素、放射线、微量元素缺乏、性激素代谢紊乱等因素有关，常为多种致癌因素协同作用的结果。

【临床表现】 声门上型喉癌以咽异物感、吞咽不适为主要症状，早期易漏诊；声门型喉癌初期有发音易倦、声嘶等不适，随着肿瘤的增大出现呼吸困难、痰中带血等症状；声门下型喉癌早期症状不明显，不易在喉镜检查中发现，当肿瘤发展到相当程度时出现刺激性咳嗽、声嘶、咯血和呼吸困难等；贯声门型喉癌早期症状不明显，晚期可出现咽喉痛。

【辅助检查】 应用间接喉镜、电子喉镜仔细检查喉的各个部位。组织病理学活检明确诊断。喉部增强 CT 及 MRI 检查有助于了解肿瘤范围。

【鉴别诊断】

1. **喉结核** 主要症状为喉痛、声嘶。喉镜检查见喉黏膜苍白水肿伴多个浅表溃疡，病变多位于喉的后部。痰结核分枝杆菌检查有助于鉴别诊断。可通过活检确诊。

2. **喉乳头状瘤** 主要表现为声嘶，肿瘤可单发或多发，乳头状，淡红色或灰白色，依靠活检确诊。

3. **喉淀粉样变** 主要表现为声嘶，检查可见声带、喉室或声门下区有暗红色肿块，表面光滑，病理检查易于鉴别。

【治疗策略】 喉鳞状细胞癌（laryngeal squamous cell carcinoma，LSCC）是仅次于口腔癌，第二高发的头颈鳞状细胞癌,其发病率为 3/100 000,但约 60% 的患者确诊时已处于Ⅲ期或Ⅳ期。早期喉癌以手术治疗为主,预后较好,而 T_3、T_4 期喉癌患者,往往采取手术结合放射治疗和 / 或化学治疗、生物治疗。有研究表明 T_3、T_4 期喉癌的 5 年生存率低于 50%,在晚期喉癌的治疗发展过程中,虽然预后仍然是首要目标,但维持喉部功能和保证生活质量对患者治疗方案的选择有重大影响。在 20 世纪 90 年代以前,喉癌的治疗以手术为主,1991 年退伍军人事务部喉癌研究小组的临床试验和证实喉癌患者非手术治疗组保喉率为 64%,手术组与非手术组 2 年生存率无明显差异[1]。在此基础上证实非手术治疗有望代替喉切除术成为晚期喉癌患者首选的治疗方案。放射治疗肿瘤学组研究(RTOG 91-11 试验)并通过后续长期随访研究发现对于选择保喉治疗的 T_4 期喉癌患者,需要充分评估患者的言语以及吞咽功能,以及侵犯范围较小(排除声门上喉癌侵犯舌根以及突破甲状软骨板的喉癌)的 T_4 期喉癌患者可考虑行保喉治疗[2-3]。后研究进一步证实对于 I~Ⅲ 期喉癌患者,手术组与非手术组 5 年生存率没有差异,而对于Ⅳ期喉癌患者手术组(49%)5 年生存率明显优于同步放化疗组(21%)或者单独放射治疗组(14%)[4]。对于最终治疗方案的选择还受其他因素影响,例如患者的年龄、全身合并疾病、患者个人的意愿、社会经济因素、当地医疗技术水平以及术后康复水平[5]。该报道认为,患者在初次诊断为喉鳞状细胞癌(声门型,$T_3N_0M_0$)后,最终选择了同步放化疗方案。理由有如下几点:首先患者诊断为喉癌后因个人意愿和社会经济原因坚决拒绝手术治疗,要求保喉;其次,NCCN 指南中指出对于声门型喉癌(T_3N_0)考虑同步全身治疗 / 放射治疗或放射治疗(如果患者不适合全身治疗 / 放射治疗)或新辅助化疗或临床试验;再次,患者诊断为喉癌后呈现"重度抑郁状态",精神状态难以支撑喉癌术后的康复过程;最后,从患者个人获益方面考虑,选择同步放化疗可达到保喉目的,从而保持患者现有社会交流能力,提高从业信心(患者职业为公务员),很大程度上提高患者生活质量。综上所述,最终选择了同步放化疗。

【喉癌远处转移探讨】 头颈鳞状细胞癌患者发生远处转移的概率为 4.3%~30%,转移的部位有肺(66%)、骨(22%)、肝脏(10%)、纵隔、骨髓、皮肤以及骨骼肌[6]。有文献报道喉鳞状细胞癌全喉切除术后发生心肺转移[7],骨骼肌转移[8],眼眶转移[9],葡萄膜巩膜转移[10]。据报道,喉癌的进展及转移与诸多因素相关,如烟酒、免疫等因素[11,12]。有个案报道,晚期喉癌同步放化疗后 4 个月余发生全身多处转移癌,包括颈部、纵隔、双侧腋窝多发淋巴结转移,脑、眼眶、心包、肝、双侧肾上腺、大网膜多发转移,全身多发骨转移,全身散在多发肌肉组织、阴茎海绵体转移。据文献报道,晚期喉癌同步放化疗后进展,短时间内发生如此广泛的全身多处转移癌未见报道。那么,对于本病案中该患者短期内发生全身播散性转移的原因考虑主要有以下几种可能性:①患者初次确诊后一直处于重度抑郁状态,进食、活动等均明显减少,导致机体免疫功能低下;②放化疗改变肿瘤微环境相关,从而加速了肿瘤的免疫逃逸;③患者的个体差异。但因患者的全身情况及精神状态已无法继续配合进一步检查,但其相关分子病理学机制值得进一步研究,希望可以为喉癌的转移机制研究提供线索。

【喉癌远处转移可能的治疗方案】 以铂类为基础的化疗方案是喉癌远处转移的基础治疗方案,在此基础上可扩展为 PF 方案即铂类加氟尿嘧啶,或 TPF 方案即铂类加氟尿嘧啶加多西他赛[13]。有研究指出紫杉醇化疗有效性与 PF/TPF 方案无明显差异,而氟尿嘧啶有较高的血液及胃肠道毒性[14]。靶向药物西妥昔单抗已被批准应用于头颈部鳞状细胞癌的治疗[15]。另外针对 PD-L1(programmed death ligand 1)阳性的头颈部肿瘤进展期患者,应用 anti-PD-1 抗体(anti-programmed death 1 antibody),如派姆单抗、纳武利尤单抗等进行挽救性治疗[16]。此外尚有其他靶向药物,如针对 EGFR(epidermal growth factor receptor)、FGFR1(fibroblast growth factor receptor 1)、ERBB2(Erb-B2 receptor tyrosine kinase 2)、NF1 （neurofibromin 1）等的药物可供选择[16]。

【随访】 同头颈恶性肿瘤随访原则。

（任红苗　张敏娟　雷文斌）

参 考 文 献

[1]　Department of Veterans Affairs Laryngeal Cancer Study Group, WOLF G T, FISHER S G, et al. Induction chemotherapy plus radiation compared with surgery plus radiation in patients with advanced laryngeal cancer. N Engl J Med, 1991, 324 (24): 1685-1690.

[2]　FORASTIERE A A, ZHANG Q, WEBER R S, et al. Long-term results of RTOG 91-11: a comparison of three nonsurgical treatment strategies to preserve the larynx in patients with locally advanced larynx cancer. J Clin Oncol, 2013, 31 (7): 845-852.

[3]　FORASTIERE A A, GOEPFERT H, MAOR M, et al. Concurrent chemotherapy and radiotherapy for organ preservation in advanced laryngeal cancer. New Engl J Med, 2003, 349 (22): 2091-2098.

[4]　GOURIN C G, CONGER B T, SHEILS W C, et al. The effect of treatment on survival in patients with advanced laryngeal carcinoma. Laryngoscope, 2009, 119 (7): 1312-1317.

[5]　FORASTIERE A A, ISMAILA N, WOLF G T. Use of larynx-preservation strategies in the treatment of laryngeal cancer: American Society of Clinical Oncology Clinical Practice Guideline Update Summary. J Oncol Pract, 2018, 14 (2): 123.

[6]　YOSKOVITCH A, HIER M P, OKRAINEC A, et al. Skin metastases in squamous cell carcinoma of the head and neck. Otolaryngol Head Neck Surg, 2001, 124 (3): 248-252.

[7]　SUMIMOTO K, MATSUMOTO K, OKADA K, et al. 'Obliterated right ventricle': a rare case of cardiogenic shock caused by a massive right ventricular metastasis and pulmonary embolism from laryngeal squamous cell carcinoma. Eur Heart J, 2020, 41 (35): 3378.

[8]　KULAHCI Y, ZOR F, ONGURU O, et al. Distant muscular (rectus femoris) metastasis from laryngeal squamous cell carcinoma. J Laryngol Otol, 2009, 123 (12): 1381-1383.

[9]　GALM T, KULKARNI A, Ahmad I. Laryngeal carcinoma metastasis to the orbit: case report. J Laryngol Otol, 2011, 125 (5): 533-555.

[10]　LAHANE S T, LAHANE T P, HARWANI N, et al. Uveoscleral metastasis in laryngeal carcinoma. Indian J Ophthalmol, 2020, 68 (8): 1681-1683.

[11]　HSUEH C Y, HUANG Q, GONG H, et al. A positive feed-forward loop between Fusobacteriumnucleatum and ethanol metabolism reprogramming drives laryngeal cancer progression and metastasis. iScience, 2022, 25 (2): 103829.

[12]　YAN L, SONG X, YANG G, et al. Identification and validation of immune infiltration phenotypes in laryngeal squamous cell carcinoma by integrative multi-omics analysis. Front Immunol, 2022, 13: 843467.

[13]　STEUER C E, EL-DEIRY M, PARKS J R, et al. An update on larynx cancer. CA Cancer J Clin, 2017, 67 (1): 31-50.

[14]　GIBSON M K, LI Y, MURPHY B, et al. Randomized phase III evaluation of cisplatin plus fluorouracil versus cisplatin plus paclitaxel in advanced head and neck cancer (E1395): An intergroup trial of the Eastern Cooperative Oncology Group. J Clin Oncol, 2005, 23 (15): 3562-3567.

[15]　VERMORKEN J B, TRIGO J, HITT R, et al. Open-label, uncontrolled, multicenter phase II study to evaluate the efficacy and toxicity of cetuximab as a single agent in patients with recurrent and/or metastatic squamous

cell carcinoma of the head and neck who failed to respond to platinum-based therapy. J Clin Oncol,2007,25 (16):2171-2177.

[16] Cancer Genome Atlas Network. Comprehensive genomic characterization of head and neck squamous cell carcinomas. Nature. 2015,517(7536):576-582.

后　记

　　值此之际，这本《头颈外科疑难病例精解》即将划上句点。本书自 2022 年初组稿至今，由国内四个头颈外科中心、数十位编者几经讨论、屡易其稿，最终付梓成书。回顾整个历程，虽然忙碌有加，但能将各中心精选的病例清晰呈现在读者面前，帮助大家提高对疑难病例的诊治能力，不甚欣慰。

　　头颈外科疾病种类繁多，本书中 45 例精选病例涵盖了头颈部绝大多数解剖区域，但仍难覆盖全面。近年来，医学随着科技发展不断进步，医学知识也不断更新，诸如各种微创治疗、免疫治疗的新方法在头颈外科疾病治疗中开始发挥重要作用。也许今日之困惑不久后便不再疑难，或成为广为医者所知的认识。希望我们的这本著作也能在这一过程中起到推动作用。

　　病日新兮，医亦日进。医学往往跟随疾病的发展而不断进步，可能头颈外科的诊疗范畴和相应的"疑难"病例又会发生新的变化，我们也会及时总结、更新相关内容，和各位读者朋友携手共进！

陶　磊　雷文斌　李　超

2024 年 7 月 10 日